Gua Sha

Ich wünschte, ich könnte ein petechiales Fieber verursachen.

In anderen Worten: Ich wünschte mir, ich könnte auf der Haut diesen Zustand der Gegenwehr hervorrufen, der auftritt, wenn Petechien entstehen.

(Boerhave (1668-1738) zitiert von Epps (1832))

Ich widme dieses Buch meinen Eltern
Arthur Alonzo Nielsen und
Apolonia Anastasia Jaskowiak

Arya Nielsen
Doktor der Akupunktur
Arya Nielsen wurde 1949 in Wisconsin geboren. Ihren Bachelor of Art erhielt sie 1971 an der Universität von Wisconsin. 1974 machte sie den Master am Queens College. 1976 lehnte sie die Aufnahme an die Medizinische Fakultät der Tuft Universität ab. 1977 graduierte sie an der New England School of Acupuncture. Sie ist vom National Board zertifiziert für Akupunktur und chinesische Heilkräuterkunde, sie gehört der National Academie of Acupuncture and Oriental Medicine an und ist Mitglied des New York State Acupuncture Board. Arya ist als Doktor der Akupunktur von den Staaten Rhode Island, Wisconsin und New York zertifiziert. Sie hat eine eigene Praxis in Woodstock, New York und lehrt am Tri-State Institute of Traditional Chinese Acupuncture. Kontakt über latramea@aol.com oder über die website www.guasha.com

Ted Kaptchuk
Doktor für Orientalische Medizin
Ted Kaptchuk ist Dozent an der Harvard Medical School und Vizedirektor am Forschungszentrum für Alternative Medizin am Beth Israel Krankenhaus. Er lehrt Chinesische Medizin in Europa und den USA. Er ist der Autor des Buches The Web That Has No Weaver (Das Große Buch der Chinesischen Medizin) und Co- Autor von The Healing Arts.

Zeichnungen von Peter Cox
Gua Sha Fotos von Arya Nielsen, Liza Cowan und
Shellie Goldstein
Gua Sha Werkzeuge photographiert von Dion Ogust

Die Fotos 5, 6, 7, 10, 19-24 wurden während der Dreharbeiten zum Video „Gua Sha"erstellt, das im Verlag für Ganzheitliche Medizin Dr. Erich Wühr GmbH erscheint.

Gua Sha

Eine traditionelle Technik für die moderne Medizin

Arya Nielsen BA MA DAc LAc FNAAOM
Woodstock, New York, USA

Vorwort von
Ted Kaptchuk OMD
Vizedirektor des Forschungszentrums für Alternative Medizin,
Beth Israel Hospital, Harvard Medical School, Cambridge, USA

Übersetzung von
Markus Schmid
Susanne Völcker

Verlag für Ganzheitliche Medizin
Dr. Erich Wühr GmbH Bad Kötzting / Bayer. Wald

Bibliografische Information Der Deutschen Bibliothek
Die Deutsche Bibliothek verzeichnet diese Publikation in der Deutschen Nationalbibliografie; detaillierte bibliografische Daten sind im Internet über
<http://dnb.ddb.de> abrufbar.

ISBN 978-3-927344-51-8

Haftung: Sämtliche Angaben in diesem Buch sind nach bestem wissenschaftlichen Können des Autors gemacht. Eine Gewähr übernehmen der Verlag und der Autor nicht, insbesondere die Behandlung betreffend. Es bleibt in der alleinigen Verantwortung des Lesers, diese Angaben einer eigenen Prüfung zu unterziehen. Wenn er die Methoden, die in diesem Buch beschrieben sind, an Patienten anwenden will, so tut er dies auf eigene Verantwortung und Haftung.

ISBN 978-3-927344-51-8

Produktion: Satz Gestaltung Grafik Kühn, Markusweg 2, 93167 Falkenstein

Inhaltsangabe

Vorwort

Unter Sedimentation versteht man in der Medizin einen Prozeß, in dem Überbleibsel der Traditionen gebildeter Schichten in sozial niedrigere Klassen absinken und dort erhalten bleiben, obwohl die Oberen sie aufgegeben haben (Starr 1982). *Gua Sha* ist eine asiatische Heilmethode, die mit dem Etikett Volkstradition versehen wurde und stellt ein ausgezeichnetes Beispiel für einen Prozeß dar, bei dem wichtige medizinische Eingriffe generell nur von Elitemedizinern durchgeführt wurden und von gewöhnlichen Menschen nur fortgesetzt wurden in der Abwesenheit von Ärzten oder von traditionellen Heilern, wenn keine Elite zugegen war. Die Gelehrten mögen es nicht, wenn sie sich auf Techniken verlassen müssen, die als unwissenschaftlich und einfach angesehen werden.

Arya Nielsen hat diese wichtige Technik aufgegriffen und den Sedimentationsprozeß umgekehrt. Durch die Betrachtung ostasiatischer medizinischer Texte, kulturüberschreitender historischer Dokumente, zeitgenössischer Lehrtexte, durch Befragung lebender, erfahrener Therapeuten und eigene große klinische Erfahrung hat sie *Gua Sha* zurückgeholt ins Zentrum der Orientalischen Medizin. Sie hat einen wertvollen Ring wiedergefunden, der beinahe verlorengegangen wäre.

Arya Nielsen hat sich stets engagiert, um möglicherweise wertvolle Methoden und Wissen vor dem Prozeß des Vergessens und vor Modeerscheinungen zu bewahren. Als ich Arya Nielsen 1976 kennenlernte, hatte sie gerade die Aufnahme an eine bekannte medizinische Fakultät abgelehnt um statt dessen eine Vollzeitausbildung in Orientalischer Medizin zu machen. Zu dieser Zeit gab es nicht viele Menschen, die viel über Akupunktur wußten; man betrachtete sie als östliche Volkstradition. Ihre Hingabe und ihr Engagement das zu suchen, was wertvoll ist für die Patienten, hat Arya Nielsen zu einer wichtigen Lehrerin und Wegweiserin unseres Berufes gemacht. Dieses Buch ist ein weiteres Beispiel dafür, Vorurteile, Prestige, Aussehen, Umstände oder Gewohnheiten nicht im Weg stehen zu lassen, wenn es um das Wohl von Patienten geht.

Ted Kaptchuk

Einleitung

Im Winter 1979 verbrachte ich vier Monate auf der Insel St. Vincent in der Karibik. Ich reiste mit Freunden zusammen, die alle eine Winterpause wollten, einige von ihnen aus Gesundheitsgründen, andere auf der spirituellen Suche. Wir genossen das Gruppengefühl und die Einfachheit der Natur: Sonne, Meer, saubere Luft, Wärme und – besonders ich – einfach den Abstand von zu Hause, von Boston.

Wie wir feststellen mußten, hatten die Inselbewohner ganz andere Wünsche. Sie träumten davon, auf das Festland zu gehen und die Dinge erwerben zu können, über die wir froh waren, sie für einige Zeit hinter uns lassen zu können. Sie sehnten sich danach, den „Felsen" zu verlassen, in das Großstadtleben einzutauchen und die Chance zu bekommen, Geld zu verdienen. Sie wollten gerne ein Teil dieser Welt werden, die wir als streßvoll erlebten.

Wir tauchten ins Meer als ob es ein heiliges Wasser wäre. Die Inselbewohner waren dagegen der Ansicht, das Meer sei gefährlich. Es gab Haie, Portugiesische Galeeren (ich traf beide) und tückische Strömungen. Die Inselbewohner wateten allenfalls knietief im Wasser oder liefen am Strand entlang. Um zu überleben, harpunierten einige junge Männer Fische, um sie zu essen oder sie zu verkaufen.

Uns kam es merkwürdig vor, daß diese paradiesisch schönen Strände so verlassen waren. Sie fanden es merkwürdig, daß wir in der Sonne sein wollten. Sie wunderten sich, warum wir in „Brötchentüten" (Zelten) schliefen. Sie fragten uns, ob wir ihnen behilflich sein könnten, auf das Festland zu kommen.

Ich fühle mich an diese kulturellen Widersprüche erinnert, wenn ich den Stellenwert betrachte, den die Chinesische Medizin bei uns im Westen einnimmt. Die Menschen im Westen, die sich befremdet und verraten fühlen von der Arroganz und Engstirnigkeit der modernen Medizin, umarmen die archaische Weisheit und die wundervollen Heilmethoden des Ostens. Die Menschen im Osten hingegen, voller Scham über die technologisch unterentwickelte Natur der Chinesischen Medizin, sind nur allzu gerne bereit, ihr kulturelles Erbe für die Versprechungen der modernen Medizin mit ihren Wunderheilmethoden fallen zu lassen. Es hat in der chinesischen, medizinischen Gesellschaft in den USA und in Asien sowohl den Trend gegeben, die Chinesische Medizin zu verwestlichen, als auch Versuche, sie weiterhin zu praktizieren und zu bewahren. Meine Karriere beschäftigt sich mit der zuletzt genannten Aufgabe.

Nachdem ich einen Studienplatz in Medizin abgelehnt hatte, widmete ich mich dem Studium der Chinesischen Medizin. Mir ist die Idee der Vorsorge näher als Krisenmanagement und heroische Wiederherstellung. Mir gefiel die Idee, daß zur Heilung und Gesundheit in der chinesischen Medizintradition die Mitwirkung des Patienten notwendig ist. Ich zog die einfache Sprache der Chinesischen Medizin der mit Fachtermini gespickten schulmedizinischen Sprache vor, von der ich das Gefühl hatte, daß sie absichtlich für diejenigen unverständlich sein sollte, denen sie eigentlich dienen sollte.

Mittlerweile praktiziere ich Chinesische Medizin seit beinahe zwanzig Jahren. Ich habe mich für ihre Anerkennung eingesetzt. Und als ein Mitglied des New York State Board of Acupuncture ist mir dasselbe Phänomen der kulturellen Widersprüche begegnet. Bei der Bemühung, verbindliche Vorschriften für die Akupunktur zu schaffen, forderten die in Asien ausgebildeten Akupunkteure im Gremium ausdrücklich, daß eine ausgedehnte Ausbildung in Schulmedizin Voraussetzung für den Erwerb einer Akupunkturlizenz sei. Ein chinesischer Arzt war der Ansicht, Akupunkteure sollten lernen, wie man Magnetresonanzbilder auswertet, damit sie wüßten, wo die Nadeln zu setzen seien. Die im Westen ausgebildeten Akupunkteure im Gremium, einschließlich der amerikanischen Ärzte, wollen lediglich soviel schulmedizinische Ausbildung vorschreiben, wie die westlichen Akupunkturschulen zu diesem Zeitpunkt bereits lehrten und den Hauptteil der Ausbildung auf die Akupunktur verwenden. Die Einbindung der Chinesischen Medizin in das amerikanische Gesundheitssystem setzt von ihren Anwendern ein gewisses schulmedizinisches Wissen voraus. Aber um die Traditionelle Chinesische Medizin ausüben zu können, muß sie in ihrer traditionellen Tiefe studiert werden.

Es gibt Hinweise darauf, daß die traditionelle Tiefe der Medizin in China bereits abgeflacht ist. Ein Freund, der Englischunterricht an einer medizinischen Fakultät in China gibt, schreibt mir privat, daß, obwohl alle Ärzte und Medizinstudenten Akupunktur als Teil ihrer medizinischen Ausbildung belegen, keiner von ihnen vom *De-Qi*-Gefühl wußte, oder es erlebt hatte. *De Qi* ist das Gefühl, daß entsteht, wenn das *Qi* zu einem korrekt stimulierten Akupunkturpunkt fließt und seine Stärke und Dauer sind unmittelbar verbunden mit dem heilenden Effekt der Akupunkturbehandlung. Chinesische Akupunktur ohne das *De-Qi*-Gefühl ist wie Hühnersuppe ohne das Hühnchen.

Einer der Vorteile, den Akupunkturschulen im Westen haben, ist, daß konkurrierende, ja sogar sich bekämpfende Akupunkturtraditionen auf dem Markt sind. Im Angebot für den Studenten gibt es Traditionelle Chinesische Medizin, japanische, koreanische, französische, vietnamesische, englische und amerikanische Akupunktur. Die Traditionelle Chinesische Medizin beinhaltet sowohl spezielle Techniken als auch Akupunktur und Kräutermedizin. Diese besonderen Techniken sind z.B. *Gua Sha*, Schröpfen, Mikro-Aderlaß, direkte Moxibustion, Pflaumenblütennadel usw. Jedoch sind diese speziellen Techniken etwas in den Schatten des energetischen Modells geraten. Das energetische Modell betrachtet den Körper als ein elektrisches Phänomen und macht aus dem Akupunkteur eher einen Elektrotechniker, als einen Arzt aus Fleisch, Blut und Schicksal. Die Spezialtechniken erfordern Anstrengung. Sie sind nicht so fein, denn hier wird unmittelbar am Patienten gearbeitet. Sie sind nicht westlich und sie sehen auch nicht westlich aus. Und dennoch sind die Ergebnisse für den Patienten weitaus besser, als nur mit der Akupunktur allein.

In meiner Privatpraxis hat sich *Gua Sha* als die wertvollste Methode herauskristallisiert, die ich kenne. Obwohl seine Ausübung in Asien weit verbreitet ist, haben nur wenige Menschen *Gua Sha* bisher im Westen gelehrt. Ich habe es von Dr. James Tin Yao So gelernt. Als ich begann *Gua Sha* zu lehren, wollte ich Informationen darüber weitergeben, aber ich habe in englischer Sprache nicht mehr darüber gefunden als hier und da einen kurzen Abschnitt. Die Idee für dieses Buch entstand dann bei einem meiner Seminare, die ich am Tri-State Institute of Traditional Chinese Acupuncture im Staat New York leite. Es hat mir sehr viel Freude gemacht, dieses Material zusammenzustellen, seine Geschichte zu erforschen und es auch im Schatten der Geschichte der Schulmedizin zu entdecken. Denen von Ihnen, die *Gua Sha* lernen und lehren möchten, möchte ich meine Absicht, formuliert in Ted Kaptchuk´s Worten, weitergeben:

„Wenden wir uns der Elimination unnötigen Leidens zu".

Woodstock, New York

Juni 1994 Arya Nielsen

Danksagung für die englische Ausgabe

Ich möchte mich bei Shellie Goldstein bedanken, daß sie mir vorgeschlagen hat, dieses Buch zu schreiben und für ihre Unterstützung während des ganzen Projektes. Bei Dr. James Tin Yao So und Dr. Ted Kaptchuk stehe ich für immer in tiefer Schuld dafür, daß sie mich in Chinesischer Medizin unterrichtet haben. Ich danke Deborah Rose, die mich zur ersten lizenzierten Akupunkturschule in den USA, der New England School of Acupuncture geführt hat. Ich möchte Dr. Mark Seem vom Tri-State Institute of Traditional Chinese Acupuncture, für die Möglichkeit zu lehren, danken.

Liza Cowan bin ich dankbar für die konstruktive Durchsicht des Manu-skripts, Tim Allen danke ich für seine verlegerische Expertise und David Goldbeck für seine juristische Beratung. Harriet Rose Meiss danke ich für ihren wissenschaftlichen Geist und meinem Patenkind Eamon für seine Geduld. Die physische Anstrengung in den letzten Monaten dieses Projektes hätte ich ohne die Unterstützung von Cathy Malach, meiner Massage- Therapeutin, nicht überstanden. Den Verlegern bei Churchill Livingstone (Verlag der englischen Orginalausgabe) möchte ich für ihre Bemüh- ungen bei diesem Projekt danken. Ganz besonders danke ich Sage Walker für die Hilfe, meine eigenen Grenzen akzeptieren zu lernen.

Danksagung für die deutsche Ausgabe

Daß mein Buch zu Gua Sha im Deutschen veröffentlicht werden konnte und dies auch noch um ein überaus wertvolles Kapitel erweitert, ist der Verdienst der Verleger Christoph Blaß und Dr. Erich Wühr, denn ihre Vision von der Verbreitung der TCM hat auch dieses Projekt getragen. Sie haben die Bedeutung von Gua Sha erkannt und durch die Herausgabe dieses Buches gewürdigt. Während der Arbeit an dem Buch und an dem begleitenden Video wurde aus der Zusammenarbeit Freundschaft.

Ganz besonders dankbar bin ich den Übersetzern des Buches, Markus Schmid und Dr. Susanne Völcker. Markus Schmid gilt mein besonderer Dank. Er hat sich auch während der Dreharbeiten zum Begleitvideo rührend um mich gekümmert und war inhaltlich immer auf meiner Wellenlänge.

Vielen Dank auch an Norbert Foerster, der während der Dreharbeiten die Fotos geschossen hat, die auch in den Anhängen C und D Eingang gefunden haben. Vielen Dank an Renate und Matthias Gütersloh vom Verlag für Ganzheitliche Medizin Dr. Erich Wühr GmbH. Sie haben das ganze Gua-Sha-Projekt (Buch und Video) organisiert und lektorell begleitet. Matthias als Kameramann und Editor hat mit viel Geduld und Sachverstand das Begleitvideo aufgenommen und geschnitten sowie die Grafiken für das Buch bearbeitet.

Annemarie Hemken und all meinen Kollegen vom Anglo-Dutch-Institute for Oriental Medicine B. V. danke ich dafür, mich als erste nach Europa (Amsterdam) eingeladen zu haben und mich seither jedes Jahr wieder willkommen zu heißen. Die Kooperation zwischen dem Anglo-Dutch-Institute und dem Verlag ermöglichten meine ersten Seminare an der TCM-Klinik in Kötzting. Dem Chefarzt, Dr. Stefan Hager, und dem Oberarzt der TCM-Klinik in Kötzting, Dr. Uli Hager, gilt mein Dank für die wunderbare Unterstützung während meiner Aufenthalte in Kötzting.

Herzlichen Dank an Giovanni Maciocia, der mein Projekt als erster bei Churchill Livingstone empfohlen hat, und an Ted Kaptchuk für sein Vorwort und die 25-jährige Freundschaft und Unterstützung sowie an Mark Seem und meine Kollegen des Tri-State College of Acupuncture in New York City für die kontinuierliche Unterstützung.

Vielen Dank meiner Partnerin Kirsten Wilson für ihre Liebe und ihre Hilfe in der Realisierung meiner Visionen.

Last but not least Dank an alle Studenten und Therapeuten, die Gua Sha praktizieren. Sie lindern mit diesem einfachen Werkzeug Schmerzen und helfen, daß Gua Sha in Europa Verbreitung findet.

Kapitel 1

Gegenwirkung*: Die Krise ist die Heilung

KAPITELINHALT

Die Geschichte der traditionellen Medizin im Westen und Osten

Obwohl westliche Historiker Hippokrates (459 - 377 v. Chr.) als Vater der Medizin betrachten, ist diese Aussage ungefähr so genau, als wenn man behauptet, Columbus hätte Amerika entdeckt. Die amerikanischen Indianer hatten Amerika natürlich selbst entdeckt. Außerdem weiß man heute, daß Wikingerschiffe Amerika lange vor Columbus besucht hatten, wie sich durch europäische Fossilienfunde einer amerikanischen Schafart belegen läßt.

Der Großteil des medizinischen Wissens, das von Hippokrates gesammelt und praktiziert wurde, war ägyptischen und nicht griechischen Ursprungs. Ägyptische Ärzte lehrten in Griechenland, Persien und Arabien. Atkinson (1956) stellte fest, daß die Prinzipien des hippokratischen Eides sich zurückverfolgen lassen bis zum ägyptischen Ebers Papyrus, der 1553 v. Chr. geschrieben wurde. Der Ebers Papyrus ist einer der ältesten, komplettesten und besterhaltensten noch existierenden Bücher und dokumentiert, daß zur Zeit der Niederschrift das ägyptische medizinische und chirurgische Wissen genauso weit entwickelt war, wie 1500 Jahre später, während der Zeit des Galen.

Die medizinische Ausbildung in der griechischen Gesellschaft wurde vom Vater an den Sohn weitergegeben. Hippokrates eigener Großvater lernte von einem Ägypter. Was Hippokrates als einen Mediziner seiner Tage auszeichnete, war seine Fähigkeit der exakten klinischen Betrachtung und die Aufzeichnung der Patientensymptome. „Die Aufmerksamkeit des Arztes sollte sich auf die Haltung des Patienten im Bett, auf die Art seiner Ausscheidungen und Art seines Atmens richten" (Atkinson 1956). Hippokrates Beobachtungen waren so detailliert und genau, daß auch zeitgenössische Anwendung leicht zu einer modernen Diagnose führt.

So wie in Griechenland verhielt es sich auch in China. Chhi Po, der legendäre Arzt, dessen Unterhaltungen mit dem Kaiser *Huang Di* im *Huang Di Nei Ching Su Wen* (200 v. Chr.) aufgezeichnet wurden, stellt in Kapitel 5 fest:

* Anmerkung der Übersetzer: Wir haben "counteraction" mit Gegenwirkung übersetzt. Der englische Begriff trifft den Sachverhalt sehr viel deutlicher. Im Deutschen denkbare Begriffsvariationen wären noch: Antagonismus oder antagonistische Therapie.

„ ... wenn jemand äußere Symptome beobachtet, kann er dadurch Wissen über innere Störungen gewinnen.

Man sollte über die gewöhnlichen Grenzen hinausgehen ... man sollte auch kleine und unscheinbare Zeichen beachten, als ob sie eine Größe hätten, und wenn sie dann früh behandelt werden, können sie nicht mehr gefährlich werden.

(Veith 1966)

Lu Gwei-djen und Joseph Needham stellen in dem Buch Celestial Lancets fest, daß der chinesische medizinische Klassiker das *Nei Ching* und frühe Texte aus der Han-Dynastie des 2. und 1. Jh. weitgehend mit dem Corpus Hippocratum übereinstimmen. Diese Übereinstimmung wurde 1685 von Willem ten Rhijne (1647 - 1700) festgestellt. Nach Baldry (1989) wird ten Rhijne zugeschrieben, der erste Mensch gewesen zu sein, der der westlichen Welt einen detaillierten Bericht über chinesische Akupunktur und Moxibustion gegeben hat.

Die Gemeinsamkeiten der alten Medizintraditionen werde ich weiter unten erläutern. Ihre große Übereinstimmung weist auf einen gemeinsamen Ursprung, Zusammenarbeit oder tiefes, universelles Wissen hin. Obwohl nicht bewiesen werden kann, daß medizinisches Wissen zwischen alten Kulturen ausgetauscht worden ist, kann doch angenommen werden, daß ein Austausch zusammen mit dem Handel von Gütern zustande kam. Mit dem Güterverkehr kam es auch zur Verbreitung von Krankheiten und Epidemien und zur Gelegenheit, medizinisches Wissen und Materialien auszutauschen.

In *Plagues and Peoples* (Seuchen und Völker) schreibt McNeill (1989), daß es durch den zunehmenden Austausch zwischen China, Indien und dem Mittelmeerraum auch zu einer Homogenisierung des Bakterienbestandes kam. Ausgehend vom Studium von Krankheiten und epidemischen Mustern glaubt er, daß diese Entwicklung in der Tat bereits im 1. Jh. v. Chr. stattfand.

Ein Hauptprodukt des Handels zwischen diesen alten Kulturen war die chinesische Seide. Durch die Seidenstraße kam es zur Kommunikation zwischen diesen Gesellschaften.

DIE SEIDENSTRASSE

Chinesische Seide wurde über die Seidenstraße in viele Länder der Welt exportiert, lange vor der Zeit des Christentums. Nach Ansicht des Buches *The Silk Road on Land and Sea* (China Pictorial Publishing 1989) war die Seidenstraße die Schlagader, die den kulturellen Austausch zwischen China, Indien, Ägypten, Persien, Griechenland und Rom ermöglichte:

Inschriften auf Knochen und Schildkrötenpanzern aus der Shang Dynastie (16. – 11. Jh. v. Chr.) zeigen die Schriftzeichen für „Seidenraupe“,

„Maulbeeren", „Seide" und „Seidenstoff". Im Buch Isaiah des Alten Testamentes das zwischen 740 - 701 v. Chr. geschrieben wurde, werden die Chinesen als „Sinim" (Seidenmenschen) bezeichnet und die chinesische Seide wird auch im Buch Ezekiel erwähnt.

Ein römischer Dichter schrieb, daß chinesische Seidenfäden feiner als Spinnweben seien. Julius Caesar (100 - 44 v. Chr.) soll im Theater gekleidet in eine Toga aus chinesischer Seide erschienen sein und sein Kleidungsstück rückte in den Mittelpunkt der Aufmerksamkeit als ein noch nie dagewesenes Stück Luxus, und von da an betrachteten es die Adelsfamilien als eine Ehre, Seide zu tragen.

Als Anxi (Iran) versuchte, den Seidenhandel zu kontrollieren, indem die Überlandroute versperrt wurde, machte das die Errichtung einer Seeroute notwendig. Im Jahre 166 gelang es dem römischen Kaiser Marcus Aurelius eine Handelsroute für Elfenbein, Nashorn und Schildkröten nach China über Rinan (Vietnam) einzurichten und somit den direkten Handel zwischen Rom und China einzuleiten (*The Silk Road on Land and Sea*).

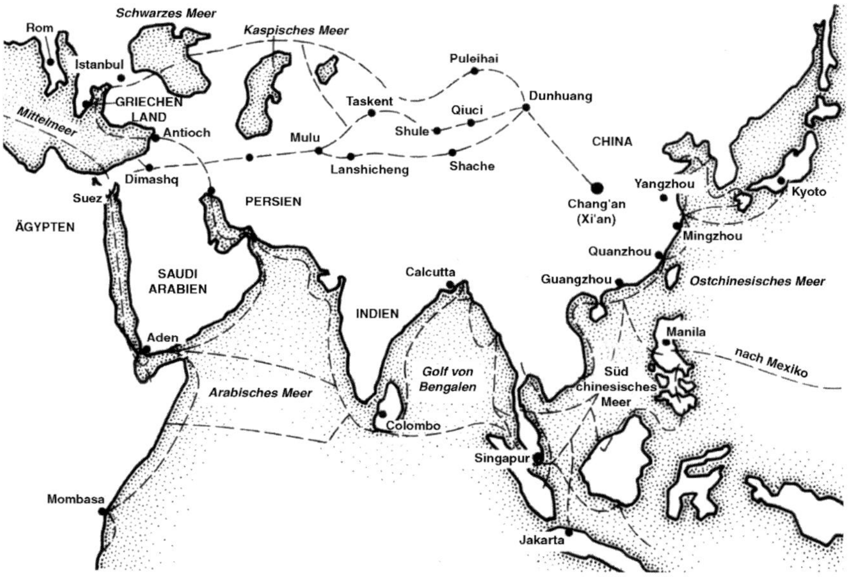

Abb. 1.1: Die Seidenstraße überquerte Land und Meer und verband alte Zivilisationen, darunter Ägypten, Rom, Griechenland und China

Die neuesten archäologischen Studien geben sogar Anhalt dafür, daß der Seidenhandel über Eurasien noch früher begann, als bisher angenommen wurde. Seidenbüschel, von denen man weiß, daß sie chinesischen Ursprungs sind, wurden im Haar einer ägyptischen Mumie von 1000 v. Chr. gefunden. Die Mumie wurde auf einem Arbeiterfriedhof des Königs in

Theben entdeckt. Diese Funde erhöhen die Glaubwürdigkeit für Funde von Seidenfäden, die im 7. Jh. v. Chr. in deutschen Grabungsstätten und im 5. Jh. v. Chr. in griechischen Grabstätten gefunden wurden. Als diese Entdeckung zuerst in der *New York Times* enthüllt wurde, schrieb Wilford (1993):

Karawanen waren auf dem Weg nach Osten mit Gold, Wolle, Elfenbein, Ebenholz und Glas. Von China kommend waren die Kamele beladen mit Fellen, Keramik und Lack, sowie Seide. Im 1. Jh. v. Chr. konnten die Römer von diesem Luxusgut, das für sie ein Synonym für China war, nicht genug bekommen. Die Römer hatten von den Griechen über die Chinesen gehört. Die Griechen nannten sie „seres" und das lateinische Wort für Seide wurde „serica".

McNeill (1989) sieht eindeutige Ähnlichkeiten in der römischen und chinesischen Geschichte. Er behauptet, daß die ähnlichen religiösen und politischen Trends kulturelle Anpassung an ähnliche Krankheiten waren, die sich in der Angleichung der Infektionskrankheiten durch den ständigen Handelsaustausch widerspiegelten. Obwohl dies eine Idee ist, die über die Betrachtungsweise dieses Buches hinausgeht, so weist sie doch auf eine Verbindung zwischen diesen beiden Gesellschaften hin. Ihre medizinische Vorgehensweise ist entweder Ausdruck einer Zusammenarbeit oder eine synchrone Antwort auf ähnliche Krankheitsentwicklungen.

Hippokrates, Galen und Chhi Po: Humorale Apotherapien

Galen (129–200 n. Chr.) war einer der berühmtesten Ärzte in Rom während der Herrschaft von Marcus Aurelius, der den direkten Handel mit China errichtete. Als Grieche folgte Galen den hippokratischen Methoden, die ihre Wurzel in Griechenland hatten. Die vier Elemente Feuer, Wasser, Erde und Luft ergaben in Kombinationen die vier Körpersäfte. Blut, Schleim, gelbe und schwarze Galle. Galen sprach von *Pneuma*, übersetzt als Luft oder Atem in einer Art und Weise, die viele gleiche Qualitäten ausdrückt wie das chinesische *Qi*. Lu Gwei-djen, Needham (1980) und Epler (1980) haben *Qi* als „Pneuma" übersetzt.

Die hippokratische Medizin ging davon aus, daß Krankheit entsteht, wenn eine der Flüssigkeiten verunreinigt, nicht am richtigen Platz oder nicht im Gleichgewicht ist. Wiederherstellende Behandlung oder Apotherapie zielt darauf ab, den krankheitsverursachenden Saft durch Abführen, Aderlaß, Erbrechen, Blasen verursachen, urinieren, durch Speichelfluß oder Schwitzen zu entfernen oder zu lindern. Ein Mangel eines Saftes wird durch Diät, Heilkräuter und Medikamente wieder aufgefüllt. Medikamente, Heilkräuter und Nahrungsmittel wurden anhand ihrer Qualitäten nach Wärme, Kälte, Feuchtigkeit oder Trockenheit klassifiziert. Zum Beispiel wurde Pfeffer als wärmendes Heilkraut betrachtet, das Kälte bekämpfen konnte; Gurke war eine kühlende Pflanze, die Hitze bekämpfen konnte. Die Ähnlichkeit mit den chinesischen, diätetischen Klassifikationen sind frappierend. Kleinmann et al (1975) schreiben: „... Es kann gut sein, daß die alten Griechen dieses Wissen aus China hatten, wo es sehr weit verbreitet ist... und das seit frühester Zeit".

Aderlass als wiederherstellende Behandlung

Obwohl Aderlaß von jeder alten Kultur praktiziert wurde, kennt niemand seinen genauen Ursprung. Weder Hippokrates noch irgendeiner der anderen frühen griechischen Ärzte sprach vom Aderlaß als einer neuen Technik. Nach Garrison (1913) wurde es bereits weit verbreitet in Ägypten, Syrien und Scythien angewandt, bevor es in Griechenland eingeführt wurde. Die früheste ägyptische Darstellung des Aderlasses datiert zurück ins Jahr 2500 v. Chr.

Plinys Märchen behauptet, daß die Ägypter das Öffnen einer Vene gelernt hätten, indem sie beobachtet hätten, wie ein Nilpferd sich bewußt am scharfen Schilfrohr verletzte. Andere wiederum spekulieren, offensichtlich stamme die Extrapolation des therapeutischen Aderlasses aus dem natürlichen Vorgang der Menstruation. Die humorale Sichtweise betrachtete die Menstruation als hygienische und prophylaktische Methode, Rückstände zu verringern oder zu erschöpfen. Vor einigen Jahren hat die Evolutionsbiologin Margie Profet (Angier 1993) die Theorie aufgestellt, daß die Menstruation vielleicht eine evolutionäre Anpassung bedeutet mit dem Ziel, durch Geschlechtsverkehr eingedrungene Keime und Fremdkörper zu beseitigen. Und obwohl diese Hypothese als neu und radikal hingestellt wird, deckt sie sich doch mit dem antiken humoralen Verständnis des Aderlasses.

Haller (1981) stellte fest, daß Hippokrates die Meinung vertrat, der therapeutische Aderlaß sei entstanden aus der Beobachtung der natürlicherweise und spontan auftretenden „kritischen Blutung", die manchmal dem kritischen Stadium einer akuten Erkrankung vorausging. Hierin zeigt sich Hippokrates` Fähigkeit der genauen Beobachtung. Die Beobachtung des Krankheitsverlaufes erlaubte die Induktion einer artifiziellen Krise und somit die Beschleunigung der Heilung mit dem Nebeneffekt das Unwohlbefinden und Risiko des Patienten zu verringern.

Galen schrieb, die Hauptindikation für den Aderlaß sei es, „Rückstände" zu beseitigen oder ihre Ansammlung zu verhindern (Brain 1986). Diese Rückstände oder Überschüsse wurden verantwortlich gemacht für die Entstehung von Fieber und Krankheiten. Saisonal wurde der Aderlaß präventiv in Ägypten, Griechenland, Rom und China eingesetzt. Die Mediziner der Antike verschrieben den Aderlaß bei Fieber, um die Hitze im Körper zu reduzieren.

Epler (1980) schreibt, daß in China in der Mitte des zweiten Jahrtausends die Indikation zum Aderlaß auch nach mechanistischen Gesichtspunkten gestellt wurde, um böse, krankheitsverursachende Geister zu vertreiben.

Die Anwendung des Aderlasses aus diesem Grund findet sich in allen frühen oder primitiven Kulturen. 1975 wurden in einem 165 v. Chr versiegelten Grab aus der Westlichen Han Dynastie originale medizinische Texte gefunden. Diese Texte wurden vermutlich zwischen 220-200 v. Chr. geschrieben und enthalten die frühesten detaillierten Bilder des Meridiansystems, die sich in der Chinesischen Medizin finden. Jeder der Texte besteht aus einer Liste von Meridianen und einem damit im Zusammenhang stehenden Krankheitssyndrom. Die Meridiane enthalten sowohl Qi als auch Blut. Epler (1980) vergleicht die Grabtexte mit der chronologischen Reihenfolge der Kapitel im *Su Wen* und dem später erschienenen *Ling Shu*, und kann somit den Fortschritt des medizinischen Denkens in China darstellen. Bedeutsam ist die Feststellung, daß diese frühen Texte Qi als etwas Substantielles betrachteten, das beim Aderlaß ebenfalls verlorenging.

Nach dem *Su Wen* war der Aderlaß, ebenso wie auch in antiken griechischen und römischen Texten beschrieben, bei Fieber indiziert und mußte an genau beschriebenen Stellen durchgeführt werden. Die Grundauffassung, daß „Blutüberschuß" oder „Rückstände" Fieber verursachen, entsprach der griechischen oder römischen Auffassung. Der Unterschied war jedoch, daß die Chinesen die Stellen für den Aderlaß detailliert anhand der Meridiane festlegten. Die Gefäße oder Meridiane waren organische Strukturen, die mit Blut als Flüssigkeit und *Qi* als organischer Substanz gefüllt waren. Krankheiten wurden anhand eines bestimmten Meridians identifiziert, der den schädlichen Faktor enthielt. Die Pathogenitätstheorie wandelte sich von der Wahrnehmung krankheitsverursachender böser Geister hin zur Annahme, daß atmosphärische Faktoren als eine Form von *Qi* Krankheiten verursachen. Der pathogene Faktor war in den Meridian eingedrungen und hielt sich im Blut des Meridians auf. Die Beseitigung von Blut aus dem Meridian beseitigte auch die Krankheitsursache.

Die Schmerzen wurden als Hilfsmittel herangezogen um zu identifizieren, welcher Meridian betroffen war. Der Aderlaß wurde an der Schmerzstelle oder im „Bereich des Meridians durchgeführt, dessen Verlauf durch das Schmerzgebiet führte". Epler (1980) argumentiert, daß die Technik der Qi-Stimulation mit Nadeln der Technik des Aderlasses entspricht und sich wahrscheinlich aus ihr ableitet. Also führte die Aderlaßtechnik selbst zur Entwicklung der Nadelakupunktur.

Der Aderlaß in China beschritt einen anderen Weg als die Entwicklung der Veneneröffnung, wie sie in der westlichen Medizin in Europa und den Vereinigten Staaten praktiziert wurde. Der Aderlaß in der Chinesischen Medizin war weniger blutig. In erster Linie durch Nadelstiche wurde so lange Blut gelassen, bis die Blutfarbe sich von dunkel zu hell veränderte, was anzeigte, daß der pathogene Faktor, der eingedrungen war und das Blut zur Stauung gebracht hatte, eliminiert wurde (Epler 1980). Der Aderlaß wurde an einer genau festgelegten Stelle, die mit dem erkrankten Meridian in Verbindung stand, durchgeführt, und dabei wurde die Blutfarbe und Schattierung der Haut beobachtet. Im Laufe der Entwicklung wurde die Nadelung dann zunehmend durchgeführt, um das Qi zu beeinflussen und nicht immer, um Blut zu lassen.

Im Westen entwickelte sich der Aderlaß zur Venensektion oder Phlebotomie. Hierbei wurde die Vene tatsächlich geschnitten oder eröffnet. Dies wurde zu einer Technik, bei der die gelassene Blutmenge und die damit in Zusammenhang stehende Reputation in direktem Zusammenhang standen, frei nach dem Motto, je mehr desto besser. Die Patienten wurden solange bluten gelassen, bis sie in Ohnmacht fielen (Kluger 1978).

Der Aderlaß florierte im Westen bis ins mittlere 19. Jahrhundert. Die Entwicklung der Bakteriologie führte zu einer Verschiebung der humoralen Sichtweise von Flüssigkeiten hin zu Mikroben und zu der Erkenntnis, daß Entzündungen durch spezifische Mikroorganismen hervorgerufen werden, die nicht alleine durch Aderlaß aus dem Körper hinausgespült werden können. Castiglione (1941) stellt fest, daß die Entwicklung einiger weniger nützlicher Medikamente wie Chinin, Codein und Salicyn die Rolle des Aderlasses herabsetzten. Und obwohl manche Schulen den Aderlaß weitgehend verließen, gab es weiterhin einige Mediziner, die an den Prinzipien der hippokratischen Medizin und dem Aderlaß festhielten. Um 1890 erlebten diese in Deutschland eine Renaissance, vor allem im Hinblick auf die Betrachtung der roten Blutzellen, der Stimulation des Knochenmarkes und der therapeutischen Eisenverminderung. Die Forschung auf diesem Gebiet setzt sich bis heute fort (Risse 1979).

Zur Zeit gibt es Theorien darüber, daß der Aderlaß eine therapeutische Wirkung hat, indem er die Eisenmenge im Blut reduziert, die eindringende Bakterien in kleinsten Spuren brauchen (Kluger 1978, Podolsky 1982). Bei höheren Temperaturen brauchen die Bakterien sogar noch mehr Eisen, so z.B. bei Fieber. Bei einigen seltenen Krankheiten, in denen toxische Eisenmengen im Körper vorliegen, die zu ernsthaften Leberschäden führen können, wenn sie nicht aus dem Körper entfernt werden, ist der Aderlaß die einzige Therapieform.

Der Aderlaß war in jeder Medizinkultur ein Teil der Therapie (Haller 1981) und es ist unklar, ab welchem Punkt der Geschichte die alten Medizintraditionen sich gegenseitig beeinflußt haben. Retrospektiv kann man sehen, wie die Westliche und Östliche Medizin mit ganz ähnlichen Weltanschauungen begonnen haben. Hippokrates dachte, daß die Ursache der Krankheit in der Natur gesucht werden sollte und die Therapie sich nach der Natur richten müsse. Die Chinesen sahen die Menschen als Mikrokosmen der Natur, dessen inneres *Qi* in Resonanz mit dem kosmischen *Qi* stand. Lu Gwei-djen & Needham (1980) stellten fest, daß diese beiden medizinischen Traditionen, aktuell und historisch betrachtet, dieselben zwei Handlungsprinzipien vertreten:

1. der direkte Angriff auf pathogene Faktoren
2. die Körperabwehr stärken, *vis medicatrix naturae*.

Stark verankert in die Westliche Medizin, bereits seit Hippokrates und Galen, dominierte der Grundsatz „die Abwehr stärken" die Westliche Medizin bis ins letzte Jahrhundert hinein.

Die Westliche Medizin hat die Wissenschaft weiterentwickelt, die pathogenen Faktoren zu bekämpfen und Therapien entwickelt, sowohl chirurgische als auch pharmazeutische, die Krankheiten auf der mikroskopischen Ebene zu bekämpfen. Die Chinesische Medizin hat Therapien entwickelt, physikalische und Kräutertherapien, die die Abwehrfunktion des Körpers stärken und dadurch die Entwicklung der Krankheiten verändern.

In der Zeit vor dieser Verschiebung des Fokus stellten die Apotherapien einschließlich des Aderlasses die Hauptmethoden der traditionellen Medizin überall auf der Welt dar und wurden allgemein bezeichnet als Methoden der Gegenwirkung.

Die Theorie der Gegenwirkung

Im Westen wurde diese Theorie als Maxime der Medizin betrachtet, die zuerst von John Hunter entwickelt wurde, tatsächlich aber zurückdatiert bis zum *Corpus Hippocraticum* und besagt, daß „keine zwei Krankheiten, die das gesamte Befinden beeinflussen, zur selben Zeit über eine längere Zeitperiode bestehen können". Epps (1832) erläutert dies folgendermaßen:

Ein Patient leidet unter keuchendem Atem, Atemnot, Husten, schleimigem Auswurf und ist nicht fähig, in einer horizontalen Position zu liegen, als eine Gallenkolik auftritt und alle vorher genannten Symptome verschwinden. Wenn die Gallenkolik zurückgeht, kehren die anderen Symptome zurück. Das Asthma selbst wurde durch die Gallenkolik verdrängt und kehrte zurück, als die Kolik abflachte.

Sehr oft werden ernsthafte Lungenerkrankungen gelindert durch die Ausscheidung von Blut aus Hämorrhoiden. Eine Frau, die Blut erbricht, ist geheilt, wenn ihre Periode auftritt (Hippokrates).

Es wurde angenommen, daß die neue Krankheit im Körper der alten entgegenwirkt. Dies wurde bezeichnet als natürliche Gegenwirkung. „Jeder Prozeß der während eines Vorgangs auftritt und dem ursprünglichen Prozeß entgegenwirkt, wird Gegenwirkung genannt. (Epps 1832). Berichte über zufällig aufgetretene Gegenwirkungen, die zu einer Linderung von chronischen Erkrankungen führten, unterstützten die Vermutung, daß „das Herbeiführen einer artifiziellen Krise die Auflösung einer Krankheit beschleunigen würde" Haller (1981). John Epps (1832) zitiert einen Fall, in dem eine künstlich herbeigeführte Krise eine chronische Erkrankung veränderte:

Es gab einen Fall, bei dem ein Junge mit Epilepsie auf einen glühend heißen Schürhaken trat und sich daran verbrannte. Es bildete sich eine sezernierende Wunde. Solange die Sekretion anhielt, erlitt der Junge keine weiteren epileptischen Anfälle. Der Vorgang, der zur

Bildung und zur Ausscheidung von Sekret geführt hatte, milderte die Ursache für die epileptischen Anfälle und führte dadurch zu ihrem Ausbleiben.

Um diesen Vorgang nachzuahmen, wurden Klammern und ähnliche Gegenstände in die Haut eingesetzt, um eine infektiöse Absonderung herbeizuführen und somit der ursprünglichen Entzündung entgegenzuwirken (Brockbank 1954). Es wurde absichtlich eine eiternde Wunde hervorgerufen, indem man Bindfäden, Seide oder andere Materialien durch die Haut flocht. Die „Fremdkörper" (Klammern) wurden für unbestimmte Zeit in der Haut belassen (Abbildung 1.2). Wenn schwerere Materialien eingesetzt wurden, nannte man sie einen „Abfluß". Cantharides (Spanische Fliege), Blasen verursachende Käfer und andere Agentien wurden auf die Körperoberfläche aufgebracht, um purulente Entzündungen und Ausschläge hervorzurufen.

In *Acupuncture, A Comprehensive* Text (O´Connor & Bensky 1981) wird ein Vorgang beschrieben, der dem Klammern ähnlich ist und Nähen, Nahtimplantation und „Punktschlingen" genannt wird. Chirurgisches Nahtmaterial wird subkutan an Stellen implantiert, die Akupunkturpunkten entsprechen, um eine verlängerte therapeutische Stimulation zu bewirken.

In Studien hat sich gezeigt, daß solche Techniken die Ernährung der Muskulatur und den Muskelstoffwechsel verbessern, den Blutfluß, Leukozyten und neutrophile Zellzahlen erhöhen und Muskel- und Nervenfasern aufbauen. Die normale Reaktion auf diese Prozedur zeigt sich in einer sterilen Entzündung, Rötung, Schwellung, Schmerz und Fieber und möglicherweise milchig-weißem Exsudat. Es gibt Berichte, daß diese Therapie bei Magengeschwür, Asthma bronchiale und Kinderlähmung Erfolge aufweist.

Gilles (1895) nennt diese Techniken Gegenirritation.

Wenn tief im Gewebe eine Entzündung ist, laß uns durch Gegenirritation eine andere auf der Oberfläche hervorrufen. Wir müssen die tiefere „Läsion" zerstören und bekommen statt dessen eine oberflächliche Entzündung, mit der wir leicht umgehen können.

Broussais (1772-1838), Chirurg in der französischen Armee und bekannt als der blutrünstigste Arzt in der Geschichte (Castiglione 1941), wird von Gilles (1895) folgendermaßen zitiert:

Die Krankheitstheorie ging davon aus, daß jeder Erkrankung eine „Irritation" zugrunde liegt und man nahm an, daß durch diese Irritation ein vermehrter Blutfluß in diese Region resultierte. Diese Irritation war gleichbedeutend mit Entzündung und scheinbar war es ein vernünftiger Weg in so einem Fall, falls möglich, zu verhindern, daß Blut dorthin floß und die Entzündung unterstützen konnte. Eine oberflächliche Irritation könnte diesen Zweck erfüllen. Sie würde dazu führen, daß der Blutfluß nach außen und weg von der erkrankten Region führen könnte. Es würde die Entzündung stoppen. Dies wird Gegenirritation genannt.

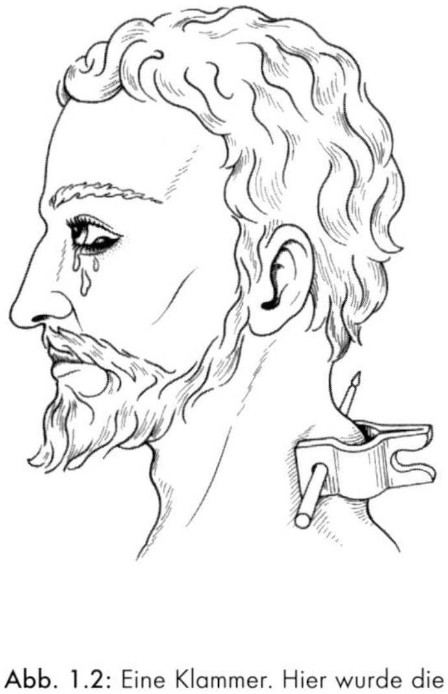

Abb. 1.2: Eine Klammer. Hier wurde die Haut im Nacken eingeklemmt und Fasern oder Haare wurden in die Haut eingeflochten. Die in der Folge auftretende milde Entzündung wirkte der ernsthafteren, hier einer Augenentzündung, entgegen.

Gegenirritation ist nach Definition Galens eine umleitende Technik. Umleitung beinhaltet die Wegleitung von Blut von einem betroffenen Körperteil zu einem benachbarten Körperteil. Revulsive Techniken betrafen die Umleitung von Blut von betroffenen Teilen zu entlegenen (Brain

1986). Die meisten Aderlaßtechniken waren insofern revulsiv, daß eine Blutung an einer Stelle distal der Entzündung durchgeführt wurde. Lokaler Aderlaß, Schröpfen und Schaben wurden als umleitende Techniken betrachtet, mit sekundär revulsiven Effekten. Haller (1981):

Die Auswahl der Aderlaß-Technik hing zum großen Teil vom Krankheitstyp, der Erkrankungsdauer und Hartnäckigkeit der Erkrankung ab. Leichte Affektionen verschwanden leicht durch einfache Anwendungen, z.B. Schaben, warme Umschläge , Blutegel oder Schröpfen, während ernsthaftere Erkrankungen nach einem größeren Blutaustritt mit freiem Blutfluß verlangten (Eröffnung einer Vene oder Arterie).

Granville (1841) berichtet über eine andere Sichtweise, in der die Gegenwirkung als das Umlenken von Flüssigkeit beschrieben wird:

Es wurde eine Kraft benutzt, um Flüssigkeiten zu einer bestimmten Körperregion zu dirigieren mit der Absicht, eine andere Körperregion, die unter einer Erkrankung leidet, zu entlasten. Wir haben dem Patienten nur dadurch geholfen, daß wir die Flüssigkeiten umgelenkt haben.

Dies ist ein Bild, das stark an den San Jiao in der Chinesischen Medizin erinnert. Flüssigkeitsaustritt an der Oberfläche wie z.B. beim Schwitzen, begleitet von abklingendem Fieber war eine natürliche Gegenwirkung. Epps (1832) erklärt:

In kalten und heißen Stadien kann man Atemnot, schwere Kopfschmerzen, Schweregefühl im Magen und präcordiales Druckgefühl finden. Alle diese Symptome verschwinden mit dem Auftreten von Schwitzen; und was ist dieses Schwitzen anderes als eine Gegenwirkung, die auf der Haut stattfindet und somit die innere Erkrankung lindert.

Diaphoretika (schweißtreibende Mittel) wirken einer tiefer gelegenen Entzündung dadurch entgegen, daß sie die natürliche Bewegung der Flüssigkeiten an die Körperoberfläche imitieren. *Gua Sha* ist eine Schabmethode, deren Absicht es ist, eine artifizielle Krise hervorzurufen und die Auflösung von Krankheit durch die Bekämpfung der inneren Entzündung zu beschleunigen.

Schaben

Tripsis oder *Anatripsis* bedeutet im Griechischen „reiben oder schaben". Anatriptologie war die wissenschaftliche Betrachtungsweise des Schabens als Heilbehandlung. Im lateinischen bedeutet *frictio*, abgeleitet aus dem Wort *fricare*, „reiben". Ich behalte die Übersetzung von *frictio* als Schaben bei, um die alten Apotherapien von der modernen Massage abzugrenzen, obwohl die beiden sich überschneiden.

Frictio oder Schaben bedeutet, sich mit Druck über eine Oberfläche zu bewegen, zu reiben, zu kratzen, zu scheuern, zu dehnen oder zu irritieren. Im Sanskrit lautet das Wort *bhrinanti* und bedeutet „sie verletzen". Die Apotherapie des Reibens oder Schabens wurde betrachtet als eine umleitende Technik, wenn sie lokal angewandt wurde und als revulsiv, wenn sie distal zu einer Entzündung oder einem Erkrankungsort durchgeführt wurde.

Hippokrates spezifizierte vier verschiedene Methoden des Schabens als gegenwirksame Therapien. Kaim (1756) stellt fest: „Schaben hat die Fähigkeit zu lösen, zu binden, zu verstärken und zu mildern". Weiches Schaben lockert das Fleisch, hartes Schaben stärkt das Fleisch, moderates Schaben führt zur Zunahme und längeres Schaben zur Verringerung des Fleisches. Jedes Schaben verursacht Hitze.

Galen weitete diese Betrachtungsweise auf sechs verschiedene Schabtechniken aus. Er fügte eine mittlere Kategorie zwischen hart und weich hinzu und schloß geringes oder kurzes Schaben zusammen mit moderatem und verlängertem mit ein. Durch Kombination dieser sechs Kategorien untereinander erhielt Galen neun verschiedene Techniken. Um Muskelmasse zu vermehren, wurde harte Massagetechnik für mittellange Zeit eingesetzt, um zu stärken, zu verbinden und zu verdicken. Um das weiche Fleisch des Körpers zu vermehren, wurden weiche Massagen für eine mittellange Zeit eingesetzt, um zu lösen, zu füllen und zu verstärken. Tabelle 1.1 schafft einen Überblick über die Variationen.

Diese Arten des Reibens oder Massierens konnten nur mit den Händen allein oder mit Ölen, aromatischen Essenzen, weichen oder rauhen Stoffen getränkt mit Aromen, Dämpfen oder Flüssigkeiten, deren Zweck es war „zu penetrieren", angewandt werden. Jackson (1806) berichtet, daß *iatralyptes*, ein Begriff aus dem Griechischen, einen Titel darstellt für einen Arzt, der durch die Salbung mit Ölen heilte.

Tab 1.1 Neun Schabmassagen und ihre therapeutische Indikation nach Galen

	Dauer		
	Kurz	Mittel	Lang
Typ			
Hartes Schaben	Verursacht Hitze entsprechend der Härte des Schabens	Stärkt, unterstützt und vermehrt das Fleisch	Stärkt und verringert das Fleisch
Mittelhartes Schaben	Verursacht mittelstarke Hitze	Verdickt - weder bindend noch lösend	Verdünnt - weder bindend noch lösend
Weiches Schaben	Verursacht Hitze, entsprechend weichen Schabens	Löst und vermehrt weiches Fleisch	Löst und dünnt aus

Sowohl im Westen als auch in China richtete sich die Art der Schabetechnik nach der Jahreszeit und dem Befinden des Patienten. Kaim (1756) sagt:

...natürlich kann ein Mann ... im Winter eine stärkere und längere Massage vertragen ... weil das Schaben das Schwitzen reaktiviert, das durch die Winterkälte unterdrückt worden ist ... und bewegt, was begonnen hat in den Blutgefäßen unter der Haut zu stagnieren und erreicht so den freiesten Fluß der Flüssigkeiten durch die Gefäße. Aber im Sommer kann durch die Bewegung der Flüssigkeiten, die durch das Schaben ausgelöst wird, eine Massage dazu führen, daß die Haut, die sowieso schon überall entblößt ist, noch stärker schwitzt und dem Blut können auf diese Weise seine feinsten Anteile verlorengehen.

Jackson (1806) als Anhänger der Schabtechnik schreibt in seiner Dissertation unter Verweis auf ihre Anwendung in China:

Sie ist ein Heilmittel aus alten Tagen ... und wurde nicht nur zur Wiederherstellung benutzt, sondern auch in der Prävention. In einigen Ländern, vor allem in China, ist sie genauso ein notwendiger Teil des täglichen Lebens wie der Gebrauch eines Bades oder Rasierers geworden; ein alter Herr wird von seinem „Iatralyptes" genauso häufig betreut, wie er zum Barbier geht. Die Ergebnisse dieses Prozesses sind erstaunlich; einer, der vorher träge, matt und inaktiv war, wird verwandelt hin zu Munterkeit, Lebhaftigkeit und Beweglichkeit. Es wird behauptet, Hippokrates selbst habe darüber eine Abhandlung geschrieben. Der Effekt ist ganz ähnlich als wenn man ein Pferd striegelt.

Schaben und Gua Sha als Therapie bei Cholera

Es wird angenommen, daß die Cholera endemisch am unteren Ganges in Indien vorkam und durch Hindu-Pilger verbreitet wurde. Bedingt durch seinen regen Außenhandel wurde China in Abständen von Choleraausbrüchen heimgesucht. Diejenigen, die nicht an der Krankheit verstarben, sollen danach sechs Monate immun sein. Trotzdem konnte eine Cholera-Epidemie ohne das Treffen entsprechender hygienischer Maßnahmen dieselbe Population in nur kurzer Zeit dahinraffen. McNeill (1989) schreibt, daß „...als die Cholera im frühen 19. Jahrhundert nach China kam, wurde sie dort nicht als eine neue Erkrankung angesehen".

Es ist wahrscheinlich, daß die Chinesen wußten, daß die Cholera durch Wasserverschmutzung verbreitet wurde, obwohl in der Literatur die Epidemien als verursacht durch „böse Geister im Wasser" beschrieben wurden.

Das chinesische Schriftzeichen für *Sha* wird übersetzt als „erhabene, rötliche, hirseähnliche Hautausschläge" (Ou Ming 1988). Weiger (1965) und Mathews (1931) übersetzen *Sha* auch als Cholera und manchmal als Malaria. Das Ideogramm für *Sha* ist das Zeichen für Krankheit, verbunden mit dem Zeichen für Sand (siehe Abb. 4.1). Kurz gesagt bedeutet das letztgenannte Zeichen für Sand „das was erscheint, wenn das Wasser zurückweicht" oder „Sediment, Kies oder Sand vom Wasser entblößt" (Weiger 1965).

Die Cholera führt sehr schnell zur Dehydratation ihrer Opfer. Symptome sind Durchfall, Erbrechen, Krämpfe, Anurie und Kollaps. McNeill (1989) zitiert:

Radikale Dehydratation bedeutete, daß ein Opfer innerhalb weniger Stunden zu einer verschrumpelten Karikatur seiner selbst wurde, während die rupturierten Kapillaren die Haut veränderten und sie schwarz und blau färbten.

Das petechiale oder ekchymöse Stadium der Cholera ist natürlich auftretendes *Sha*. Die roten erhabenen, hirseähnlichen Ausschläge zeigen sich „wenn das Wasser zurückweicht" und das tritt im Zustand der extremen Dehydratation auf.

Gua Sha wird in Asien eingesetzt, um Cholera, cholera-ähnliche und im Prinzip alle Krankheiten zu behandeln, bei denen Fieber oder Schmerzen auftreten. Ausgenommen sind Kontraindikationen wie offene Wunden, Blutung, Sonnenbrand etc.. In seinem Buch *Treatment of Disease with Acupuncture*, Vol. II, verschreibt James Tin Yao So (1987) *Gua Sha* bei cholera-ähnlichen Erkrankungen und der Präsenz von Erbrechen, Durchfall und bei „anhaltenden Schmerzen im ganzen Abdomen mit kalten Händen, Armen, Beinen und Füßen".

Entsprechend wurde im Westen starkes Schaben bei Cholera angewandt (Jackson 1806):

> Einige Symptome in Verbindung mit der Cholera sind ... abhängig von einer Beteiligung des Nervensystems, begleitet oder verbunden mit einer Stauung von Blut. In der Magengrube herrscht große Hitze, an der Oberfläche ausgeprägte Kälte: Verursache Gegenwirkung auf der Oberfläche! Also lösen wir die innere Wärmestauung mit äußerer Wärme. Wärme ist der Gegenspieler.

Das westliche Schaben und das *Gua Sha* des Ostens, als Gegenwirkung zur Cholera, sollen eine Krise induzieren, um die Krankheit zu heilen. Beide lindern innere Entzündung und Stauung von Blut durch Gegenwirkung an der Oberfläche, beide wärmen. Es wird gesagt, daß *Gua Sha* der Ruptur der Kapillaren, wie es in ernsten Cholerafällen auftritt, zuvorkommt. Kaim (1756) berichtet ähnliche Auswirkungen durch das Schaben: „...noch ist es ungewöhnlich, daß der Teil, der durch Schaben irritiert wird, beginnt rot zu werden, anzuschwellen und warm zu werden und ein klares Zeichen dafür ist, daß die Flüssigkeiten mit Flinkheit ... einfließen durch das Gesetz der Gesundheit".

Gegenwirkung wird von der Traditionellen Chinesischen Medizin weiterhin angewendet, weil sie mit der traditionellen Wahrnehmung des Körpers übereinstimmt. In der Westlichen Medizin wurden die Methoden der Gegenwirkung oder Gegenirritation verlassen. Ihre Anwendung ließ sich nicht länger mit dem nun vorherrschenden Verständnis der Körperfunktionen vereinbaren.

Dennoch erfährt der Aderlaß, obwohl er als archaisch und barbarisch betrachtet wird, erneut ein Revival. Blutegel werden in Krankenhäusern eingesetzt, um große Blutergüsse zu behandeln, um das Blut in wieder angenähten Extremitäten zu drainieren und um die Zirkulation zu unterstützen (Halton 1984). Studien in Finnland zeigen, daß menstruierende Frauen ein geringeres Herzerkrankungsrisiko, verglichen mit Männern und postmenopausalen Frauen, haben. Es wird angenommen, daß hohe Eisenwerte im Blut, die vorher durch die Menstruation gesenkt wurden, das Risiko, einen Herzinfarkt zu erleiden, steigern.

Eisen fördert die Bildung von Plaques, die die Arterienwände verhärten, den Blutfluß blockieren und somit zu einem Herzinfarkt führen ... (dieses) ... könnte letztendlich zu einem Wiederaufblühen des Aderlasses führen, der einst eine weitverbreitete, medizinische Methode war, um Eisenüberschuß abzubauen und Herzerkrankungen zu verhindern.

(Altman 1992)

Neuere Geschichte: Gua Sha kommt nach Amerika

Ich erlernte *Gua Sha* von Dr. James Tin Yao So als Teil der Akupunkturausbildung an der New England School of Acupuncture. Dr. So praktiziert Cheng Tang, eine klassische chinesische Medizintradition, älter als die TCM, die von der Volksrepublik seit der Revolution propagiert wird.

1976 in Boston eröffnet, war die New England School of Acupuncture die erste lizenzierte Schule für Akupunktur in den Vereinigten Staaten und Dr. So war der erste leitende Ausbilder. Wie ein Wanderpriester reiste er durch Südost-Asien und brachte die Akupunktur zu Menschen, die wenig Zugang zu medizinischer Versorgung hatten. Laut Dr. So kann die Akupunktur jede Krankheit heilen, außer Syphilis.

Herauszufinden wann und wo genau Dr. So *Gua Sha* gelernt hatte war sinnlos. Meine Fragen wurden beantwortet mit einem lauten „Wo soll man es lernen? Jeder kann es!!" Ich habe andere Therapeuten befragt, die aus China emigriert waren und sie bestätigten, daß in China jedermann *Gua Sha* kennt. *Gua Sha* ist für eine asiatische Familie, was Hühnersuppe für eine jüdische Familie ist.

Wenn ein Familienmitglied sich eine Erkältung einfing oder „sich etwas zusammenbraute" wurde sofort *Gua Sha* angewandt. Auf den Dörfern führten Witwen *Gua Sha* durch, um etwas Geld zu verdienen. *Gua Sha* ist so verbreitet in China, daß es an den chinesischen medizinischen Hochschulen nicht gelehrt wird. Im Westen haben nur die klassischen Therapeuten wie Dr. So diese Methode in ihren Akupunkturunterricht aufgenommen. Die TCM und das moderne China spielen *Gua Sha* zu einem Volksheilmittel herunter.

Asiaten, die in die Vereinigten Staaten immigriert sind, praktizieren *Gua Sha* noch immer als Teil ihrer Familienmedizin. Richtig angewandt verursacht *Gua Sha* rote Flecken, die aussehen wie ein Knutschfleck. Amerikanische Lehrer und Kinderärzte haben fälschlicherweise Schabmale als Beweis für Kindesmißbrauch interpretiert. 1976 erschienene Artikel über Gewaltmißbrauch an vietnamesischen Kindern wurden 1977 in einer Ausgabe von Clinical Pediatrics (Golden & Duster) widerlegt. In diesem Artikel wird *Cao* (vietnamesisch für *Gua Sha*) Hautabrasion genannt und als „Heimbehandlung bei kleineren Krankheiten" beschrieben, die zur Fehldiagnose Kindesmißbrauch führen, wenn sie von einem Mitarbeiter des Gesundheitssystems gesehen werden, der mit dieser

Behandlungsform nicht vertraut ist. In Vietnam beging ein zu Unrecht beschuldigter Vater Selbstmord. In Maryland wurde eine vietnamesische Familie vor Gericht gestellt und dann aufgrund der Aussage eines wohlbelesenen Arztes freigesprochen.

1980 erschien im Journal of American Medical Association ein Artikel über *Cao Gio*, dem vietnamesischen Münzreiben.

> Cao Gio ist die vietnamesische Technik, bei der die Haut mit einer Münze gerieben wird, um verschiedene Allgemeinsymptome zu lindern. Häufig wird sie am Rücken, Nacken, Kopf, Schultern und Brust durchgeführt. Und obwohl diese Läsionen traumatisch aussehen, ist es keine schädliche Prozedur, und es sind keinerlei Komplikationen bekannt. Eine Untersuchung von 50 Vietnamesen, die seit 1975 und 1976 in den Vereinigten Staaten leben, hat ein deutliches Mißtrauen amerikanischen Ärzten gegenüber ergeben. Diese Ablehnung hängt zum großen Teil mit der tatsächlichen oder angenommenen Ablehnung des Cao Gio zusammen. Die Akzeptanz von Cao Gio als eine wertvolle kulturelle Tradition wird zu einer guten Compliance bei den medizinischen Nachuntersuchungen führen.
>
> (Yeatman 1980)

Cao Gio, so sagen Vietnamesen, soll von China nach Vietnam gekommen sein und wurde bei Erkältung, Grippe, Kopfschmerz, Nacken- und Rückenschmerzen, Fieber, Muskelschmerzen, Husten, Übelkeit, Bauchschmerzen, Schüttelfrost und bei Symptomen, die mit Wetterwechsel im Zusammenhang standen, angewandt. *Gua Sha* oder *Cao Gio* wurde und wird nicht nur angewendet, um diese Zustände zu behandeln, sondern auch, um sie zu verhindern. Die Hauptstellen der Anwendung sind der Rücken, der Nacken, Kopf, Schultern und die Brust. Sekundär werden auch Arme, Beine und Gelenke behandelt.

Asiatische Familien verwenden *Gua Sha* oder *Cao Gio* noch immer als Hausmittel. Unglücklicherweise unterstützt die Skepsis und Ablehnung der westlichen Gesundheitsinstitutionen nur das Mißtrauen der Immigranten in die Westliche Medizin. In einigen Städten verändert sich der westliche kulturelle Chauvinismus den Patienten gegenüber. Gross (1992) berichtet über Programme in San Francisco, die der asiatischen Bevölkerung dienen und wo Mitarbeiter des Gesundheitssystems Westliche Medizin praktizieren und gleichzeitig die Bräuche dieser Patienten respektieren.

Anmerkung der Autorin

„*Blut*" verwende ich, wenn ich das chinesische Konzept des *Blutes* beschreibe, welches *Qi* enthält. Das chinesische *Blut* wird aus dem *Qi* der Nahrung gewonnen und von der Milz produziert, es wird von den Lungen transportiert und vom Herz umgewandelt. Das *Blut* ernährt und befeuchtet den Körper „beherbergt und verankert den Geist" und fließt zusammen mit dem *Qi* durch den ganzen Körper (Maciocia 1989). *Blut* wird mit dem Selbstwertgefühl in Zusammenhang gebracht (Kaptchuk 1988).

Das chinesische *Blut* kann defizient sein, stocken oder Hitze ansammeln. Der Aderlaß wird bei den letzteren beiden Kategorien angewendet.

Einmal aus dem Körper ausgetreten, bezeichne ich jede rote Flüssigkeit als „Blut".

Kapitel 2

Der Pfad des Qi

KAPITELINHALT

Wie können Berührung oder Behandlung der Körperoberfläche das Körperinnere beeinflussen?

Vor einigen Jahren wurde ich einmal zu einem Notfall gerufen. Ein Mann mit stärksten Rückenschmerzen – unfähig zu gehen – wurde auf einer Liege zur Praxis seines Chiropraktikers gebracht. Der Chiropraktiker bat mich zu kommen, um zu sehen, ob da nicht etwas mit Akupunktur zu machen sei.

Mein erster Gedanke bei jeglichem Zustand des „nicht bewegen können" oder „steif sein" ist *Sha*. Wenn er *Sha* hätte, wußte ich, könnte ich ihm helfen. Offensichtlich hatte er es, ich akupunktierte und wendete *Gua Sha* an. Der Patient stand von der Liege auf, zwar vorsichtig, aber immerhin dazu fähig. Nun konnte sein Chiropraktiker ihn einrenken und diese Hilfe würde anhalten. Der Patient war sehr erstaunt über die plötzliche Änderung seines Zustandes, hatte er doch zuvor schon viele erfolglose Massagen erhalten. Wie konnte das bißchen „herumschaben" auf der Haut die Muskeln tief in seinem Rücken lockern?

Durch das, was die Chinesen den Pfad des *Qi* nennen!

Qi

Fragen Sie einmal einen westlichen Arzt, der mit der Chinesischen Medizin vertraut ist: „Was ist *Qi*?" Die Antwort wird fast immer sein: „*Qi* ist Energie!". Für das westliche Denken wird das Wort Energie am besten beschrieben als „die scheinbar unsichtbare Übertragung von Wirkung". Historisch wurde *Qi* bisher sowohl als Substanz als auch als Funktion betrachtet und die inneren Organe waren nicht nur Einflußbereiche sondern auch Substanz, welche Substanz beeinflussen kann. In seiner Einleitung zum *The Nan Ching* stimmt Paul Unschuld (1986) dieser Sichtweise zu:

> Das Kernkonzept der Chinesen bezüglich des Ch'i hat keine Ähnlichkeit zum westlichen Konzept von „Energie" (unabhängig, ob Letzteres der Physikwissenschaft oder dem alltäglichen Gebrauch entnommen wird).

The Essentials of Chinese Acupuncture beschreibt *Qi* als Substanz und Funktion. Im *Celestial Lancets* übersetzen Lu Gwei-djen und Needham *Qi* als stoffliche Energie. Maciocia (1989) spricht von *Qi* als sowohl etwas Materiellem, als auch von etwas Nicht-Materiellem. Obwohl viele andere englischsprachige Artikel und Texte über die Chinesische Medizin von

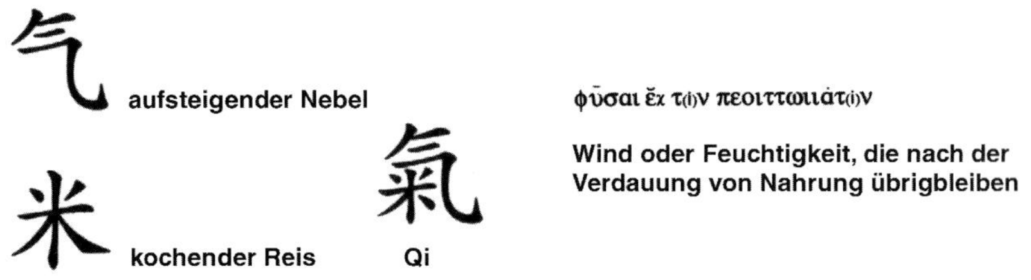

Abb. 2.1: Das Ideogramm für *Qi* stellt dieses als aufsteigenden Dampf von kochendem Reis dar. Die hippokratische Medizin hatte diesbezüglich ein ähnliches Konzept um ca. 400 v. Chr. (Unschuld 1985). Auch die alten Griechen vermuteten eine Hitzequelle im Körper.

„*Qi* als Energie“ sprechen (Porkert 1974, Mann 1977, Schatz et al 1978), ist es ein Abweichen vom Grundverständnis von *Yin* und *Yang*.

Der materielle Körper ist das Gefäß (*Yin*), das das *Qi* speichert und umfaßt und durch dieses Speichern wird *Qi* Funktion, also Aktivität oder Energie (*Yang*) erst möglich. Energie betont den Yang-Aspekt des *Qi*, der Yin-Aspekt wird dabei jedoch ignoriert – die Substanz. Möglicherweise spiegelt die westliche Sichtweise des *Qi* als Aktivität eine moderne Ausrichtung bezüglich des Yang-Aspektes des Machens wider.

Das chinesische Schriftzeichen für *Qi* beinhaltet sowohl seine materielle als auch seine nicht-materielle Natur, wie in Abbildung 2.1 zu sehen ist. Häufig übersetzt als „Luft“, ist *Qi* der Dampf oder Nebel, der von kochendem Reis aufsteigt. Übertragen auf den Körper bedeutet dies, daß durch die Verdauung oder das Kochen von Getreide Qi, Einflüsse oder Säfte produziert werden. Dies ähnelt der griechischen Vorstellung, nach der das Verdauen von Nahrung im Magen Wind erzeugt.

Der Akupunktur wird eine *Qi*-bewegende Funktion zugeschrieben. Wird dem *Qi* die materielle Natur ebenfalls zuerkannt, kann von der Akupunktur infolgedessen gesagt werden, daß sie Körpergewebe ebenso wie Körperfunktion beeinflussen kann. Die Meridiane, die das *Qi* leiten, werden ihrerseits ebenfalls als substantiell angesehen.

Der Pfad des Qi

In *Acupuncture: A Comprehensive Text* (O'Connor & Bensky 1981) wird die Zirkulation des *Qi* in den Meridianen als eine vertikale und horizontale Zirkulation betrachtet. Die vertikal verlaufenden Meridiane stellen die Hauptmeridiane dar. Der Pfad des *Qi* bezieht sich auf die horizontale Bewegung des *Qi*.

Der Pfad des *Qi* ist der Ort, wo sich das Qi aus den vertikalen Leitbahnen sammelt und von dort aus nach lateral in den Rumpf und den Kopf ausströmt.

Der Pfad des *Qi* im Kopf zeigt die Beziehung zwischen dem Gehirn und dem Gesicht an.

Der Pfad des *Qi* in der Brust deutet die Verbindung zwischen dem oberen Rücken, dem Nacken, der Brust und den oberen Extremitäten an.

Der Pfad des *Qi* im Abdomen steht in Verbindung mit der Lumbosakralregion, dem unteren Abdomen und den unteren Extremitäten.

Eine Krankheit in einem Teil des Pfades des *Qi* kann durch Manipulation von anderen, dem gleichen Segment zugehörigen Punkten behandelt werden.

Die lateralen Verbindungen, die vom Pfad des *Qi* ermöglicht werden, sind nicht vom Meridiansystem getrennt, sondern sie ergänzen es.

Wie in Abbildung 2.2 gezeigt wird, entspricht die Bewegungsausbreitung des Pfades des *Qi* der Beschreibung des Dreifachen Erwärmers. Über Punkte am Rumpf, speziell über die vorderen *Mu*-(Alarm)-Punkte und die dazugehörigen *Shu*-(Zustimmungs)-Punkte können Störungen der Organe beeinflußt werden (siehe Abb. 5.3 und 5.4).

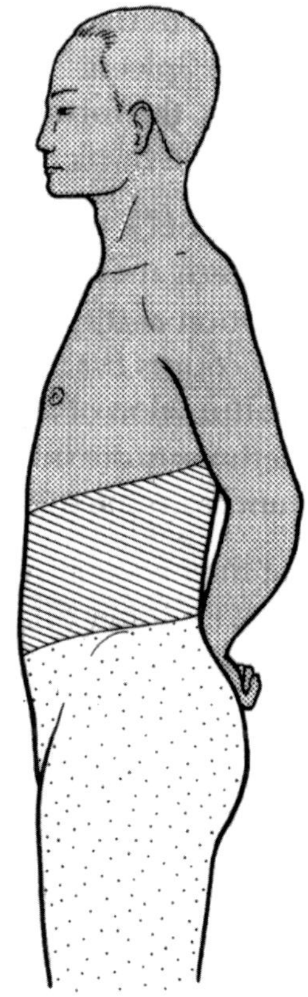

Abb. 2.2: Oberer, Mittlerer und Unterer Erwärmer kontrollieren die horizontale Verteilung des *Qi* (siehe auch Abb. 5.3 und Abb. 5.4).

Der Pfad des *Qi* erklärt, warum sich für die Therapie der inneren Organe oberflächliche Behandlungstechniken wie z.B. Akupunktur und *Gua Sha* eignen. *Gua Sha* im Halswirbelbereich und im oberen Brustwirbelbereich (TH 1 - TH 5) oder Bl 11 - Bl 15 wirkt sich auf das Gebiet des Oberen Erwärmers aus: Kopf, Nacken, Brust, Herz, Lunge und obere Extremitäten.

Die thorakale Region (TH 5 - LWK 1) oder Bl 15 - Bl 22 wirkt sich auf das Gebiet des Mittleren Erwärmers aus: Magen, Milz, Leber und Darm.

Die Lumbalregion von Le 1 bis zum Os coccygis oder Bl 22 bis Bl 34 beeinflußt die Region des Unteren Erwärmers: Nieren, Blase, Darm, Geschlechtsorgane und untere Extremitäten. Weil die Leber auch die Beckenregion in nicht unerheblichen Maße beeinflußt, wird sie auch häufig eher zum Unteren Erwärmer als zum Mittleren Erwärmer gezählt.

Lassen Sie uns nun ein Beispiel betrachten, bei dem *Gua Sha* – an der Oberfläche durchgeführt – einen Effekt an der Organstruktur und an dessen Funktion erzielen kann. Nehmen wir einen Fall von Verstopfung und Ansammlung von Feuchtigkeit im Mittleren Erwärmer, die zu Veränderungen in der Milzfunktion führt. Feuchtigkeit, eine Art von Flüssigkeit, wird als bedeutsamer Teil der Milz verstanden. Die Symptome von sich ansammelnder Feuchtigkeit bestehen häufig aus Blähungen oder Aufgedunsenheit, Appetitverlust oder einfach nur Völlegefühl. Die Zunge kann eventuell einen klebrigen Belag aufweisen. Der Patient fühlt sich vielleicht träge, schwer und unbeweglich. Akupunktur der Punkte Bl 20, KG 12, Le 13 und Ma 36 kombiniert mit *Gua Sha* am Rücken kann die Bewegung des *Qi* stimulieren und eingedickte Feuchtigkeit auflösen. Auflösung der Feuchtigkeit wiederum stärkt indirekt die Milz. Diese Behandlung kann den Tonus der gesamten Muskulatur, die Verdauung, die Form des Stuhls, die Produktion von Blut, die Fähigkeit Entscheidungen zu treffen und klar zu denken beeinflussen, eben alle Funktionen der Milz.

Der Pfad des *Qi* ist die chinesische Erklärung für die Außen-Innen-Verbindung im Körper. In der westlichen Anatomie ist das Nervensystem für die sensorische Wahrnehmung auf der Körperoberfläche zuständig, aber es ist nicht das Nervensystem allein, das für weitergeleitete Schmerzen verantwortlich ist. Ida Rolf (1977) beschreibt dies als *Blutstau* oder Fehlfunktion eines inneren Organs, was als klar begrenzter Schmerzbereich erlebt wird und manchmal auch unter äußerlichem Druck verstärkt an einer Stelle spürbar ist, die vom Organ sehr weit entfernt ist.

Wenn es nicht das Nervensystem ist, welches andere westliche System bringt oberflächliche Bereiche mit inneren Organstörungen in Zusammenhang? Dem Bindegewebe wird häufig zugedacht, daß es Aspekte dieses Phänomens übermittelt.

Die fasziale Verbindung: Das Bindegewebe in der westlichen Anatomie

Es gibt einige verschiedene Arten von Bindegewebe: Blut, das (eigentliche) Bindegewebe und Stützgewebe wie Knorpel und Knochen. Es ist das eigentliche Bindegewebe, das wir hier untersuchen wollen: jeder Muskel bis zur kleinsten Muskelzelle, jeder Nerv bis zu jedem einzelnen Axon, jedes Organ sowie jedes Gefäß wird von Bindegewebe eingefaßt. Das Bindegewebe ist also ein kontinuierliches, strukturelles Netzwerk, welches andere Gewebe in deren Form bringt, diese mit Gefäßen und Befestigungen, beispielsweise in der Körperhöhle, versorgt sowie auch für die Verknüpfung der Organe untereinander zuständig ist (siehe Abb. 2.3).

Durch Formen der Wände von Blut- und Lymphgefäßen umrandet und verankert das Bindegewebe diese im Muskel, Organ oder Knochen.

Jede einzelne Zelle ist eingehüllt in feuchtes, fibröses Bindegewebe. Das menschliche Individuum an sich ist ebenfalls in einen großen Einband von Bindegewebe direkt unter der Haut eingehüllt. Das Bindegewebe ist

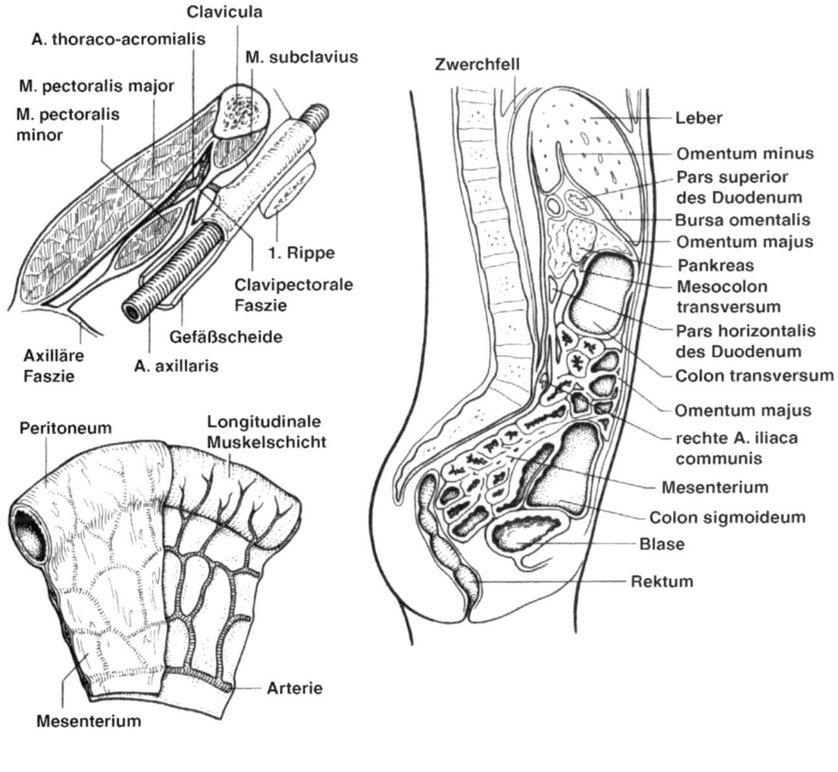

Abb. 2.3: Jedes der inneren Organe ist von Bindegewebe umgeben, welches sie angemessen miteinander verbindet und sie an den Wänden der Abdominalhöhle befestigt, so daß sie in ihrer Position gehalten werden (Juhan 1987).

ein kontinuierliches Gewebe, das von diesem großen Einband, der subkutanen Faszie, bis zur Membran einer jeden Zelle reicht. Wenn alles andere Gewebe aus dem menschlichen Körper entfernt würde, würde das Bindegewebe die Form des Körpers erhalten.

Nach Juhan (1987) in *Job ´s Body* kann das Bindegewebe als vollausgebildetes Organ betrachtet werden, „sogar als eines der größten und ausgedehntesten Organe des Körpers". Es stützt, verbindet, hält zusammen und überträgt.

Stützende und verbindende Funktion

Das Bindegewebe ist zur Stützfunktion nicht nur durch das Zusammenhalten von Zellen, Gefäßen und Organen in Beziehung zueinander und zum gesamten Körper fähig, sondern auch durch seinen enormen Flüssigkeitsgehalt stützt es den ganzen Körper in seiner Struktur.

Dies geschieht durch den hydrostatischen Druck. Der flüssige Anteil des Bindegewebes ist unterteilt in formgebende Kompartimente (Juhan 1987). Der Druck, der innerhalb dieser Kompartimente herrscht, bewirkt die Formgebung dessen, was sonst ein kraftloser Haufen von Knochen, Muskeln und Flüssigkeiten wäre. Juhan meint, daß der hydrostatische Druck den Stiel einer Blume aufrecht erhält und ebenso dem Skelett ermöglicht, eine gewichttragende Funktion einzunehmen.

Außerdem besteht zwischen Bindegewebe, Muskeln und Knochen eine Art Spannkraft. Die aufrechte Körperhaltung entsteht nicht durch das bloße „Übereinanderstapeln" solider Bestandteile, sondern durch eine Einheit ständig angespannter Kraft: die ausgeglichene Spannung und die richtigen Winkel zwischen „Balken, Kabeln und Drähten", bestehend aus Knochen, Muskeln und Fasern. Buckminster Fuller hat gezeigt (Juhan 1987), daß eine Struktur, die unter Spannung gehalten wird, fähig ist, eine weitaus größere Last zu stützen, als eine solide Substanz des gleichen Gewichtes. Spannung erklärt auch, wieso ein Zug oder eine Verletzung in einem Teil des Körpers Spannung und Schmerzen an einer anderen Stelle weit von der Ursprungsstelle entfernt verursachen kann, nämlich durch das Netzwerk eines verwinkelten Führungssystems.

Speichernde und übermittelnde Funktion

Das Bindegewebe ist mit Grundsubstanz angefüllt, einer klaren Flüssigkeit, deren Viskosität unterschiedlich und abhängig vom jeweiligen umgebenden Gewebe sowie dem Zweck ist, dem es dient.

Entsprechend der Flüssigkeitsverteilung durch den *San Jiao* „spielt das Bindegewebe eine elementare Rolle im Wassermetabolismus, durch welches der Körper Flüssigkeiten führt und verteilt" (Rolf 1977).

Die Grundsubstanz ist das flüssige Medium, das alle interzellulären Flüssigkeiten leitet. Nährstoffe, Hormone und Plasma werden durch die Blutgefäße mittels der Grundsubstanz zu den Zellen gebracht und Zellabfälle werden durch Blut- und Lymphgefäße mittels derselben Flüssigkeit entsorgt. Juhan bemerkt, daß die chemische Aktivität der flüssigen Grundsubstanz den Austausch von Gasen, Nährstoffen, Schlacken, Hormonen, Antikörpern und Leukozyten zwischen Kapillaren und Geweben beeinflußt. Wenn die Viskosität abnimmt und die Flüssigkeit beispielsweise bei Streß, Trauma oder Fehlverhalten ins Stocken gerät, entstehen daraus Fehlfunktionen. Neben der Flüssigkeit enthält die Grundsubstanz auch Fibroblasten und Kollagenfibrillen. Das Kollagen macht bis zu 40 % des Gesamtproteins im Körper aus (Juhan 1987). Das Kollagenmolekül, das eine Kollagenfibrille bildet, ist das längste bisher isolierte Protein (Juhan 1987). Kollagenfibrillen sind hohl und man benötigt 10.000 mal ihr eigenes Gewicht, um sie dehnen zu können. Juhan stellt dar, daß – so wie in allen Körperhöhlen Flüssigkeit zirkuliert – von einem Untersucher in Kollagenfibrillen auch Liquor gefunden wurde.

Fibroblasten produzieren beides, die Grundsubstanz und das Kollagen. Ein Fibroblast kann irgendwo in ein Körpergebiet einwandern und Kollagen produzieren, je nachdem, was für Fibrillen in diesem speziellen Körpergebiet benötigt werden. Eine flüssigere Grundsubstanz mit wenigen Fibrillen leitet besser und dient eher der Stoffwechselfunktion. Vermehrt Fibrillen und weniger Flüssigkeit werden in Bindegewebe gefunden, das Organe und Nervenzellen befestigt. Faszien, die Muskeln, Sehnen oder Bänder verankern, enthalten noch mehr Fibrillen und entsprechend noch weniger Flüssigkeit.

Bindegewebe und Immunsystem

Jede Zelle des Körpers wird von der flüssigen Grundsubstanz umgeben. Aufgrunddessen spielt das Bindegewebe eine essentielle Rolle bei allen Körperfunktionen. Dies stellt eine signifikante Parallele zur chinesischen Sicht des *San Jiao* dar, wie sie in Kapitel 3 besprochen wird. Die Art, in der der *San Jiao* als schützend, verhindernd oder Infektionen übertragend dargestellt wird, ähnelt sehr der Darstellungsweise des Bindegewebes (siehe Abb. 2.4)

Die Kompartimente des Bindegewebes beeinflussen die Ausbreitung von Toxinen, Infektionserregern, Krankheiten und Tumoren. Also ist das Bindegewebe mit dem Immunsystem eng verbunden. Die fibrösen Wände, ebenso wie die chemischen Bestandteile der flüssigen Grundsubstanz, verhindern ein Ausbreiten von Agenzien von einer zur nächstgelegenen Region. Wenn die Einheit des Bindegewebes gestört wird, verringert sich die Immunfunktion. Zum Beispiel reduziert Kortison, welches in Streßperioden freigesetzt wird, die Anzahl und Größe von Fibroblasten und es hat sich gezeigt, daß es einer lokalisierten Infektion erleichtert wird, sich auszubreiten (Juhan 1987).

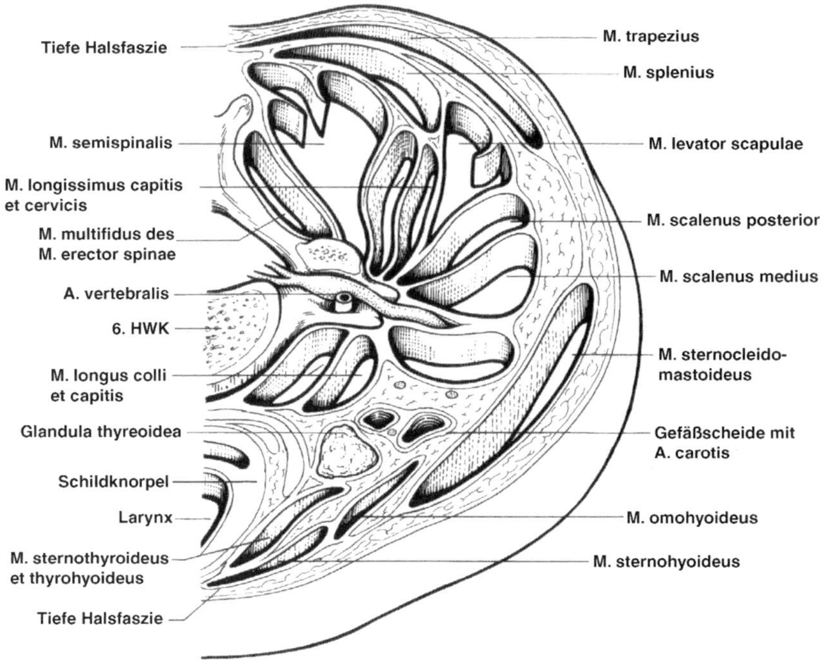

Abb. 2.4: Die Schichten der Körperfaszie – hier dargestellt durch einen Querschnitt des Halses – bilden Kompartimente, die die Entstehung und Ausbreitung von Infektionen und Krankheiten behindern (Juhan 1987).

Bindegewebe und Körperstruktur

Subkutane Faszie

Die Faszie umgibt den gesamten Körper in zwei Schichten – die oberflächliche und die tiefe Faszie – die miteinander in Verbindung stehen. Der Vermittler zwischen Intention und Stimulation ist diese subkutane Faszie, das Bindegewebe unter der Haut.

Oberflächliche Faszie

Die oberflächliche Faszie teilt sich in eine äußere und eine innere Schicht (siehe Abb. 3.3). Die äußere Schicht der oberflächlichen Faszie ist die stärkere Schicht, die den Hauptanteil des Fettgewebes ausmacht und die die äußere Oberfläche des Körpers und der Organfaszien bildet. Diese Fettschicht wirkt als Isolator, die es ermöglicht, eine stets konstante Körpertemperatur herzustellen. Fettgewebe ist metabolisch aktives Gewebe: es speichert Fett als Brennstoff und baut es aufgrund von Nervenreizen oder Hormonen ab. Dies korrespondiert mit dem östlichen Konzept der schmierigen Schicht, in der das chinesische *Wei Qi* oder Abwehr-Qi zirkuliert. Die tiefe Schicht der oberflächlichen Faszie liegt direkt über der tiefen Faszie und ist weniger dicht als diese. Arterien, Venen, Nerven, Lymphgefäße und Lymphknoten verlaufen vermehrt durch diese untere Lage der oberflächlichen Faszie als zwischen den Faszien. Die Gefäße werden von der Faszie, durch die sie hindurchtreten, umschlossen, sie werden hierdurch miteinander verbunden und außerdem an ihrem Platz gehalten.

Tiefe Faszie

Direkt unter der oberflächlichen Faszie und mit ihr verbunden verläuft die tiefe Faszie. Diese bedeckt die meisten Muskeln, alle großen Blutgefäße, alle großen Nerven, die tiefen Lymphgefäße und Lymphknoten sowie bestimmte Drüsen. Neben dem Bedecken scheidet es auch diese Strukturen ein. Der Begriff „Einscheiden" bedeutet, daß eine Schicht der Faszie, wenn sie während der Wachstumsphase auf eine Struktur trifft, sich in zwei Blätter teilt, die um diese Struktur herumwachsen und sich dahinter wieder vereinigen (Gallaudet 1931). Eine Schicht dieser Faszie kann sich auch teilen, wenn ein möglicher Hohlraum umschlossen werden muß. Letztendlich kann eine Schicht auf andere übergeordnete Schichten oder andere Strukturen (Muskeln, Organe etc.) treffen, und in diesen Fällen teilt sich die Schicht in so viele Blätter wie zur Umscheidung aller Strukturen erforderlich sind.

Es existiert nicht eine Zelle oder ein Hohlraum, die nicht vom Bindegewebe umgeben sind. Die Chinesen sprechen vom *San Jiao* in der gleichen Weise: es gibt nichts im Körper, was nicht von ihm umgeben wird. Während die Chinesen den *San Jiao* als den Motor beschreiben, der das *Qi* in den Leitbahnen hält, beschreiben westliche Forscher im Bindegewebsbereich die Aussendung von Piezoelektrizität.

Bindegewebe und der piezoelektrische Effekt

Der piezoelektrische Effekt ist die Elektrizität, die durch Druck auf Kristalle entsteht. Die Fibrillen des Bindegewebes besitzen einen bestimmten Grad an Kristallisation. Der wechselnde Druck und die Ausdehnung der kristallinen Gitter schaffen diesen piezoelektrischen Effekt. Willkürliche Muskelbewegung und sogar die fortgeführte Aktivität der Zellbewegung führen zur Kompression. Die zur Erzeugung eines elektrischen Feldes erforderlich ist. Oschmann (1987) demonstriert, daß sich diese Felder durch Gewebeschichten hindurch fortpflanzen und Signale produzieren, welche die Zellen alarmieren. Als Antwort darauf verwenden die Zellen diese Informationen derart, daß sie ihre Versorgungs- und Erhaltungsaktivität im umgebenden Gewebe verändern. Verstärkte elektrische Leitfähigkeit oder verminderter elektrischer Widerstand von Akupunkturpunkten wird heutzutage sehr einfach durch Punktsuchgeräte nachgewiesen.

Wärme und Bewegung bewirken, daß die Grundsubstanz flüssig bleibt, was den Transport und die Leitung vereinfacht. Mangelnde Bewegung und anschließender Wärmeverlust können bewirken, daß sich die Grundsubstanz in eine Art Gel verwandelt und die Kollagenfibrillen zu Haufen verkleben. Das Ergebnis ist eine Verdickung und eine Verkürzung des Bindegewebes, das sogar mit dem darunterliegenden verbacken kann und sogenannte Adhäsionen entwickelt. Das Endresultat besteht häufig in Bewegungseinschränkungen, Verlangsamung metabolischer Prozesse und eingeschränkter Immunabwehr.

Bewegung und Dehnung bringen Leben ins Bindegewebe. Druck, Reibung, Massage und Akupunktur schaffen – so wie andere taktile Stimulantien – fasziale Reize. Die piezoelektrischen Signale stimulieren chemische Veränderungen, was die Zellen aktiviert. Verfestigte Grundsubstanz wird wieder besser durchblutet, dadurch erwärmt und gelockert, in der Folge wird sie wieder flüssiger, was die Leitfähigkeit verbessert und den Metabolismus anregt. Stagnierte, überflüssige Substanz wird adstringiert. Das Verkleben von Fibrillen und daraus resultierende Adhäsionen und Einschränkungen werden verhindert. Die Immunfunktion des Bindegewebes wird angeregt.

Es wird deutlich, daß das Bindegewebe – stets im Austausch mit äußeren Reizen – durch Körperbewegung belebt wird. Durch die Jahrhunderte haben Heiler und Schamanen Apotherapien entwickelt, die durch Unterstützung des Bindegewebsstoffwechsels den Heilungsprozeß entscheidend beeinflussen konnten. Sie übertragen Energie in die Tiefe des Körpers genau wie ein pathogener Faktor sich tief im Körper manifestiert, was sich an der Körperoberfläche als Schmerz oder Überempfindlichkeit zeigt (Rolf 1977).

In der Chinesischen Medizin beschreibt der Pfad des *Qi* den Übergang von Innen-Außen-Signalen. Eindringende Faktoren können Berührungen, Verletzungen, klimatische, ja sogar soziale Beleidigungen oder bösartige Gerüchte sein. Die traditionelle chinesische anatomische Sprache beschreibt den Körper insbesondere im Hinblick auf die Resonanz mit seiner Umgebung.

Chinesische Anatomie

Qi, Leitbahn, Organ, gekoppeltes Organ

In der chinesischen Anatomie ist die Oberfläche das Biao, das bedeutet Haut und Körperhaare. Das *Cou Li*, oder *Li*, ist die Grenze, die den Körper bedeckt und abgrenzt, aber es ist nicht nur die Haut selbst. Das *Cou Li* wird häufig auch als „Poren" übersetzt: es ist der Aspekt der Grenze, der das Ein- und Austreten ermöglicht. Dies wird in der Abhandlung über den *San Jiao* im folgenden Kapitel näher besprochen.

Das *Qi* bewegt sich vertikal in den Leitbahnen, die *Jing*-Gefäße genannt werden. Die *Jing*-Gefäße sind die Hauptmeridiane, sozusagen die großen Flüsse, die durch die Ebene bis hin zum Meer fließen (Epler 1980). Das *Qi* bewegt sich horizontal in den Gefäßen, die Luo-Gefäße genannt werden. *Luo* bedeutet „verbinden", hier also ist die Verbindung mit den großen Gefäßen gemeint. Die horizontale Bewegung des *Qi* in den Luo-Gefäßen ist ein Teil des Pfades des *Qi* (Siehe Abb. 3.2).

Im *Ling Shu* sind die Jing-Gefäße diejenigen, die in der Tiefe verlaufen und nicht sichtbar sind. Die Luo-Gefäße dagegen sind sichtbar und liegen direkt unter der Haut. Der *Su Wen* beschreibt den Weg eines pathogenen Faktors von den Luo-Gefäßen zu den Jing-Gefäßen.

Der Beginn der „einhundert Krankheiten" gestaltet sich folgendermaßen: (das ursächliche Agens) muß durch die Haut und die Haare eindringen. Wenn ein pathogener Faktor *(Hsieh)* eindringt, sind die Poren geöffnet. Wenn die Poren geöffnet sind, kann (der pathogene Faktor) die Luo-Gefäße erreichen. Wenn er dort verbleiben kann und nicht vertrieben wird, wandert er weiter zu den Jing-Gefäßen. Wenn er auch dort verbleibt und nicht hinausbefördert wird, schreitet er weiter vor und erreicht schließlich die Organe.

In *Hara Diagnosis*, Birch und Matsumoto (1988), sind die Autoren der Auffassung, daß die Jing- und Luo-Gefäße in der oberflächlichen Faszie liegen, die die Organe mit der Körperoberfläche verbindet und die Leitbahnen enthält, die wiederum die Organe mit ihren gekoppelten Organen verbinden. So wie die Faszie das *Qi* der Jing- und Luo-Gefäße enthält, wird ebenfalls der „pathogene Faktor in die Tiefe geführt". Der gleiche Weg führt ebenso den pathogenen Faktor wieder auswärts. Die gleichen Leitbahnen und Poren, die dem Faktor das Eindringen gestattet haben, sind dazu fähig, diesen wieder aus dem Körper hinauszubefördern.

Oberflächliche Schmerzen oder Reaktionen, Veränderungen der Hautfarbe, Temperatur oder Beschaffenheit der Oberfläche deuten auf eine tiefere Störung. Palpation und Manipulation der Oberfläche behandeln die Oberfläche und stimulieren Veränderungen der korrespondierenden inneren Störung. Die chinesischen Klassiker dokumentieren physikalische Techniken, die sich den Zusammenhang zwischen „Innen und Außen" zunutze machen. Die Akupunktur ist eine unter vielen Techniken, die zur Behandlung und Vorsorge angewendet werden.

Ying Wei

Gesundheitsmanagement und Prävention von Krankheiten

In der Chinesischen Medizin wird die alles versorgende und erhaltende Kraft *Ying Wei* genannt. *Ying* als ein Verb bedeutet „vollbringen" und *Wei* bedeutet „schützen oder bewahren". Die Schriftzeichen für *Ying Qi* und *Wei Qi* sind dieselben wie für schützen und bewahren. Die *Synopsis of Prescriptions of the Golden Chamber*, erstmals 220 n. Chr. veröffentlicht, beschreibt:

Wenn ein pathogener Faktor in die Leitbahnen und Kollateralen eingedrungen ist, sollte die medizinische Behandlung so bald wie möglich begonnen werden, um das Weitervordringen bis zu den Eingeweiden und den Därmen zu vermeiden. Falls Schweregefühl und Unsicherheitsgefühle in den Extremitäten bestehen, sollten Dao Yin-, Tui-Na-, Akupunktur- und

Gao-Mo-Therapien eingesetzt werden, um die neun Öffnungen zu klären... man sollte Gesetzesübertretungen, Tierbisse und alle Unfälle und Verletzungen vermeiden. Außerdem sollte man das Sexualleben regulieren, bei der Kleiderwahl auf die Jahreszeit Rücksicht nehmen und bei der Ernährung mit bitteren, sauren, scharfen und süßen Geschmacksrichtungen vorsichtig sein. Bei dieser Lebensweise sollte es möglich sein, bei guter Gesundheit zu bleiben und das Eindringen von pathogenen Faktoren durch das „Cou Li" zu vermeiden.

Dao Yin sind Körperübungen, die Bewegung kombiniert mit Atmung beinhalten. Übungen mit den Extremitäten, Atemregulierung und Selbstmassage führen zur Erleichterung von Müdigkeit, heilen Krankheiten und verlängern durch Aktivierung der Vitalenergie und des Blutflusses sowie durch Stärkung der Muskeln und Knochen das Leben. Formen des *Dao Yin* werden in China intensiv als *Qi Gong* und *Tai Chi* und in Indien als Yoga durchgeführt.

Tui Na und An Mo sind Massageformen, „auch stoßen und greifen genannt". Genau wie Reiben entspannen sie die Muskeln, lösen *Blutstau* auf und fördern den Rückgang von Schwellungen.

Gao Mo ist lokales Einreiben mit Salbe, um Wind auszutreiben, die Meridiane durchgängig zu machen und Schmerzen zu erleichtern. *Gua Sha* kann als eine Form von *Gao* Mo betrachtet werden.

Einer der aufregendsten Aspekte der Traditionellen Chinesischen Medizin ist die Erkennung des medizinischen Nutzens einer vernünftigen Ernährungsweise, regelmäßigen Mahlzeiten, Massagen und Übungen, mit zusätzlicher Akupunktur und Kräutern. Ob es nun durch westliche oder östliche Medizin erreicht wird, es ist das Wunder des Körpers, das zum Vorschein kommt.

San Jiao

KAPITELINHALT

Es zeugt von keiner besonderen Klugheit,
eine Kunst herunterzuspielen
und ihre Erfolge zu verleugnen,
nur weil man sie nicht versteht.

(Hudibras)

Der *San Jiao* ist der Stein im Schuh eines jeden Akupunkturstudenten. Im Westen wird höflich über das Konzept des *San Jiao* hinweggegangen. Es wird gerne als unwissenschaftlich abgetan. Obwohl wir verstehen, daß die Inneren Organe in der Chinesischen Medizin nicht dieselbe Bedeutung haben wie die Inneren Organe der Schulmedizin, so tragen sie doch zum Glück immerhin dieselben Namen. Der *San Jiao* entgeht diesem linguistischen Glücksfall. Übersetzer, sogar moderne chinesische, drücken sich vor dem Begriff und es war dieses Zurückschrecken, das mein Interesse weckte. Das Konzept des *San Jiao* beinhaltet viel vom Wissen über die die Alternative Medizin und über Techniken wie Akupunktur und *Gua Sha*.

Etymologische Bedeutung des Schriftzeichen San Jiao

San bedeutet „drei". Larre und Rochat de la Vallee (1992) schreiben:

Drei ist die Zahl, von allem was zwischen den Polen Yin und Yang, Himmel und Erde, besteht. Drei ist die Zahl des Menschen, der zwischen Himmel und Erde existiert, weil der Mensch am besten den Einfluß des Himmels und der Erde im ständigen Wechsel repräsentiert... Alle Wechsel, jede Transformation des Lebens finden hier statt, auf der Ebene der Drei.

Birch und Matsumoto (1988) sehen in dem Vogel, in diesem Schriftzeichen, einen Phoenix, der aus der Asche steigt (Abb. 3.1). Wie in vielen Kulturen steht der Phoenix auch hier für Transformation, für den Wechsel vom Tod zur Wiedergeburt. Er steht für die Fortsetzung des Lebens. Die Vorfahren sahen in dem San Jiao das „Medium", durch den der Prozeß der Transformation im menschlichen Körper erst möglich wird. Das Konzept, daß Feuer die Flüssigkeiten im Körper entzündet, entspricht dem Bild, daß beim Kochen von Reis Dampf entsteht. Dieser Dampf ist Qi. Nach der griechischen Medizintheorie entsteht bei der Verdauung von Essen Wind. (Abb. 2.1 und 3.5).

Gesetzmäßigkeiten wie sie in der Natur beobachtet werden konnten, wurden auf den Menschen übertragen. Unschuld (1986) vertritt die Ansicht, daß die alten Griechen, ebenso wie die alten Chinesen, annahmen, daß im Körper eine Wärmequelle existiert. Im chinesischen Modell verwaltete der *San Jiao* diese Wärmequelle, regulierte die Umwandlung und die Zirkulation der Körpersäfte in den drei Anteilen des *San Jiao*. Körpersäfte arbeiteten im Körper, so wie das Wasser in der Außenwelt.

三	灬	焦	三焦
San bedeutet drei	**Huo bedeutet Verbrennen, Feuer entzündende Flüssigkeiten, Fieber (Weiger 1965)**	**Jiao bedeutet verbrennen Ein Vogel wird dem Feuer übergeben**	**San Jiao**

Abb. 3.1: Das Schriftzeichen Jiao stellt wahrscheinlich einen Phönix dar, der aus der Asche steigt und ist ein Symbol für die Transformation vom Tod zur Wiedergeburt. Der *San Jiao* wird betrachtet als das „Medium, durch das der Prozeß der Transformation im Körper möglich wird" (Weiger 1965).

Die Hinleitung von Wasser dorthin, wo es gebraucht wurde als Bewässerung, und die Ableitung von dort weg, wo es schadete, war entscheidend für das Überleben der Gemeinschaft. Diese Verantwortung wurde vom Staat wahrgenommen. Die lebenserhaltende Symbolik der Bewässerung zeigt sich in einem Zitat aus dem 3. Jahrhundert vor Christus in dem Konfuzianischen Werk *Lu-shih ch'un-ch'iu* (Unschuld 1985).

Fließendes Wasser verrottet nicht und eine Türangel rostet nicht, weil sie ständig in Bewegung sind. Dasselbe trifft zu für das Verhältnis zwischen Form und Funktion (*Qi*). Wenn die Form nicht in Bewegung ist, fließt die Essenz (Jing) nicht; wenn die Essenz nicht fließt, werden die Funktionen stillstehen.

Das Konzept des unablässigen Flusses wurde auf den Körper übertragen.

Demzufolge wird in den chinesischen Klassikern der menschliche Organismus mit Begriffen der natürlichen Umgebung beschrieben und spiegelt die Hochachtung der Gemeinschaft vor dem für das Über leben wichtige Wasser und Getreide wider. (siehe Abb.3.2) Die Organe wurden Speicher und Paläste genannt. Die Gemeindespeicher dienten der Speicherung von Getreide. Also haben die soliden oder Yin-Organe die Fähigkeit zu speichern. Das Herz speichert den Geist, die Lungen speichern die Körperseele *(Po)*, die Leber beherbergt die Wanderseele *(Hun)*, die Milz speichert die Vorstellungskraft oder das Denken, die Nieren speichern die Essenz. Die sechs Hohl- oder Fu-Organe, der Dünndarm, der Dickdarm, die Gallenblase, der Magen und die Blase wurden Paläste oder Regierungssitze (Kornzwischenlager) genannt. Die Paläste waren zuständig für die Aufnahme und Abgabe von Wasser und Getreide. Beide gleichen einem Palastschatz, dessen Ausgaben und Einnahmen streng überwacht wurden (Unschuld 1986). Der Begriff *Jing* steht für die zwölf Hauptkanäle (Wasserwege oder Straßen), die sich untereinander verbinden und auch

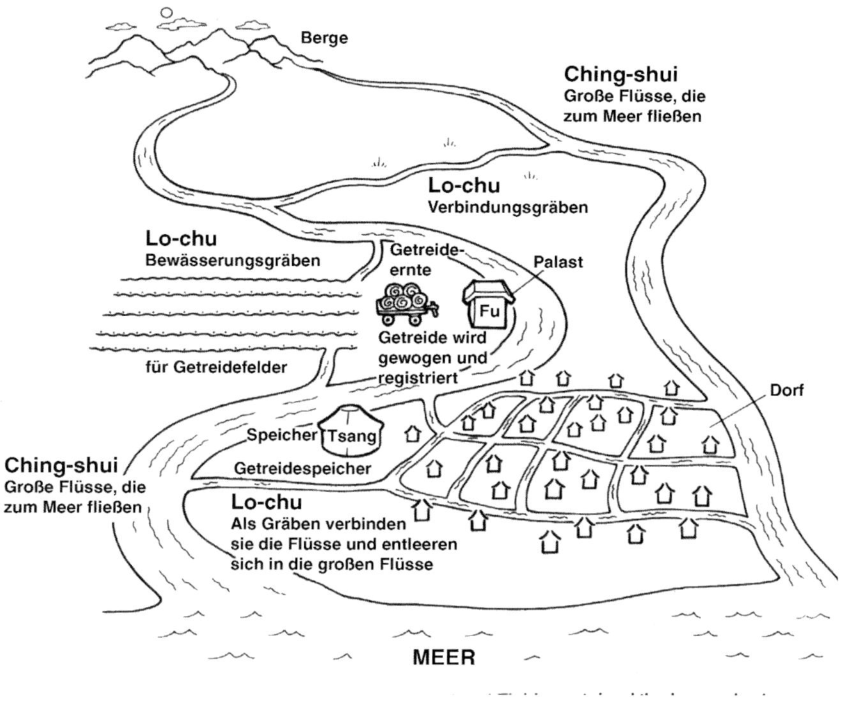

Abb. 3.2: Die Alten Chinesen stellten sich vor, daß *Qi*, Blut und Körperflüssigkeiten den Körper aufrechterhielten, so wie Wasser und Getreide die Gemeinschaft (Dorf, Gemeinde) ernährten. Die Yang-Organe (Fu) wurden als Paläste betrachtet, in denen das Korn gewogen wurde. Die Yin-Organe (Zang) wurden als Speicher gesehen, in denen das Getreide gespeichert wurde. Die Meridiane entsprachen Flüssen und Gräben, Ching Shui und Lo Chu (Jing und Lo). Der *San Jiao* entsprach der Behörde, die die Lebensmittel- und Wasserversorgung verwaltete und das Verteidigungssystem organisierte.

die Verbindung schaffen zu den Speichern und Palästen. Dieses entspricht unmittelbar den *Ching Shui*, den großen Flüssen, die aus den Bergen durch das Land zum Meer fließen. Die Lo-Gefäße verbinden diese Hauptkanäle untereinander. *Lo* entstammt dem Begriff *Lo Chu*, der die Bedeutung hat: „Gräben (Rinnsale), die das Wasser der Städte in die nächstgrößeren Flüsse ableiten" (Unschuld 1986).

Vom *San Jiao* wird gesagt, daß er alle Wasserwege reguliert; er ist der Beamte, der für Erhaltung der Wasserwege (Gräben) zuständig ist. Er reguliert auch das Feuer in den drei Anteilen des *San Jiao*. Wasser und Nahrungsmittel werden umgewandelt, und der *San Jiao* reguliert die Auf- und Abwärtsbewegungen. Unschuld ist der Ansicht, daß das *Nei Ching* die Entwicklung des Konzeptes des *San Jiao* aus einer Hochachtung der Menschen für Wasser und Getreide heraus beschreibt, während das *Ling Shu* davon spricht, daß es die Benennung eines greifbaren Wesens darstellt. Also hat der *San Jiao*, wie jedes andere Organ auch, sowohl Substanz als auch Funktion.

Der San Jiao hat eine Gestalt

Die Kapitel 25. und 38. des *Nan Ching* sagen, daß der *San Jiao* zwar einen Namen, aber keine Gestalt hat. *Ting Chin* stellt dies in seinem Kommentar über das 25. Kapitel folgendermaßen dar:

Wenn der Dreifache Erwärmer keine Form hat, wie können dann Wasserverbindungen aus ihm entstehen? Wie kann er dick- oder dünn(flüssig) sein? Wie kann er wie Nebel, Dunst, Schaum oder wie ein Graben sein? Wie kann er Einflüsse aussenden, um das Fleisch zu wärmen? Und wenn das herzumfassende Gebilde keine Form hat, wie können sich dann die bösartigen Einflüsse dort festsetzen? Sie wußten offensichtlich nicht, daß das herzumfassende Gebilde ein kleiner Beutel ist, der innen Funktion hat, und außen eine Schutzhülle darstellt. Also steckt bereits im Namen, daß der *San Jiao* ein „umfassendes Gebilde" ist.

Der Kommentar von Kato Bankei zum 38. Kapitel lautet:

... der Dreifache Erwärmer ist kein echter Palast. Dennoch könnten ohne seine Funktion die anderen Paläste ihre Funktionen des Empfangens, der Aufnahme, des Umschwunges und der Transformation nicht erfüllen. Er ist kein echter Palast und dennoch, er befeuchtet die Innenseite und hält die Dinge zwischen den Palästen und den Speichern in Bewegung. Er bildet auch eine Außenwand. Deshalb wird er der Äußere Palast genannt.

Ting Ching sagt weiter: „Der *San Jiao* ist wie eine große Hülle, die den Organismus von außen unterstützt und von innen stützt."

Eine ähnliche Auffassung wurde in Europa annähernd zur selben Zeit vertreten. Kaim berichtet in seiner Arbeit über die Schabtechnik und die Vermeidung von Stagnation von Flüssigkeiten, daß Schaben die Zellmembran beeinflusse.

Die Zellmembran, die den ganzen Körper unter der Haut umgibt, die Muskeln umschließt und ihre Fasern durchdringt, ist der Ort, an dem sich Stauungen am stärksten manifestieren. Als Anasarka (einem Zustand extremer Flüssigkeitsansammlung im Gewebe), als Leukophlegmasie (weiße Entzündung) und auch als Chlorose (Eisenmangelanämie)...

Das *Ling Shu* und das *Su Wen* behaupten, der *San Jiao* würde jedes der inneren Organe vollständig umschließen (Unschuld 1986). Die Membranstruktur des *San Jiao* wird verglichen mit der Struktur des *Xin Bao*, Perikard oder dem Beschützer des Herzens in der klassischen, chinesischen Medizinliteratur. Der *Xin Bao* ist eine Hülle, die das Herz umschließt, bösartige Einflüsse abhalten und die Schädigung des Herzens verhindern soll. Entsprechend stellt auch der *San Jiao* eine Hülle dar, eine Membran, die den gesamten Körper und jedes einzelne Organ umgibt. Er formt ein Gebilde aus zusammenhängenden Hüllen. Genau wie der *Xin Bao* hat auch der *San Jiao* die Aufgabe, bösartige Einflüsse abzuwehren und zu verhindern, daß sie zu den Nieren vordringen können. Ebenfalls im Kapitel 2 des *Ling Shu* steht geschrieben, die Nieren seien der Herrscher über den *Shao Yang* (*San Jiao* und Gallenblase).

Die Zellmembranen, von denen Kaim (1756) spricht, entsprechen mit Sicherheit den subkutanen Faszien. In der Östlichen Medizin werden sie *Cou Li* genannt.

Cou Li

Die „*Synopsis of Prescriptions of the Golden Chamber*“ warnt vor dem Eindringen krankheitsverursachender Einflüsse durch den *Cou Li*. Nach Eplers (1980) Ansicht sind im *Su Wen* mit *Cou Li* Poren gemeint. Offene Poren ermöglichen ein Eindringen von Äußeren Faktoren und ebenso ihre Ausscheidung über den Schweiß. Geschlossene Poren stellen eine Barriere dar gegen Äußere Faktoren und schließen sie aber auch ein, wenn sie einmal eingedrungen sind. Epler sagt, daß einige Übersetzer *Cou Li* übersetzten als „zwischen der Haut und der darunterliegenden Muskulatur“. Dies stimmt mit der aktuellen Definition im *Chinese-English dictionary of traditional Chinese medicine* überein (Ou Ming 1988):

Cou Li bedeutet Striae. Dies sind die natürlichen Streifen der Haut und der Muskeln, sowie die Kompartimente zwischen Haut und Muskeln. Sie dienen als Pforte für den Ein- und Austritt von vitaler Energie und Blut und stellen einen Exkretionsweg für Körperflüssigkeiten dar. Außerdem wirken sie als Barriere gegen die krankheitsverursachenden Äußeren Einflüsse.

Hier stellt das *Cou Li* die anatomische Entsprechung des *San Jiao* dar.

Das Ling *Shu*, Kapitel 47 bestätigt: „Die Blase und der Dreifache Erwärmer korrespondieren und finden ihre Resonanz in der am weitesten außen gelegenen Struktur, dem *Cou Li*.“ (Abb.3.3).

Das Verständnis über die Korrespondenz des *San Jiao* zum *Cou Li* ist entscheidend für das Verständnis des heilenden Effekts von *Gua Sha*, Akupunktur oder letztendlich jeder manuellen Therapie. Wenn die Körperoberfläche berührt oder penetriert wird, z.B. wie bei dem *Gua Sha* oder der Akupunktur, wird der Effekt innerlich über den *Cou Li* oder das Fas-

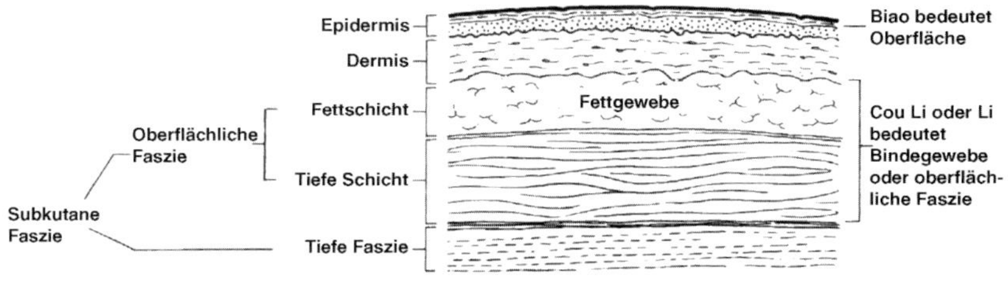

Abb. 3.3: Westliche und östliche Anatomie der Körperoberfläche. Biao ist die Haut. Das Cou Li oder Bindegewebe entspricht der oberflächlichen Faszie in der westlichen Anatomie. Arterien, Venen, Nerven, Lymphgefäße- und Knoten verlaufen in der tiefen Schicht der oberflächlichen Faszie ebenso wie die Meridiane. Das *Wei Qi* bewegt sich in der Fettschicht.

ziengewebe weitergeleitet. Als die äußerste der körperumfassenden Hüllen des *San Jiao* verbindet das *Cou Li* die Körperoberfläche mit den inneren Organen. Entsprechend wird, was innerlich ist, auf die Körperoberfläche übertragen und zeigt sich auf der Oberfläche; die äußere Hülle ist der Ort, an dem das Innere sichtbar wird.“ (Larre und Rochat de la Vallee, 1992)

Das *Qi* im Körper spiegelt seinen Gegenpol in der Außenwelt wider. Das Abwehr-Qi (*Wei Qi*) bewegt sich wie ein Wächter außerhalb der

Gefäße. Das Nähr-Qi (*Ying Qi*) bewegt sich innerhalb der Gefäße. Das Ursprungs-Qi (*Yuan Qi*) kommt aus dem Kosmos, wird aber aufgefüllt und erhalten durch einen harmonischen Gesamtzustand des Organismus. In der Gesellschaft war der Staat das Werkzeug oder die Kraft, die alle Transaktionen lenkte. Im Körper reguliert der *San Jiao* alle Vorgänge, indem er die drei Qi-Arten, Einflüsse oder Körperflüssigkeiten bewegt.

Wei Qi - Wehr-Energie

Das *Wei Qi* ist glitschig und schlüpfrig und vermag nicht in die Leitbahnen oder Gefäße einzudringen, sondern es bewohnt den Raum zwischen der Haut und den Muskeln, den sogenannten Faszienraum (das Bindegewebskompartiment), das *Cou Li*.

Die Aufgabe des *Wei* Qi besteht im Wärmen der Muskeln, dem Beleben der Haut und dem Öffnen und Schließen der Poren, um den Körper vor dem Eindringen von Kälte und Wind (Ling *Shu* 100 v. Chr.) zu schützen. Das *Wei Qi* drückt sich in Form des Körperfetts aus, und zwar speziell des Fettgewebes der oberflächlichen Faszie. Das *Wei Qi* ist weiterhin ein Teilaspekt der körperlichen Widerstandsfähigkeit; es zirkuliert im Faszienraum und wird vom *San Jiao* kontrolliert. Also regiert der *San Jiao* die Faszienräume und nimmt in Form der Faszienräume Gestalt an.

Wenn ein pathogener Faktor in den Faszienraum eindringt, nimmt er den Weg in die Tiefe über die Netzleitbahnen der Gefäße, welche die Oberfläche mit den inneren Organen verbindet. Das *Su Wen* überliefert:

> Dies ist der Ursprung aller Erkrankungen. Das Krankmachende greift zuallererst Haut und Haare an und dringt dann in den Raum zwischen Haut und Muskeln ein. Es nistet sich ein und verbleibt dann in den Luo-Gefäßen. Wenn es diese nicht wieder verläßt, dringt es weiter vor und tritt letztendlich in die Meridiane ein. Wenn es diese dann wiederum nicht verläßt, gelangt es bis in die Organe und sammelt sich in Darm und Magen.

Über die Faszienräume (*Cou Li*) schützt der *San Jiao* vor pathogenen Faktoren wie Wind, Kälte, Feuchtigkeit, Hitze und Trockenheit, jedoch leitet er diese auch weiter. Genau wie das Perikard – *Xin Bao* – das Herz vor dem Krankmachenden schützt, hält der *San Jiao* exogene Faktoren auf und leitet sie aus.

Ying Qi - Bau-Energie

Ähnlich wie vom Bindegewebe wird vom *San Jiao* gesagt, daß es nichts gibt, was nicht von ihm umschlungen wird, einschließlich der Leitbahnen, die das Blut und das *Ying Qi* beherbergen. *Ying* ist der nährende und aufbauende Aspekt. *Ying* fließt in den Blutgefäßen und Leitbahnen, *Wei Qi* fließt außerhalb dieser Gefäße. *Ying Qi* durchflutet den ganzen Körper durch das Gefäßsystem und das Meridiansystem. Entsprechend Ross (1985) werden *Ying* und *Blut* häufig synonym verwendet. Das *Blut* führt auch *Ying*, aber *Ying* ist nicht nur im *Blut* enthalten. Nach Maciocia (1989) ist *Ying Qi* das beim Nadelsetzen in einen Akupunkturpunkt aktivierte *Qi*.

Wenn das *Ying* und das *Wei* nicht mehr im Gleichgewicht sind, wird beobachtet, daß der Patient unwillkürlich zu schwitzen beginnt. Dieses Schwitzen bedeutet Verlust des *Ying* durch die Poren. Das *Wei* zieht sich also nach innen zurück und das *Ying* verläßt den Körper. Infolgedessen besteht kein Schutz gegen Angreifendes mehr und die aufbauenden und nährenden Anteile (*Ying*) werden ins Äußere zerstreut. Dies ist ein Aspekt des Chronic Fatigue Syndroms, bei dem ein krankmachender Faktor in der Shao-Yang-Ebene eingeschlossen wird. Der Patient ist äußerst anfällig für jeglichen äußeren Einfluß aufgrund seines mangelhaften Schutzes. Die nährenden Anteile wurden ins Äußere verteilt, anstatt zurückgehalten und im Inneren genutzt zu werden.

Yuan Qi - Ursprungs-Energie

Yuan bedeutet ursprüngliche Quelle. Es ist unsere Lebenskraft, die uns vom Himmel geschenkt wird, sich durch unsere Eltern manifestiert, in unseren Nieren gesammelt und vom *San Jiao* zum Fließen gebracht wird. *Yuan* symbolisiert die drei Quellen, die einem Felsen entspringen (siehe Abb. 3.4). Ein Bild stellt den *San Jiao* als die feuersprudelnde Kraft der drei Körperzonen dar, ausgedrückt durch die Punkte KG 17, KG 12 und KG 6 (siehe Abb. 5.4).

Das *San-Jiao*-Feuer ist das Ursprungs-Yang, das originale *Yang* des Lebenstores (*Ming Men*). Es ist der ursprüngliche Bestandteil aller Yang-Funktionen. Das Wasser ist das Ursprungs-Yin, der ursprüngliche Bestandteil des gesamten *Yin*, dem verfestigten und dem flüssigen. Wenn das Feuer im Körper auf das Wasser trifft, findet die Transformation zum *Qi* statt.

Larre & Rochat de la Vallee (1992) stellen fest: „Ohne transformierendes Feuer gibt es kein Lebenswasser und ohne bändigendes Wasser kann kein Lebensfeuer existieren"

Die schöpferische Spannung zwischen den beiden – Feuer und Wasser – dem Antreibenden und dem Ruhenden, bringt ein drittes – San – hervor,

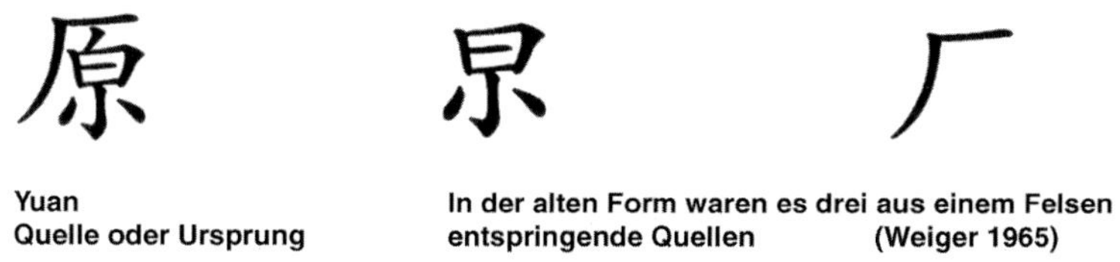

Abb. 3.4: Yuan *Qi* ist das ursprüngliche Geburts-Qi. Es zirkuliert mittels des *San Jiao* in den drei Wärmebereichen oder Feuerstellen. Es kann an den Punkten KG 17, KG 12 und KG 6 oder an den Yuan *Qi* (Ursprungs-Qi) Punkten der Extremitäten erreicht werden.

die sogenannte fortwährende Transformation. Dies ist die Lebensformel, wie unsere Vorfahren es bereits auszudrücken vermochten. Das *Yuan* durchflutet unseren Körper nicht nur mit bewegenden Kräften, sondern wirkt auch als Katalysator bei der Entstehung von *Ying*, *Wei*, *Qi* und *Blut* mit. Das *Yuan* wiederum erneuert sich durch seine eigenen Produkte. Es versammelt sich in oder bewohnt die Nieren am *Ming Men* und verteilt sich durch den San Jiao im gesamten Körper. Es kann direkt an den *Yuan Qi* (Ursprungs-Qi) Punkten der Extremitäten oder an den Punkten KG 17, KG 12 und KG 6 auf der Körpervorderseite erreicht werden.

Der San Jiao reguliert die Wasserwege

Jin Ye - Körperflüssigkeiten

Im Kommentar zum 66. Kapitel des *Nan Ching* erklärt *Yang*:

Der Raum zwischen den beiden Nieren wird das große Meer genannt, *Ta-Hai*; ein anderer Name ist „eingetaucht in Wasser", *Ni Shui*. In diesem Meer sitzt die Geistschildkröte. Sie atmet die ursprünglichen Einflüsse ein und aus. Wenn die Ursprungseinflüsse (Yuan) aus dem *Tan Tien* herausfließen (3 Cun unterhalb des Nabels), gelangen sie, wie Wind und Regen, in die vier Extremitäten; sie können überall hingelangen (Unschuld 1986).

Der Begriff *Hai* bezieht sich auf das Körperinnere im Sinne eines „Meeres im Meer" (Liu & Liu Yan Mau 1980).

Die Körperflüssigkeiten sind ein Bestandteil des *Blutes*, wenn sie sich in den Blutgefäßen befinden. Wenn sie sich außerhalb dieser aufhalten, dann sind sie in den Spalten der Organe zu finden (Academy of TCM 1979).

Alle Organe und Gewebe des Körpers sind einzeln oder gemeinsam von den Körperflüssigkeiten umgeben und stehen in direktem Kontakt mit ihnen. Obgleich das *Jin Ye* sich unaufhörlich in Bewegung befindet, ist es auch ordnungsgemäß an einer Basis verhaftet und vernünftig verankert. Der Körper an sich dient mehr oder weniger als eine äußere Hülle für die Körperflüssigkeiten (Liu & Liu Yan Mau 1980).

Das Kapitel 36 des *Ling Shu* beschreibt: Das *Qi* des Dreifachen Erwärmers fließt zu den Muskeln und zur Haut und wird in leichtere Jin-Flüssigkeit umgewandelt. Andere Körperflüssigkeiten werden nicht umgewandelt und werden zu schwereren Ye-Flüssigkeiten.

Jin Ye sind Körperflüssigkeiten. Jin Flüssigkeiten zirkulieren mit dem *Wei Qi* an der Körperoberfläche als ein schützender Faktor und nähren die Haut und die Muskeln. Jin-Flüssigkeiten verlassen den Körper als klare, leichte Flüssigkeiten: Schweiß, Tränen, Speichel und Sekret. Die Lungen und der Obere Erwärmer des *San Jiao* kontrollieren die Bewegung und die Erscheinungsform der Jin-Flüssigkeiten.

Ye-Flüssigkeiten sind dichter und trüber. Sie zirkulieren mit dem *Ying Qi* im Körperinneren und befeuchten die Gelenke und die Körperöffnungen (Augen, Ohren, Nase, Mund). Ye-Flüssigkeiten werden von der Milz, den Nieren und dem Unteren Erwärmer des *San Jiao* kontrolliert. Ye-Flüssigkeiten verlassen den Körper als Ausscheidungen, welche dichter sind und Schlacken enthalten.

Betrachtungen über Nebel, Schaum und Sumpf

Die Beschaffenheit der Flüssigkeit ist spezifisch für den jeweiligen Erwärmer. Dies kann direkt beobachtet werden. Die Flüssigkeiten des Oberen Erwärmers sind neblig, entsprechend dem Dampf der von Magen, Milz oder Nieren nach oben in die Lungen steigt, von wo aus die Verteilung im Körper geschieht. Der Dampf wird beschrieben wie die Ausatemluft im Winter.

Die Flüssigkeiten des Mittleren Erwärmers werden dichter beschrieben, quasi als eine Art Schaum oder schlammiger Tümpel. Sie werden mit dem Mageninhalt während des Transformationsprozesses assoziiert. Beobachtet werden kann dies, wenn der Magen rebelliert und die schaumigen Inhalte erbrochen werden.

Der Untere Erwärmer folgt den Regeln der Ausscheidung. Seine Flüssigkeiten, Stuhl und Urin, sind Ausschuß; diese werden als ein Sumpf beschrieben. Sümpfe sind eine Mischung aus dunklem Matsch und Wasser, und sie stinken. Der Untere Erwärmer – genau wie ein Sumpf – verdunstet einige der Flüssigkeiten und läßt sie wie Nebel zu den Lungen aufsteigen. Die sumpfigen Produkte des Unteren Erwärmers können während der Ausscheidungsphase betrachtet werden.

Der *San Jiao* kontrolliert die Jin-Ye-Körperflüssigkeiten, wobei eine weitere Kontrollinstanz die Blase darstellt. Es wird häufig beobachtet, daß im menschlichen Körper durch plötzliche Kälteeinwirkung folgendes geschieht: Die Faszienräume und Muskeln der Oberfläche ziehen sich zusammen, die Poren schließen sich und die Blase füllt sich. Der Körper sezerniert klaren,

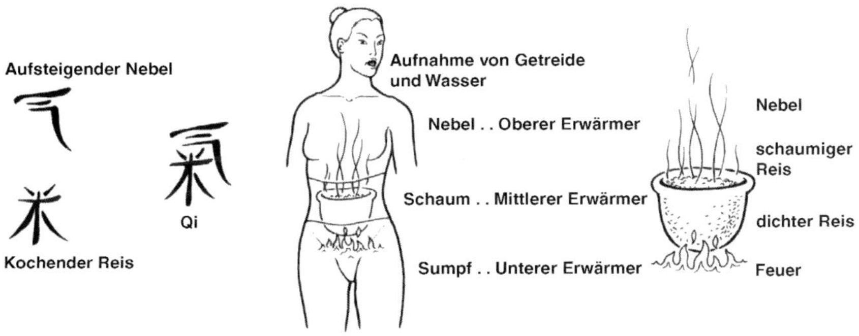

Abb. 3.5: Die Vorfahren betrachteten den *San Jiao* als eine Art Medium, durch welches Umwandlung im Körper erzeugt wird. *Qi* wurde als Dampf oder Feuchtigkeit gesehen, die durch Garen oder Kochen mit Feuer entstand. Der Obere, Mittlere und Untere Erwärmer spielen jeweils eine eigene Rolle bei der Umwandlung und Verteilung von *Qi*; diese drei werden vom *San Jiao* regiert.

hellgelben Urin. Folglich werden zwischen dem *San Jiao*, der Blase und dem Urin Zusammenhänge im *Su Wen* und *Ling Shu* beschrieben.

Der *San Jiao* reguliert somit den gesamten Kreislauf der Jin-Ye-Zirkulation und die Kommunikation aller Körperflüssigkeiten. Das *Su Wen* beschreibt, daß der Obere Erwärmer dem Nebel gleicht, der Mittlere Erwärmer dem Schaum und der Untere Erwärmer dem Sumpf. Der Charakter des *Qi* erinnert an den aufsteigenden Dampf beim schaumigen Kochen von verdicktem Reis (siehe Abb. 3.5).

Der Dreifache Erwärmer ist ein Palast, der als zentraler Graben funktioniert. Die Wasserstraßen entstammen daraus. Er ist eng verbunden mit der Blase und bildet den Palast der Einigkeit.
Wenn die Poren ***(Tsou Li, Cou Li)*** fest verschlossen sind und die Haut dick ist, sind der Dreifache Erwärmer und die Blase ebenfalls stark.
Der untere Anteil des Dreifachen Erwärmers ist exakt an der oberen Öffnung der Blase lokalisiert...Von dort treten die klaren Flüssigkeiten in die Blase ein, wo sie zu Urin werden... Der untere Anteil des Dreifachen Erwärmers bewerkstelligt die Ausscheidung, jedoch nicht die Aufnahme; er dient als Vermittler.

(Unschuld 1986)

Der *Ling Shu*, Kapitel 47, beschreibt, daß die Nieren, welche mit dem *San Jiao* und der Blase verbunden sind, ihr Potential im Faszienraum *Cou Li* zur Geltung bringen (Larre & Rochat de la Vallee 1992).

Gao Huang, Huang Mo und Mo Yuan: Ein inneres Netzwerk aus Höhlen

Die Blase wird *Pang Guang* oder *Gao Huang* genannt. *Gao Huang* bezieht sich aber auch auf die schmierige Membran oder *Li*, die Grenze zwischen Herz und Zwerchfell. Es ist ebenfalls der Name für den Akupunkturpunkt Bl 38. Das *Shu Wen* beschreibt: Das *Wei Qi* bewegt sich zwischen der Haut, dem Bindegewebe und den Muskeln. Es hält den „*Huang Mo*" warm. Das *Wei* verteilt sich im Brustraum und im Abdomen. Mo bedeutet Membran. *Huang Mo*, ebenso wie *Gao Huang*, beschreibt die schmierige Membran zwischen Herz und Zwerchfell.

Die Ursprungsmembran, Mo *Yuan*, kommuniziert mit der Membran zwischen den inneren Organen und der Bauchwand. Sie wird jeweils Großes Netz, Peritoneum und Mesenterium genannt und bezieht sich auf die Faszien der Bauchhöhle. Dies entspricht den Aussagen des *Warp and Woof of Warm Febrile Diseases*. „Der Membranursprung ist nach außen mit den Muskeln und nach innen mit dem Magen verbunden. Er ist das Einlaßtor zum Dreifachen Erwärmer und bildet tatsächlich die Halb-Innen- und Halb-Außen-Ebene im Körper" (Bensky & Barolet 1990).

Gao Huang, *Huang Mo* und *Mo Yuan* sind also der innere Aspekt des San Jiao, das innere Netzwerk von Höhlen, die in Verbindung mit dem äußeren Raum, dem *Cou Li*, stehen.

Die Shao-Yang-Ebene gehört zu den Nieren

Halb-Innen - Halb-Außen

Über einen pathogenen Faktor, der eine akute, infektiöse Erkrankung verursacht, wird gesagt, daß er als erstes in die Tai-Yang-Ebene am Rücken eindringt. Wenn er weiter in die Tiefe vordringt, erreicht er als nächstes die Shao-Yang-Ebene und zuletzt die *Yang*-Ming-Ebene. Die Richtung des Fortschreitens einer Erkrankung erstreckt sich also von der mehr Yang-führenden, äußeren, somit am Rücken gelegenen Region des Körpers zu der mehr Yin-führenden, inneren, somit an der Bauchseite gelegenen Region des Körpers.

Die Shao-Yang-Ebene beschreibt die seitliche Region des Körpers, die vom Dreifachen Erwärmer und der Gallenblasenleitbahn versorgt wird. Von der Shao-Yang-Ebene wird gesagt, daß sie jeweils halb aus dem Äußeren Biao und dem Inneren *Li* besteht. Sie repräsentiert also nicht unbedingt die laterale Körperseite, sondern einen klar abgegrenzten Bereich, das Halb-Innen und das Halb-Außen, das *Cou Li* und das *Mo Yuan*. Der *Shao Yang* ist sozusagen der Angelpunkt, der Vermittler zwischen dem Außen und dem Innen (Abb. 3.6).

Shao-Yang-Symptome

Die Shao-Yang-Ebene weist eine Mischung von Symptomen des Äußeren und Inneren auf (Tab. 3.1).

Eine Shao-Yang-Disharmonie besteht zwischen dem Außen und Innen. Der Raum „zwischen" meint speziell das *Cou Li* und *Mo Yuan*, das fasziale Netzwerk.

Bevor die Körpertemperatur mit Thermometern gemessen werden konnte, wurde Fieber durch Berührung oder Befragung des Patienten festgestellt. Das Frösteln der Shao-Yang-Disharmonie wechselt sich mit Fieber ab, jedoch besteht hierbei kein hohes Fieber. Der Patient fühlt sich vielleicht fiebrig und bei Berührung fühlt der Untersucher erhöhte Temperatur, aber das Shao-Yang-Fieber würde, mit dem Thermometer gemessen, keine hohen Temperaturen aufweisen. Dies ist so, weil das Fieber nicht von innen kommt, wo die wahre Hitze ihren Sitz hat, sondern von Halb-Innen und Halb-Außen. Ein Ansteigen des Fiebers zeigt, daß der pathogene Faktor weiter in die Tiefe vorgedrungen ist und das Yang-Ming-Feuer erreicht hat.

Was sind die möglichen Ergebnisse des Shao-Yang-Stadiums? Der pathogene Faktor (Frösteln) kann weiter in die Tiefe vordringen und heißere Symptome hervorrufen: *Yang* Ming. Oder der pathogene Faktor kann schließlich in der Tai-*Yang*- und Shao-Yang-Ebene (Biao und *Li*) verbleiben und sich schließlich auflösen. Eine dritte Möglichkeit wäre die Chronifizierung der Erkrankung mit immer wiederkehrenden Anfällen von Frösteln, leichtem Fieber, Schmerzen und dem Gefühl, niemals richtig gesund zu sein. Dies würde zeigen, daß sich der pathogene Faktor in der

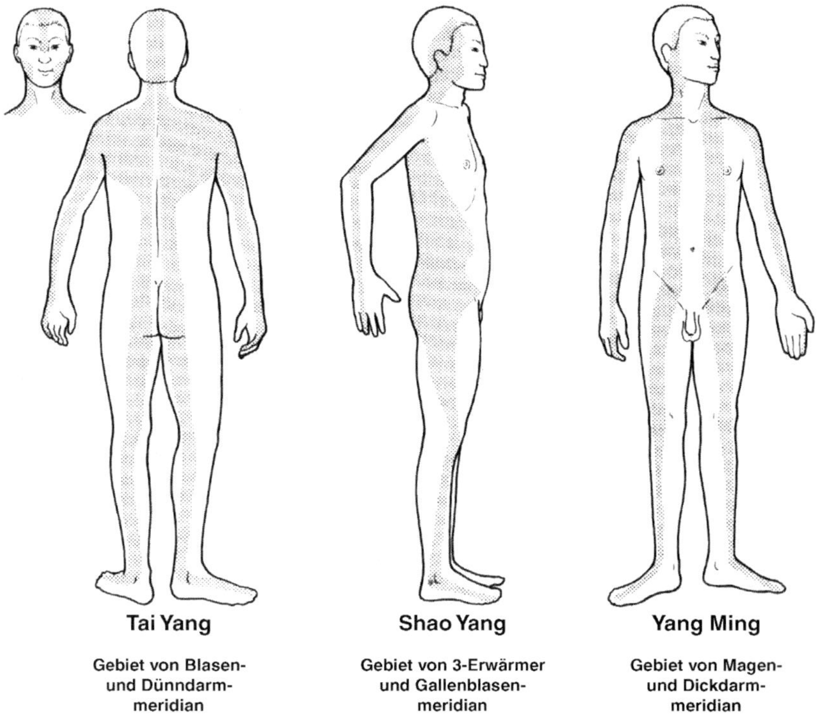

Abb. 3.6: Körperzonen, die mit der Tai Yang, Shao-Yang- und der Yang-Ming- Ebene korrelieren. Die akuten Symptomatiken der unterschiedlichen Disharmonien sind in Tab. 3.1. beschrieben.

Tai Yang	Shao Yang	Yang Ming
Frösteln, Schmerzen Aversion gegen Wind und/oder Kälte	Frösteln-Fieber-Frösteln, keine gleichzeitigen Symptome	Aversion gegen Hitze
Kein Fieber, der pathogene Faktor ist nicht in die Tiefe eingedrungen, Wärme bessert	Schmerzen, kein Appetit,	Fieber mit Frösteln, schneller Puls, Durst, Schwitzen = Die großen Vier
Häufiges Wasserlassen	Schmerzen beim Wasserlassen	Spärlicher Urin aufgrund von Hitze

Tab. 3.1 Drei Yang-Stadien einer akuten Erkrankung. Symptome des Shao Yang sind eine Mischung aus Symptomen des Tai Yang und des Yang Ming

Shao-Yang-Ebene eingenistet hat oder daß die Shao-Yang-Ebene den pathogenen Faktor zurückhält. Das wäre eine der Ursachen des Chronic Fatigue Syndroms.

Behandlung der Shao-Yang-Erkrankung

Jede chronische Erkrankung hat eine Shao-Yang-Komponente. So wie die Shao-Yang-Ebene der Angelpunkt zwischen dem Innen und dem Außen ist, fühlt sich der Patient niemals richtig krank, aber auch niemals richtig gesund. Jegliche Physiotherapie, die an der Körperoberfläche durchgeführt wird, stimuliert das *Cou Li*, den Faszienraum. Sie erreicht also die Shao-Yang-Ebene, den *Mo Yuan* und letztlich die inneren Organe. In der Vergangenheit war entgegenwirkende Medizin speziell auf den Syptomkomplex abgestimmt. *Gua Sha* ist eine Form von Physiotherapie, die auf die Tai-Yang- und auf die Shao-Yang-Ebene einwirkt. *Gua Sha* bewegt das *Yin*, läßt es zirkulieren und vermindert *Blutstau* in den peripheren Kapillaren das *Cou Li*. Dies beeinflußt die Oberfläche: extravasales Blut wird unter der Haut sichtbar und die Region fühlt sich warm und gut durchblutet an. Die Muskeln tief unter der oberflächlichen Faszie und die Organe, die tief unter den Muskeln liegen, werden so erreicht. Jede Art von Schmerz, Verkrampfung oder Schwäche der Muskeln wird sofort durch die beginnende Zirkulation von Blut und *Yin* verbessert. Die Organe werden gleichermaßen wiederbelebt durch die Zirkulation von *Qi*, Blut und Körperflüssigkeiten entlang des in Kapitel 2 beschriebenen Pfad des *Qi*.

Eröffnung von Verschlossenem kann einen langwierigen, versteckten pathogenen Faktor freisetzen. Das *Wei Qi* und *Ying Qi* müssen durch vernünftige Ernährung, regelmäßige Mahlzeiten, ausreichenden Schlaf und durch Bewegung und Ruhephasen unterstützt werden.

Psychospirituelle Bedeutung: Innen - Außen

Wenn die Dinge in die Mitte kommen werden und der Geist dieser Person Abstand gewinnen kann, werden Glück und Freude Einzug halten.

(Unschuld 1986)

Die Organe und die Zang-Fu-Muster der Chinesischen Medizin besitzen ihre eigenen körperlichen und psychospirituellen Entsprechungen. Zum Beispiel neigt eine gestörte Leber zu Einschränkungen, welche sich als verschiedene Formen von Qi-Stagnationssyndromen ausdrücken. Dazu gehören zum einen Frustrationen und Ärger, zum anderen unterdrückter Wille und Kreativität. Vom Leber-Qi wird niemals gesagt, es bestehe ein Mangel, weil es der Natur der Leber entspricht, eher zu stagnieren als abzunehmen. Das Leber-Blut jedoch kann in einen Mangelzustand kommen. Somit hat jedes Organ seinen eigenen Ausdruck in Körper und Geist.

Der *San Jiao* vermittelt dem Körper alle Reize der universellen Außenwelt. Dies bedeutet, er überbringt Hitze, Kälte, Wind, Feuchtigkeit, Trockenheit, Luftdruck sowie den Geist, der zwischen den Menschen wandelt und das, was zwischen den Menschen und der spirituellen Welt entsteht. Die Vorfahren betrachteten den Menschen als einen Mikrokosmos des Universums, als eine Miniaturausgabe, die in anteilnehmendem Austausch mit den Kräften des Universums steht. Der *San Jiao* drückt die physiologische Organisation einer jeden individuellen Antwort aus – ja oder nein oder vielleicht – zu allem, was besteht.

Dies bezieht sich nicht nur auf die beiden Aspekte des Aufnehmens und Ausscheidens, sondern auf alles, das mir gestattet, etwas zu empfangen und in meinen Körper aufzunehmen das anders ist als ich, etwas, das von außerhalb zu mir hereinkommt. Es handelt sich auch um die Instanz, die mir die Fähigkeit verleiht, das zu eliminieren, was in meinen Körper nicht integriert und aufgenommen werden kann. Neben diesen beiden Vorgängen stehen alle Veränderungen unter der Herrschaft des Dreifachen Erwärmers. Der Dreifache Erwärmer stellt die Instanz dar, die alle Vorgänge zwischen Aufnehmen und Ausscheiden überwacht. Die Details werden zwar von dem einen oder anderen Organ gesteuert, jedoch wird das ganze Geschehen an sich vom Dreifachen Erwärmer regiert, so daß dieser alle Funktionen zu einer Einheit zusammenfließen läßt.

(Larre & Rochat de la Vallee 1992)

Im harmonischen Einklang mit sich und seiner Umwelt ist der Körper ausgeglichen und undurchdringbar. Ungleichgewicht fördert die Möglichkeit einer Störung. Im *Shang Han Lun*, Satz 97, wird gesagt: „Wenn *Blutmangel* besteht und der Lebenswiderstand schwach ist, öffnet sich das *Cou Li* und ein pathogener Faktor kann eindringen".

Untersuchen wir dieses Statement im psychosozialen Zusammenhang. Bei bestehendem *Blutmangel* ist das Selbstwertgefühl häufig sehr niedrig, so Ted Kaptchuk. Wenn die natürliche Abwehr oder das *Wei* schwach sind, fehlen Grenzen. In diesem Fall ist das *Cou Li* geöffnet oder porös, und der Patient ist ständig damit beschäftigt, sich gegen verletzende Gedanken und Taten seiner Mitmenschen zu wehren. Die Ergebnisse sind mit denen vergleichbar, wo der Körper mit einer Krankheit zu kämpfen hat, also mit der Abwehr eines eingedrungenen pathogenen Faktors beschäftigt ist. Der Patient leidet unter Schmerzen, ist in sich gekehrt, fühlt sich nicht im Gleichgewicht und nicht im Einklang mit seiner Umwelt.

Jede der drei Yang-Körperzonen antwortet in charakteristischer Weise auf einen eindringenden Faktor. Die Tai-Yang-Ebene, bestehend aus Blasen- und Dünndarmmeridian, stellt die erste Filterstation zur Unterscheidung der Stimuli dar. Im gesunden Zustand ist die Tai-Yang-Ebene durchlässig für Gemäßigtes, Ausgeglichenes und Anregendes, welches aus der Vergangenheit als sicher erinnert wird. Wenn die Bewältigungsstrategien des Körpers durch innere oder äußere Einwirkung über seine Grenzen hinaus belastet werden, kommt es zu einer Kontraktion oder Abwehrbewegung. Diese Abwehr unterscheidet sich jedoch von der tieferen Angst und Kälte, wie sie bei Nierenschwäche auftritt.

Magen- und Dickdarmleitbahn bilden die Yang-Ming-Ebene. Wenn die Yang-Ming-Schicht von einem äußeren Faktor durchdrungen wird, reagiert der Körper mit einem Muster, welches als die „großen Vier" beschrieben wird, nämlich Hitze oder Fieber, Durst, Schwitzen und Tachycardie. Yang-Ming-Symptome sind stark ausgeprägt und vereinnehmend und dieser innere Kampf beeinträchtigt die normalen Lebensfunktionen. Starke Wünsche und Verlangen sind die psychospirituellen Äquivalante zu hohem Fieber. Während des Fiebers werden die kühlenden, nährenden und verankernden Körperflüssigkeiten verbraucht. Falls die Erkrankung nicht vertrieben werden kann, wird der pathogene Faktor weiter in die Tiefe vordringen, die Krankheit verlängern und den Patienten zusätzlich schwächen. Die Gesundung kann spontan vonstatten gehen oder durch Intervention erreicht werden. Je nach Tiefe muß Hitze gekühlt, geklärt und nach unten abgesenkt oder eliminiert werden (*Shang Han Lun*).

Zwischen diesen Zuständen befindet sich die *Shao-Yang*-Ebene (*San Jiao* und Gallenblasenleitbahn). Ein *Shao-Yang*-Ungleichgewicht wechselt zwischen Schüttelfrost und Fieber, zwischen Ablehnung und Begehren. Das Fieber ist eine bedingte Antwort, das nicht so hoch ist wie das *Yang-Ming*-Fieber. Es ist mehr Unzufriedenheit als Wunsch. Es verbraucht nicht, sondern es beschäftigt. Es besteht Verwirrung am Angelpunkt oder an der Grenze darüber, ob etwas hinausgeworfen oder aufgenommen werden soll. Eine Person, die sich in diesem Zustand befindet, kann zwar in der Welt funktionieren, jedoch kann sie nicht all ihre Möglichkeiten ausschöpfen.

Die Auflösung dieses Zustandes kann durch Intervention erfolgen. Die pathogenen Faktoren müssen freigesetzt und über die Oberfläche eliminiert werden. Darunter mag ein *Blutmangel* und ein niedriges Selbstwertgefühl liegen, welches die nährende Unterstützung des *Ying* benötigt. Möglicherweise bestehen ein schwaches *Wei*, schwache oder durchgängige Grenzen, welche eine Stärkung des *Wei* erforderlich machen. Die Intervention wird also hauptsächlich die Stärkung von *Ying* und *Wei* betreffen. Das entsprechende Kräuterrezept hierfür wäre *Gui Zhi Tang*, dieses Basisrezept wurde im *Shang Han Lun* beschrieben und modifiziert. Diese Mischung hilft einer Person, sich selbst zu finden und es sich zu erlauben, das loszuwerden, was schadet und das zu behalten, was nützt. Ted Kaptchuk hat die Anwendung dieses Rezeptes im Hinblick auf die Genesung vom kindlichen, sexuellen Mißbrauch untersucht, speziell sexuellem Mißbrauch mit Entwicklung von Scham und Schuldgefühlen, wo etwas Wertvolles, das zunächst noch nach innen gehört hätte, vor seinem natürlichen Entwicklungszeitpunkt gewaltsam an die Oberfläche gebracht wurde. Auch noch als Erwachsene fühlen sich Opfer eines sexuellen Mißbrauchs häufig ausgeliefert, ungeschützt und ängstlich.

Weil die *Shao-Yang*-Ebene der Angelpunkt zwischen dem Innen und dem Außen ist und der *San Jiao* der Vermittler von allem, was innen geschieht und die Grenzen überquert, ist es nicht überraschend, daß ein *Shao-Yang*-Ungleichgewicht Symptome zeigt, die auftreten, wenn wir mit der Außenwelt konfrontiert sind. Im Bereich des Oberen Erwärmers kann eine *Shao-Yang*-Störung Brustenge oder Atembeschwerden beinhalten. Die Lungen im Bereich des Oberen Erwärmers kontrollieren die Ein- und Ausatmung sowie die Fähigkeit, im Augenblick präsent zu sein, aufzunehmen, loszulassen und Dinge zur Vollendung zu bringen.

Im Bereich des Mittleren Erwärmers zeigen sich Störungen als Appetitlosigkeit oder Heißhunger, eine Funktion von Magen und Milz. Übertragen bedeutet dies eine Unzufriedenheit und Kompromißbildung in Bezug auf die Fähigkeiten teilzunehmen, aufzunehmen, zu integrieren, zu verbinden oder zu trennen.

Im Bereich des Unteren Erwärmers zeigt sich eine Shao-Yang-Störung als Miktionsstörung, also entweder Pollakisurie mit Frösteln verbunden, oder es besteht wenig Urin durch mangelnde Zirkulation der Körperflüssigkeiten oder durch verlängertes Fieber mit Austrocknung der Körperflüssigkeiten. Es besteht häufig eine tiefliegende Angst, Schwäche und ein Verbrauch der Reserven durch Kälte. Es herrscht Verwirrung bezüglich Richtung und Ziel, dies ist der Anteil von Leber und Nieren im Unteren Erwärmer. Die Nieren geben das Ziel vor, der Wille nicht durchgesetzt werden kann, während die Leber die Richtung angibt, oder der Wille kann nicht gespürt werden. Wenn das Letztere nicht ein Ausdruck des Ersteren ist, entsteht Verletzung des größten Zieles und es resultieren Schmerzen und Krankheit.

Die Betrachtungsweise der Krankheiten auf der Ebene der Meridiane und der Erwärmer ist älter als die Anwendung der Zang-Fu-Muster. Also bietet uns der *San Jiao* einen anderen Zugangsweg zum Körper und zur Korrektur des Ungleichgewichtes. Diese Methode berücksichtigt den Lebensweg des Kranken, seine Reaktionen darauf und die vorliegenden Symptome. Was bringt einen Patienten dazu, so zu reagieren? Die Beschaffenheit der Reaktion ist eine Information, die auf eine Störung hinweist und uns so einen Weg zur Therapie zeigen kann. Eine physikalische Technik muß also zum psychischen Erfordernis passen. Genauso wichtig ist es, daß die bewußte und unbewußte Absicht des Behandlers ein Mittel ist, das die Heilung beeinflußt. Dies wird beim Placeboeffekt deutlich, wo die Behandlungssubstanz unwirksam ist, die Krankheit jedoch durch die Absicht geheilt wird.

Gua Sha

KAPITELINHALT

Mathews' *Chinese-English Dictionary* definiert *Sha* als „Cholera". Das chinesisch-englische medizinische Wörterbuch (Ou Ming 1988) definiert *Sha* als „*Sha*-Syndrom oder rötliche, erhabene, hirseähnliche Hautausschläge". Der Begriff *Sha* wird sowohl für ein Syndrom oder einen pathogenen Faktor, der im Körper eingeschlossen ist, verwandt, als auch für die Manifestation als Hautausschlag.

Mit der Technik des *Gua Sha* wird dieser *Sha*-Ausschlag absichtlich an die Oberfläche gebracht. Durch das Hervorrufen des Ausschlages, der die Krise des *Sha*-Syndromes anzeigt, wird das *Sha*-verursachende Pathogen eliminiert und das *Sha*-Syndrom aufgelöst. Somit ist *Gua Sha* eine „gegenwirkende Apotherapie".

Dr. So lehrte, daß *Sha* wörtlich „Sand" oder „Haihaut" bedeutet (Abbildung 4.1). Der *Sha*-Ausschlag hat eine Beschaffenheit wie Sand auf der Haut, ähnlich auch wie eine Haihaut. Die erhabenen Läsionen sind meistens rot, können aber auch blau, purpurfarben oder schwarz sein (siehe Bildseiten).

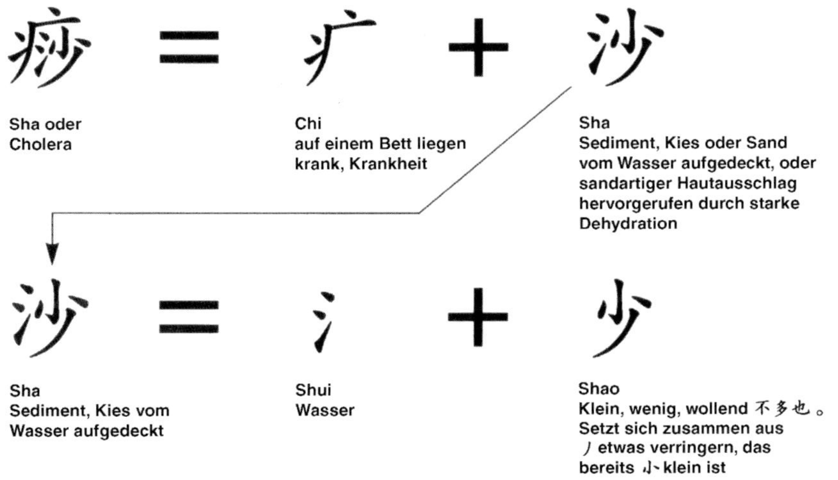

Abb. 4.1: Das Schriftzeichen *Sha* setzt sich zusammen aus den Zeichen für Krankheit und Sand (oder das was vom Wasser aufgedeckt wurde) (Weiger 1965, Mathews 1931). *Sha* wird übersetzt als Cholera, bedeutet im weiteren Sinne aber Sandkrankheit, oder Krankheit durch Flüssigkeitsverlust oder Dehydratation. Die Cholera trocknet ihre Opfer schnell aus. Das Endstadium der Cholera zeigt oft ausschlagartige Petechien und Ekchymosen aus rupturierten Blutgefäßen an der Oberfläche (siehe Kapitel 1).

Sha wird absichtlich durch die Anwendung dreier Methoden an die Körperoberfläche gebracht: *Gua Sha, Pak Sha* oder *Tsien (Nieh* oder *Niu) Sha. Gua* bedeutet „schaben oder kratzen", Pak bedeutet „beklopfen", Tsien bedeutet „kneifen". Die populärste Methode, um das *Sha* aufzulösen ist das *Gua Sha*, das klinisch angewandt werden kann, um die Cholera, cholera-ähnliche Erkrankungen oder jegliche Art von *Sha*-Syndromen zu behandeln. *Gua Sha* wird außerdem angewandt bei jeglichen Zuständen, die Schmerzen oder Bewegungseinschränkung beinhalten, egal ob akut oder chronisch.

Wie in Kapitel 5 noch näher erläutert wird, geben die Symptome des Patienten Hinweise auf einen *Sha*-Zustand, verifiziert wird dies durch die Palpation. *Sha*-Syndrome entwickeln sich aus „bösartigem *Sha*" (bösartigen *Sha*-Einflüssen).

Sha-Syndrom

Das *„Chinese-English dictionary of traditional chinese medicine"* (Ou Ming 1988) definiert *Sha*-Syndrom als:

Eine Erkrankung, die durch Exposition gegenüber Wind, Kälte, Sommerhitze oder Nässe im Sommer oder Herbst auftritt und zu einer Blockade der Meridiane führt; Manifestationen sind Frösteln, Fieber, Spannungsgefühl und Schmerzen im Körper; andere Manifestationen sind Erbrechen und Durchfall oder Steifheit und Taubheit der Extremitäten.

In dieser Definition sind drei entscheidende Aspekte enthalten. Der erste ist die Feststellung, daß Krankheiten hervorgerufen werden können durch die Exposition den Elementen gegenüber.

Krankheit verursacht durch die Exposition gegenüber den (äußeren) Elementen

Die Erkenntnis, daß äußere atmosphärische Faktoren Krankheiten hervorrufen können, wird in allen Kulturen gefunden. Epler (1980) zitiert aus dem Kapitel 62 des *Su Wen*:

...Pathogenität, Hsieh, ist ein äußerer krankheitsverursachender Faktor, der den Körper angreift ... Sie ist assoziiert mit atmosphärischen Einflüssen, speziell Wind und Regen, oder auch mit Ernährung und Trinken.

Exposition kann zu Krankheiten führen. Wai Feng, krankheits-verursachender Wind, dringt von außerhalb des Körpers ein (Liu & Liu Yan Mau 1980). Äußere Faktoren, die in Relation zum Abwehrsystem des Körpers im Überschuß sind, verletzen das innere Gleichgewicht oder *Qi* und führen zu Krankheit. Die Abwehrbarriere des Körpers, das *Wei Qi* ist ein zirkulierendes Wärmeschild, das den Körper vor dem Eindringen äußerer Einflüsse schützt. Das *Wei Qi* kann geschwächt werden durch ungesunde Ernährung, Schlafmangel oder durch die Auswirkungen von Streß und Krankheit. Äußerlich wird das *Wei Qi* stark herausgefordert durch wiederholte Wetterexposition und Temperaturänderungen ohne entsprechende Bekleidung.

Die Weisheit der Chinesischen Medizin betont die Bedeutung der Krankheitsprävention durch angemessene Kleidung, ausreichend Ruhe und gesunde Ernährung. Diejenigen, die nicht zur richtigen Zeit essen oder trinken, beeinträchtigen die inneren Organe und erschöpfen das Blut und das *Qi* und ermöglichen somit den Eintritt krankheitsverursachender Einflüsse. Man ist vielleicht verleitet, derartige Vorsichtsmaßnahmen in der heutigen modernen Zeit, in der solide Häuser und Zentralheizungen uns schützen, für unnötig zu erachten. Einerseits sind wir besser geschützt vor den Einflüssen und gleichzeitig nehmen wir sie weniger wahr. Temperaturänderungen vom gemütlichen, beheizten Zimmer hinaus in kaltes oder kalt-windiges Wetter, oder aus der Sommerhitze in einen klimatisierten Raum stellen die regulatorischen Mechanismen des Körpers vor eine große Herausforderung. Wir sind zwar nicht mehr dauerhaft den rauhen klimatischen Bedingungen ausgesetzt, aber der Kontrast zwischen unseren häuslichen und äußeren Umweltbedingungen ist dennoch groß.

Wenn ein äußerer Faktor den Körper verletzt, verläuft das Eindringen unter klar wahrnehmbaren Zeichen. Die Elemente verhalten sich im Körper ebenso wie in der Umwelt. Die Behandlungsmethoden werden entsprechend ausgerichtet.

Die Elemente verhalten sich im Körper wie in der Umwelt

Wenn ein Element in der Lage ist, die Körperabwehr zu überwinden, ist es der „Charakter“ oder „die Natur“ dieses Elementes, das sein Eindringen ermöglicht. Das *Qi* im Inneren wird auf eine Art gestört, die charakteristisch ist für das Element.

Kälte

Kälte führt im Körper zu Kontraktionen. Sie verlangsamt die Bewegungen, so wie bei einem an der Oberfläche gefrorenem Fluß. „Genauso wie die Kälte das Wasser in den Flüssen zum Frieren bringt, bringt sie das Blut in den Gefäßen zum Stagnieren“ (Epler 1980). Kälte behindert die Zirkulation und führt zu Ansammlungen und Stauungen. Schmerzen die durch Kälte verursacht werden, sind begleitet von Frösteln, Kontraktionen, Krämpfen und Spasmen.

Abbildung 4.2 (Foto 1) zeigt eine Thermographie, die deutlich macht, wie Kälte in den Körper eindringt. Es zeigt den Wärmeverlust und die Ausbreitung von Kälte durch Übertragung (Konvektion). Der Verlust von Körperwärme durch Konvektion und der normale Wiederanstieg der Körpertemperatur geschieht permanent. Wind oder ein Luftzug führen dadurch zum Wärmeverlust, daß die den Körper unmittelbar umgebende Luft sehr schnell ausgetauscht wird.

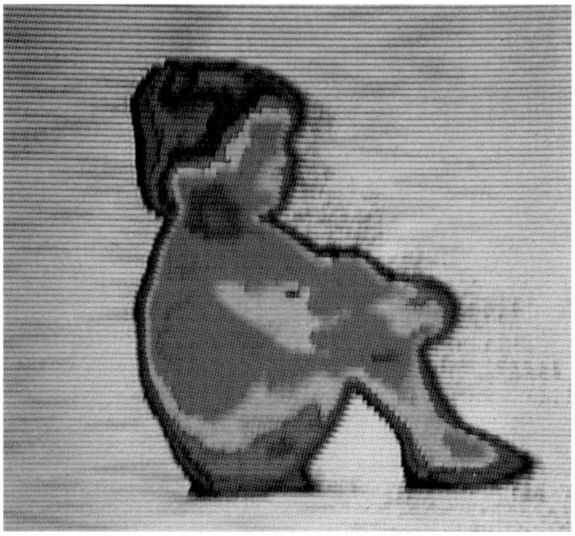

Abb. 4.2: Das Thermogramm zeigt ein Kind, das auf einer kalten Unterlage sitzt. Die Körperwärme des Kindes wird auf den Boden übertragen, während die Kälte des Bodens durch das Kind absorbiert wird (siehe auch Foto 1).

Feuchtigkeit

Feuchtigkeit verhält sich im Inneren ebenso wie in der Außenwelt. Sie macht Dinge naß und schlammig, sie sammelt sich als Ödem und fließt abwärts als Durchfall oder Ausfluß. Durch Feuchtigkeit hervorgerufene Schmerzen sind dauerhafte, als schwer empfundene Beschwerden, die an einer Stelle bleiben.

Trockenheit

Trockenheit beraubt den Körper von Flüssigkeit und verletzt alle Funktionen, die auf Flüssigkeiten angewiesen sind. Flüssigkeiten übernehmen im Körper die Funktionen der Ernährung und der Elimination und ermöglichen die Bewegung an sich. Fieber, Flüssigkeitsverlust oder die Unfähigkeit der Flüssigkeitsaufnahme führen zur Entstehung von innerer Trockenheit, die lebensbedrohlich sein kann.

Äußere Trockenheit verletzt die Haut und die Lungen zuerst und verursacht trockene Haut, trockenen Husten und Durst. Wenn die Trockenheit voranschreitet, betreffen die Effekte zunehmend das Innere des Körpers und führen zu trockenen Stühlen, dunklem, spärlichen Urin, Müdigkeit und Steifheit. Trockenheit kann außerdem zu innerem Wind führen, der sich als Schwindel oder Spasmus manifestiert.

Hitze

Hitze wühlt die Dinge auf und agitiert. Hitze erhöht die Körpertemperatur insgesamt oder spezifisch an einem Ort und trocknet die Flüssigkeiten aus. Durch Hitze verursachte Schmerzen fühlen sich heiß und brennend an. Die Hitze, die durch Fieber verursacht wird, führt zu starker, innerer Bewegung. Nach dem Verständnis von Hippokrates entstand Fieber aus einem Überschuß an Bewegung. Er glaubte, daß Schaben die Lebenskraft wecken und ein warmes Feuer, sogar im „Kälte-Nässe-Typ", verursachen könnte (Kaim 1756).

Wind

Wind bewegt. Er kann durch Öffnungen blasen und andere Elemente mit in den Körper hineintragen. Äußerlicher Wind befällt zuerst die Haut, Kopf, Hals und die Lungen. Wind ist außerdem verantwortlich für das tiefere Eindringen von Krankheiten ins Körperinnere.

Der Wind verhält sich im Inneren ebenso wie in der Außenwelt. Durch Wind verursachter Schmerz kann plötzlich auftreten, wandert im Körper oder schießt ein und kann Steifheit verursachen wie bei einem Baum, der sich ständig gegen eine steife Brise auflehnt. Der häufigste Effekt, der durch das Eindringen von Kälte, Feuchtigkeit, Trockenheit, Wind und manchmal Hitze verursacht wird, ist die „Stauung in den Meridianen". Dies ist der zweite wichtige Punkt in der Definition des *Sha*-Syndroms: äußerliche Überschüsse verstopfen das innere *Qi*.

Bu tong ze tong, tong ze bu tong: Behinderter Fluß, Schmerzen; Freier Fluß, Schmerzfreiheit

Nach diesem alten Zitat wird Schmerz hervorgerufen durch eine Behinderung des Flusses von *Qi* und *Blut*. Der reibungslose Fluß des *Qi* ist ein Körperkonzept, analog dem Prinzip des unablässigen Flusses von Wasser in der Natur. Obstruktion führt zu Problemen. Hierin liegt auch das therapeutische Prinzip der Akupunktur. Akupunktur ist eine mechanische Stimulation von Punkten mit Nadeln, der resultierende Effekt ist die Bewegung des *Qi*. Das Bewegen des *Qi* beseitigt Stauung, reetabliert den normalen freien Fluß und beseitigt somit die Schmerzen.

Die Unterscheidung von Schmerzen: Shi-Fülle oder Xu-Mangel

Schmerzen verursacht durch Stauung werden betrachtet als ein Fülle- oder Qi-Schmerz. Fülle-Qi-Schmerz resultiert aus einer Invasion von äußeren Faktoren, Stauung von *Qi*, *Blut*, Feuchtigkeit oder Nahrung. Wenn Dinge sich ansammeln, entsteht Fülle und dieser unangemessene Überschuß verursacht Schmerzen. Die Engstelle führt zu einem Überschuß an *Qi, Blut*, Nahrungsmitteln, Schleim oder Flüssigkeiten vor der Stelle und kreiert einen Mangelzustand an einer anderen Stelle. Also kann Obstruktion zu Mangelerscheinungen führen.

Es gibt auch einen Mangelschmerz, der von einer *Xu*-Natur ist. Mangel-Typ-Schmerzen sind dumpfer im Charakter als Shi-Schmerzen und werden verursacht durch nicht ausreichend vorhandenes *Qi, Blut* oder Körperflüssigkeiten. Wenn es einen Mangel an *Qi, Blut* oder Körperflüssigkeiten gibt, wird auch ihre Flußkraft geschwächt und ermöglicht die Stagnation von *Blut*, Körperflüssigkeiten, Schleim oder Nahrungsmitteln. Also kann auch ein Mangelzustand zu Obstruktion führen. Weil hinter der Obstruktion weniger Kraft steckt, werden die Schmerzen als dumpfer empfunden.

Ein Therapeut kann einen *Shi*- von einem *Xu*-Zustand anhand der Schmerzqualität, der Beschaffenheit und Farbe von *Sha* und der Reaktion des Patienten auf *Gua Sha* unterscheiden. Dies wird detailliert in Kapitel 5 dargestellt.

Symptome als Hinweis auf die Art des eingedrungenen Pathogenen Faktors

Der dritte wichtige Aspekt zur Definition des *Sha*-Syndroms besteht aus den subjektiven Empfindungen. Wir erkennen „Frösteln, Fieber, Blähungen und Körperschmerzen oder Erbrechen und Diarrhö oder Steifheit und Taubheit von Extremitäten" als ein frühes Stadium einer akuten Erkältung. Die östliche Lehre beschreibt:

> Wind-Kälte produziert Frösteln. Die Anwesenheit von Wind-Kälte und Nässe in der Muskelebene ruft ein generalisiertes Entzündungsgefühl mit Schmerzen hervor.
>
> (Bensky & Barolet 1990)

Die Widerstandsfähigkeit des Körpers wird durch das Auftreten von Fieber bewiesen. Ein Vordringen bis in den Mittleren Erwärmer wird durch Erbrechen und Diarrhö angezeigt. Steifigkeit und Taubheit der Extremitäten zeugen von einer ernsthaften Blockade durch Wind.

Bei der Erstellung einer chinesischen Diagnose wird besonderes Augenmerk auf die dominierenden Symptome gelegt. Wenn Frösteln dem Fieber gegenüber vorherrschend ist, zeigt dies, daß der pathogene Faktor noch nicht über die Oberfläche oder die *Tai-Yang*-Region hinausgegangen ist. Fieber und Schwitzen mit Durst zeigen an, daß der äußere Faktor die tiefe innere Schicht erreicht hat und der Körper mit Fieber antwortet. Das Schwitzen wird das Fieber lösen oder auch nicht. Fieber und Schwitzen verbrauchen jedoch in jedem Fall Körperflüssigkeiten. Durst ist ein Zeichen für mangelnde oder nicht zirkulierende Körperflüssigkeiten.

Was besagen die Lokalisation und die Qualität des Schmerzes? Dr. So und die klassischen Lehrer unterrichten, daß die Stelle des größten Schmerzes auch die Region ist, in die der pathogene Faktor als erstes eingedrungen ist. Veränderung der Stuhl- und Miktionsgewohnheiten und sogar die Konsistenz des Erbrochenen helfen, den Patienten in ein diagnostisches Muster mit optimaler Therapie und Prognose nach den Kriterien der Traditionellen Chinesischen Medizin einordnen zu können. Die eigentliche Antwort auf das oben Gesagte lautet: Behandle erst das Außen.

Xiao Biao Hou Li: Behandle zuerst das Aussen, dann das Innen

Erst den inneren Zustand zu behandeln, während gleichzeitig eine äußere Erkrankung vorliegt, kann den äußeren Faktor weiter in das Innere hineintreiben und dem Patienten würde es schlechter gehen. Aus diesem Grund wird die Behandlung einer chronischen Erkrankung erst begonnen, wenn die akute Erkrankung geheilt ist und keine absenkenden Kräuter gegeben wurden, denn ein absenkendes Kraut würde den Stuhlgang nach unten und außen bringen und so den äußeren Faktor von der Oberfläche nach innen manövrieren.

Als erstes Prinzip wird also das Entlasten des Außen angewendet. Wenn der externe Faktor eliminiert wurde, können innere chronische Muster behandelt werden, und zwar in mehreren Sitzungen.

Die Klausel 1.15 der *Synopsis of Prescriptions of the Golden Chamber* überliefert:

Wenn ein Patient mit einer chronischen Erkrankung von einer neuen Erkrankung befallen wird, sollte die neue Erkrankung unbedingt Behandlungspriorität haben. Erst danach sollte die chronische Erkrankung behandelt werden. Chronische Erkrankungen können nicht innerhalb kurzer Zeit geheilt werden, während eine neue Erkrankung leicht behandelt werden kann, solange sie noch nicht in die Tiefe vorgedrungen ist. Allgemein gesagt gilt, daß Patienten mit chronischen Erkrankungen einen Mangel an Körperabwehr haben und dadurch äußere pathogene Faktoren leichter und in kürzerer Zeit bis in das Innen vordringen können. Wenn die Behandlungspriorität nicht auf der neu aufgetretenen Erkrankung liegt, wird sie sich verschlimmern und zusätzlich die chronische Erkrankung komplizieren.

Bei einer akuten Erkrankung wird gesagt, daß der Körper mittels Fieber versucht, den pathogenen Faktor auszutreiben. Der Wendepunkt besteht dann in einem Auftreten von Schwitzen. Die einzig vernünftige Therapie ist also, den Körper beim Ausleiten zu unterstützen. Diese Methode wird „Entlasten des Außen" genannt.

Gua Sha entlastet das Aussen

Gua Sha ist eine der effektivsten Methoden zur Entlastung des Außen. Es wird bei akuten Erkrankungen zur Beschleunigung der Heilung und ebenso zur Verhinderung eines Festsetzens der Erkrankung angewendet. Im letzteren Fall könnte Kälte wirklich nur die äußerste Oberfläche befallen. Der Patient ist zwar nicht krank, könnte sich aber etwas steif fühlen und leichte Schmerzen haben. Wenn durch Palpation die Anwesenheit von *Sha* festgestellt wird, haben Wind-Kälte oder Nässe den oberflächlichen Blutfluß zum Stagnieren gebracht. Das Abwehrsystem oder *Wei Qi* ist jedoch stark genug, um die „Invasion des pathogenen Faktors" oder *Sha* auf die Oberfläche begrenzt zu halten. Heftigere Reaktionen wie Fieber, Husten, Schnupfen, Erbrechen oder Diarrhö werden nicht beobachtet. Der Patient ist sozusagen im Gleichgewicht mit seinem *Sha*. Jeglicher Streß, Müdigkeit, Hunger, ausgedehnte Exposition mit Kälte, Wind, Hitze oder Nässe – sogar falsch durchgeführte Akupunktur – können diesen Patienten schwächen, das Gleichgewicht stören und so bewirken, daß ein pathogener Faktor tiefer eindringen kann.

Die Weisheit des „Behandle zuerst das Außen, dann das Innen" gilt für alle Patienten, die auch nur das geringste Zeichen einer äußeren Erkrankung haben: Schmerzen oder Bewegungseinschränkungen oder Auftreten von *Sha* bei der Palpation. Dies verhütet eine potentielle akute Erkrankung. Weiterhin werden äußerer Schmerz und Bewegungseinschränkungen gebessert und mögliche, damit in Zusammenhang stehende, innere chronische Störungen positiv beeinflußt.

Gua Sha entlastet das Außen-*Sha*-Syndrom durch Bewegen der Jin-Flüssigkeiten und des Blutes, indem es die Wirkung von Schwitzen imitiert. Dadurch werden die Poren stabilisiert und das Voranschreiten von Wind, Kälte, Nässe oder Hitze gestoppt. Der pathogene Faktor wird geschwächt und dem *Wei Qi*, dem antipathogenen *Qi*, gelingt es, die akute Erkrankung aufzulösen. Falls der Patient bereits erkrankt ist, kann er zwar für einen oder zwei Tage noch etwas kränker werden, wird sich dann aber umso schneller erholen. Das Entlasten des Außen durch *Gua Sha* bewirkt einen schnelleren Rückgang der Erkrankung und eine rasche Genesung und verhindert eine Chronifizierung der Erkrankung wie z.B. chronischer Husten, Sinusitis, Diarrhö oder Müdigkeit.

Entlasten des Außen durch Schwitzen

Dr. So lehrte, daß es zwei Methoden gibt, um den Körper vom *Sha* zu befreien: erstens die Anwendung von *Gua Sha* und zweitens die Provokation von Fieber und Schwitzen. Im *Shang Han Lun* werden die Methoden der Kräuterbehandlung über Entlastung des Außen bei den pathologischen Zuständen Außen-Fülle oder Außen-Leere sehr detailliert dargestellt. Es gibt Akupunkturpunkte und Kräuter, die speziell therapeutisches Schwitzen bewirken, das ganz oder auch nur teilweise den Rückgang von *Sha* hervorruft. Die Anwendung von *Gua Sha* ist sehr wichtig und sollte immer bedacht werden, wenn Akupunktur oder Kräuter verordnet werden, die das Außen entlasten.

Wenn der Patient Fieber hat, anschließend stark schwitzt und sich das Fieber dadurch auflöst, wird man im allgemeinen kein *Sha* finden, da durch das Schwitzen das *Sha* über das Außen eliminiert wurde.

Gua Sha löst Blut-Stagnation in der Oberfläche

Wind und Kälte blockieren nicht nur das *Qi*, sondern ebenso das Blut. Das Su Wen beschreibt:

Ein Kälte-Qi kann sich in das Blut der Luo-Gefäße einnisten. Das Blut erstarrt und kann daher nicht mehr in die großen Jing-Gefäße fließen. Blut und *Qi* werden zurückgehalten und können nicht mehr zirkulieren...

(Epler 1980)

Wenn eine Person dem Wind ausgesetzt ist, ob sie sich nun hinlegt und ausruht oder einen Spaziergang macht, ihr Blut wird immer angegriffen werden. Das Blut in den Muskeln wird erstarren und die Folge ist Taubheit in den Händen und Füßen. Wenn es in den Blutgefäßen stagniert, hört das Blut auf, vernünftig zu zirkulieren und kann seine Funktion nicht mehr erfüllen; wenn das Blut in den Füßen stockt, verursacht dies Schmerzen und Frösteln.

(Veith 1966)

Gua Sha läßt Blut aus dem Gewebe austreten. Dieses Blut tritt jedoch nicht durch die Haut, sondern erscheint als kleine petechiale Blutungen oder Ekchymose, wodurch eine Blutstagnation in der Oberfläche angezeigt wird. Wenn keine Blutstagnation bestünde, würde *Gua Sha* oder jede andere oberflächliche Anwendung lediglich eine leichte Rötung der Haut hervorrufen. Wenn oberflächliche Reibung *Sha* aufdeckt, wurden blockiertes *Qi* und *Blut* bewegt. Ein ähnlicher Effekt wird beim Schröpfen über einer Fläche stagnierten *Blutes* beobachtet.

Innere *Blutstase* verursacht einen Fülle-Shi-Schmerz, der intensiver als der Schmerz bei Qi-Stau ist. Er wird als bohrend, stechend oder quälend empfunden. *Blutstau* Schmerz wird vom Patienten weniger toleriert. Zusätzlich zum Schmerz behindert *Blutstau* die Neubildung von *Blut* und stört die Verteilung von Körperflüssigkeiten im ganzen Körper (Bensky & Barolet 1990).

Die Auflösung von *Blutstau* durch *Gua Sha* bewegt das *Blut* im Außen und im Innen, aktiviert die Blutproduktion und verbessert die Zirkulation der Körperflüssigkeiten. Die vernünftige Verteilung der Körperflüssigkeiten ist die Voraussetzung für das Funktionieren des *San Jiao* und des *Wei Qi*.

Durch seine Möglichkeiten, stagniertes *Qi* und Blut zu bewegen, das Außen zu entlasten und indirekt die Flüssigkeiten zu verteilen und neues *Blut* zu produzieren, wird *Gua Sha* als ein wichtiges Werkzeug in der Behandlung beinahe jeder sich bietenden Erkrankung betrachtet.

Wie Sie Gua Sha Ihren Patienten nahebringen

Das Auftreten von *Sha* kann einen Patienten und seine Familie schockieren, aber die Art und Weise des Behandlers, diese Methode anzubieten, kann den Patienten beruhigen und damit vertraut machen. Es ist wichtig, diese Methode klar und einfach darzustellen; hier sind einige Vorschläge.

1. Fragen Sie den Patienten, ob Wärme seine Beschwerden bessert. Das würde bedeuten, daß Kälte für die Schmerzen mitverantwortlich ist. Wenn Kälte die Beschwerden bessert, ist Hitze-Entzündung beteiligt. Wie fühlt sich die betroffene Region beim Anfassen an? Kalt oder warm?

2. *Gua Sha* ist eine in der Chinesischen Medizin angewendete Technik, um die Blockaden durch Wind und Kälte in der Körperoberfläche aufzulösen.

3. Kälte wirkt im Körper genauso wie außerhalb: sie verlangsamt Vorgänge und bringt Dinge dazu, sich zusammenzuziehen und zu verdichten. Wenn sich Dinge im Körper zusammenziehen, entstehen Schmerzen. *Gua Sha* ist ein Mittel, um Schmerzen und Verhärtungen zu behandeln.

4. Das Konzept von eindringendem Wind und Kälte in die Oberfläche oder der äußere Aspekt des Körpers ist so zentral in der Chinesischen Medizin wie die Infektionslehre in der Westlichen Medizin. Genau wie die Theorie der pathogenen Keime können für die chinesischen Ärzte atmosphärische Bedingungen die Ursache von akuten, infektiösen Erkrankungen sein, die zu chronischen Erkrankungen werden können. Diese klimatischen Bedingungen können sein: Kälte, Hitze, Nässe, Trockenheit und Wind. Wind wird als das Element angesehen, das ein weiteres oder sogar mehrere Elemente mit hineinzieht.

5. *Sha* taucht meistens konzentriert an der Stelle des Schmerzes auf.

6. Wenn das *Sha* sehr dunkel ist, zeigt dies eine sehr lange Dauer von *Blutstagnation* an. Wenn es sehr hell ist, ist es noch nicht sehr alt.

7. Die Intensität des *Sha* verliert sich, wenn der Behandler die Region leicht massiert.

8. Der größte Teil des *Sha* wird in etwa 2 - 3 Tagen verschwunden sein. Wenn es früher verschwindet, ist die Blutzirkulation des Patienten gut. Wenn es länger dauert, zeigt dies einen Durchblutungsmangel an dieser Stelle an.

9. Es wird empfohlen, daß der Patient den Kontakt mit Sonne und Wind vermeidet, bis das *Sha* verschwunden ist. Am besten ist es, die Region immer gut bedeckt zu lassen.

10. Fragen Sie den Patienten, wie sich das behandelte Gebiet anfühlt. Meistens berichten die Patienten über eine empfindlichere Haut, ein vermehrtes Wärmegefühl und bessere Beweglichkeit. Ihre gegenwärtigen Beschwerden sind häufig weniger geworden oder sogar völlig verschwunden.

11. Patienten möchten oft gern bis an ihre Grenzen gehen und verletzen sich erneut. Warnen Sie den Patienten davor, zu schnell wieder zu den normalen Belastungen zurückzukehren. Die Schmerzen mögen zwar verschwunden sein, aber die Region ist immer noch geschwächt und instabil.

12. Bitten Sie den Patienten aufzupassen, wie es ihm in den folgenden Tagen ergeht. Kommt der Schmerz in 4 Tagen, 2 Tagen oder überhaupt nicht wieder? Ist er genauso intensiv wie vorher? Wenn es sich um einen episodischen Schmerz handelt, kommt er noch genauso häufig? Ist der Patient belastungsfähiger? Macht der Patient zu viel zu früh? Antworten auf diese Fragen sind von diagnostischer und prognostischer Bedeutung.

13. Für jegliche mit Schmerzen einhergehende Störung empfiehlt die Chinesische Medizin, die Aufnahme von kalter und saurer Nahrung und kalten Getränken zu vermeiden. Kälte verursacht Kontraktion, was die Schmerzen verstärkt. Sauer ist der Geschmack der Leber, zu der die Nerven gehören. Saurer Geschmack stimuliert die Leber, so daß der Patient die Schmerzen intensiver spüren und außerdem nervöser werden könnte.

Wenn der Anwender *Gua Sha* verstanden hat und weiß, was auf den Patienten zukommen kann und wie er es ihm am besten erklärt, ist er selbst entspannt und kann dadurch Vertrauen beim Patienten hervorrufen. Dies schafft die besten Bedingungen für die Anwendung von *Gua Sha*.

Die Anwendung von Gua Sha

KAPITELINHALT

Die fotografischen Illustrationen in diesem Kapitel erscheinen im Bildteil in Farbe

Wann erwartet man Sha

Immer. In jeder Situation, außer Sie haben gerade *Gua Sha* angewendet, müssen Sie die Präsenz von *Sha* vermuten und danach Ausschau halten. Die Körperoberfläche ist eine Membran, die äußere Stimuli vermittelt, um innere Stabilität zu bewahren. Das Bindegewebe oder *Cou Li* wurde bereits in Kapitel 2 und 3 als ein Organ besprochen, das eine Rolle in der Immunabwehr spielt. Wenn der äußere Kältereiz größer ist als unsere Fähigkeit, die Körpertemperatur aufrecht zu erhalten, durchdringt die Kälte diese Membran und führt zur Stagnation von Flüssigkeit. Diese Stagnation kann lokal beschränkt bleiben oder auch in der Tiefe eine Stauung verursachen. Deshalb müssen wir bei jeder Störung des Körpers nach Zeichen einer Stagnation an der Körperoberfläche suchen, egal ob die Stagnation der verursachende oder lediglich ein begleitender Faktor ist.

Suchen Sie nach *Sha*, wenn irgendwo Schmerzen vorhanden sind. Die Auflösung des *Sha* mag die momentane Störung zwar vielleicht nicht vollständig heilen, aber es wird beinahe immer helfen. Zusätzlich kann die Reaktion auf *Gua Sha* wichtige diagnostische und prognostische Informationen liefern.

Kontraindikationen für Gua Sha

Es ist nicht angezeigt, *Gua Sha* an einer frisch verletzten Region anzuwenden, wo es Wunden oder Abschürfungen gibt. Wenn allerdings eine Verletzung abheilt und die Schmerzen zurückbleiben, müssen Sie nach *Sha* Ausschau halten.

Wenden Sie *Gua Sha* nicht an bei Sonnenbrand, Hautausschlägen oder über Hautrissen. Wenn eine „blutige Technik“ indiziert ist bei einem Ausschlag, wie z.B. einem Ekzem, kann statt dessen geschröpft werden. *Gua Sha* sollte nicht über Pickeln oder Leberflecken angewendet werden (Abbildung 5.1 und 5.2; Fotos 2, 3 und 18). Ein Leberfleck oder Pickel kann mit einem Finger der nicht behandelnden Hand bedeckt und das umliegende Gebiet behandelt werden. Abbildung 5.1 zeigt eine Therapeutin die *Gua Sha* anwendet und einen Leberfleck mit ihrer anderen Hand schützt.

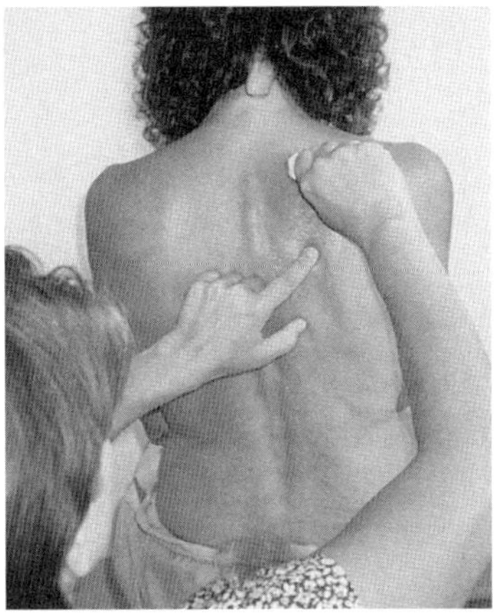

Abb. 5.1: Die Therapeutin bedeckt einen Leberfleck mit ihren Fingern, während sie darüber und darunter Gua Sha anwendet. Dies verhindert die Verletzung des Leberflecks. Auch Pickel und Vorwölbungen sollten auf diese Art geschützt werden (siehe Foto 2).

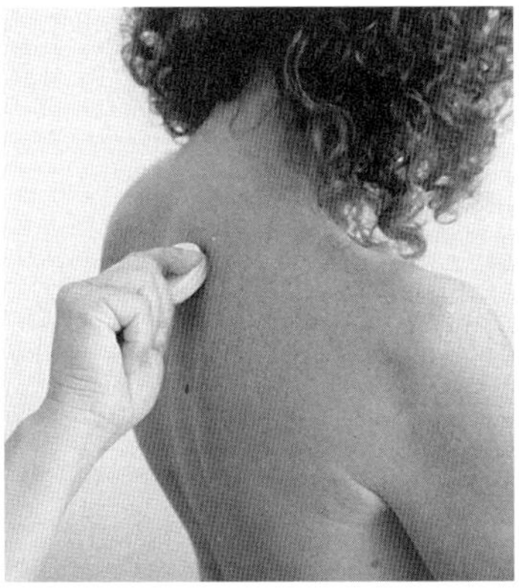

Abb. 5.2: Unkorrekte Durchführung. Der Therapeut versäumt es einen Leberfleck zu bedecken und zu schützen, der somit durch Gua Sha verletzt werden kann (siehe Foto 3).

Gua Sha sollte nicht angewendet werden am Bauch schwangerer Frauen. Allgemein gilt, daß *Gua Sha* möglichst selten im Bereich weicher Gewebe, die vermehrt als Yin-Aspekte betrachtet werden, angewandt werden sollte.

Gua Sha sollte nur mit Vorsicht oder gar nicht angewandt werden bei Menschen mit extremem Mangelsyndrom.

Es ist nicht notwendig, Patienten kurz hintereinander an der selben Stelle mit *Gua Sha* zu behandeln. Die Petechien sollten vollständig verschwunden sein, bevor an dieser Stelle *Gua Sha* erneut durchgeführt wird.

Wo sucht man nach Sha

Dies ist genauso einfach wie wichtig. Wenn die vorhandene Störung in der oberen Körperhälfte oder den oberen Extremitäten liegt, sucht man nach *Sha* im Bereich des oberen Rückens, Nackens und Schultern.

Wenn das Problem die inneren Organe betrifft, suchen Sie am Rücken nach verspannten Regionen, *Ah-Shi*-Punkten und *Sha*. Behandeln sie den oberen Rücken für Probleme des oberen Erwärmers, den mittleren Rücken für Störungen des mittleren Erwärmers und den unteren Rücken für Störungen des unteren Abdomens. Über den Pfad des *Qi* werden die im jeweiligen Abschnitt des Erwärmers gelegenen Organe durch die Behandlung auf dem Rücken beeinflußt (siehe Abb. 2.2)

Für Probleme der unteren Extremitäten, der Hüfte und des Beckens suchen Sie nach Trigger-Punkten und *Sha* am unteren Rücken, der Sakralregion und dem Gesäß (Abb. 5.3 und 5.4).

Bei jeglichem Problem das den Rücken selbst betrifft, suchen Sie den gesamten Rücken nach *Sha* ab, da höher gelegene Probleme Auswirkungen weiter unten haben können und umgekehrt. Wenn z.B. die Schmerzen im Bereich des oberen Rückens sind, behandeln Sie an dieser Stelle, aber sie müssen auch den mittleren und unteren Rücken, ja sogar die Rückseite der Beine auf *Sha* untersuchen. Wenn das Problem im Bereich des mittleren Rückens liegt, behandeln Sie hier, kontrollieren aber dennoch auch den oberen und unteren Rücken. Wenn das Problem im unteren Rücken liegt, akupunktieren und wenden Sie *Gua Sha* hier an, aber zuerst schauen Sie auch im mittleren und oberen Rücken und den Beinen nach Trigger-Punkten und *Sha*, und behandeln entsprechend.

Für Störungen des muskuloskelettalen Systems gilt generell, daß mit dem Daumen oder dem palpierenden Finger sowohl entlang des Meridians palpiert wird, der durch den Schmerz oder das gestaute Gebiet hindurchzieht, als auch in dem Gebiet selbst. Abb. 5.5 und 5.10 illustrieren dies. Lenken Sie Ihre Aufmerksamkeit auch auf Gebiete von denen man weiß, daß eine Verbindung zum Schmerzgebiet besteht, oder von denen man weiß, daß Organstörungen sich dort zeigen. Zum Beispiel würde man bei Augenproblemen auch im Bereich des oberen Rückens und des

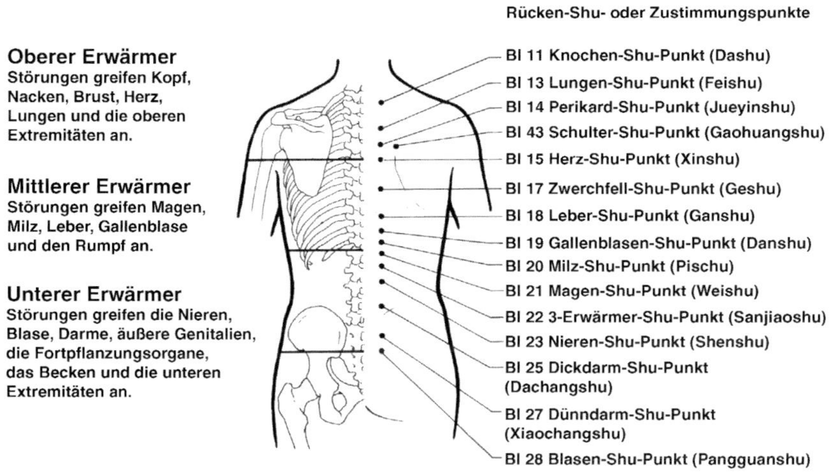

Abb. 5.3: Der Obere, Mittlere und Untere Erwärmer mit den Shu-(Zustimmungs)-Punkten und ihren gekoppelten Organen.

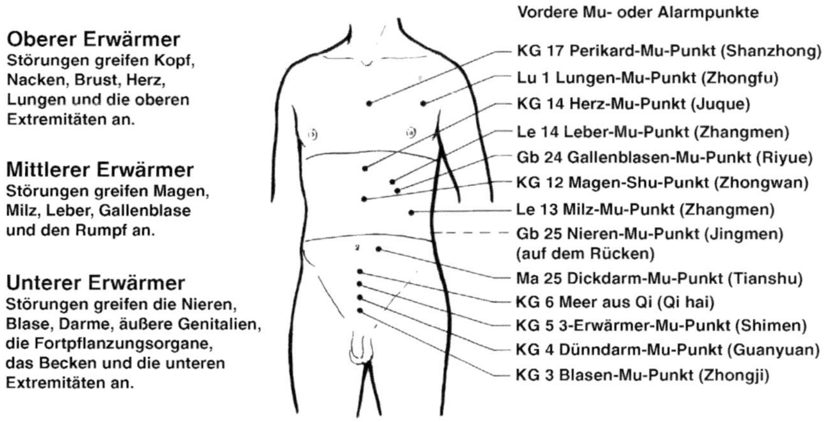

Abb. 5.4: Der Obere, Mittlere und Untere Erwärmer mit den Mu-(Alarm)-Punkten und ihren gekoppelten Organen. Das Yuan Qi des Oberen Erwärmers kann über den Punkt KG 17, des Mittleren Erwärmers über KG 12 und KG 6, oder KG 4 für den Unteren Erwärmer beeinflußt werden.

Nackens palpieren, weil man weiß, daß eine *Qi*- oder Blutstauung im oberen Rücken und Nacken auch den Kopf und die Augen beeinflussen können. Es wäre auch angezeigt, die Leber- und Nieren-*Shu*-Punkte am Rücken zu überprüfen, weil man weiß, daß sich die Leber in die Augen öffnet und die Sehkraft durch die Nieren beeinflußt wird. Bei Ohrproblemen überprüfen Sie auch die Nierenregion im Bereich des Rückens, und den Verlauf des Gallenblasen- und Dreifachen-Erwärmer-Meridians nach *Ah-Shi*-Punkten und *Sha*. Bei Störungen der Nase behandeln Sie den oberen Rücken und den Nacken, das gesamte Gebiet der Lunge am

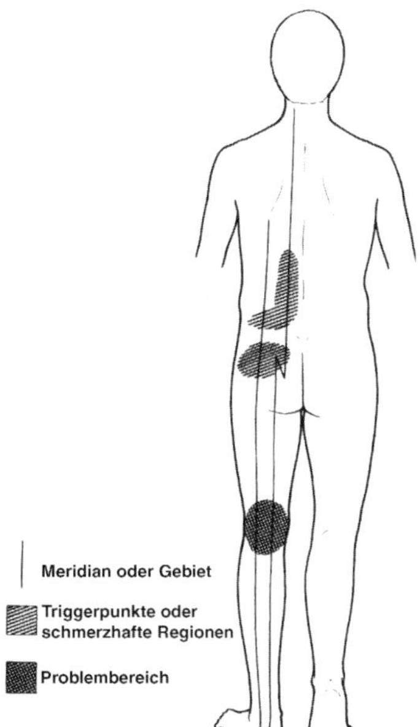

Abb. 5.5: Palpieren Sie auf Trigger-Punkte im Verlauf des Meridians, der durch eine schmerzhafte Region im Bereich des Knies verläuft. Die gefärbte Region zeigt häufig positive Reaktionen bei Knieschmerzen. Gua Sha kann angewendet werden im Bereich des Rückens und des Gesäßes, um Knieschmerzen zu lindern (siehe auch Abb. 5.17).

Rücken (die Lungen öffnen sich durch die Nasenöffnungen) und die Umgebung des Punktes Bl 20 am Rücken (der Milz gehört die Nase). Und so weiter.

Wie überprüft man, ob Sha vorhanden ist

Dr. So entdeckte eine Methode, um das Vorhandensein von *Sha* zu überprüfen, noch bevor es an die Oberfläche gebracht wird. Wenn man einen Patienten untersucht und auf *Ah-Shi*-Punkte oder Trigger-Punkte palpiert, verursacht man mit mehreren Fingern Abdrücke auf der Haut (Abb. 5.6; Foto 5). Dann zieht man die Hand schnell zurück. *Sha* ist vorhanden, wenn man die Druckstellen weiterhin sehen kann (Abb. 5.7; Foto 6). Durch den Druck der Finger wird das Blut verdrängt und es entstehen weiße Stellen. Wenn ein regelmäiger *Qi*- und Blutfluß vorhanden ist, ver-

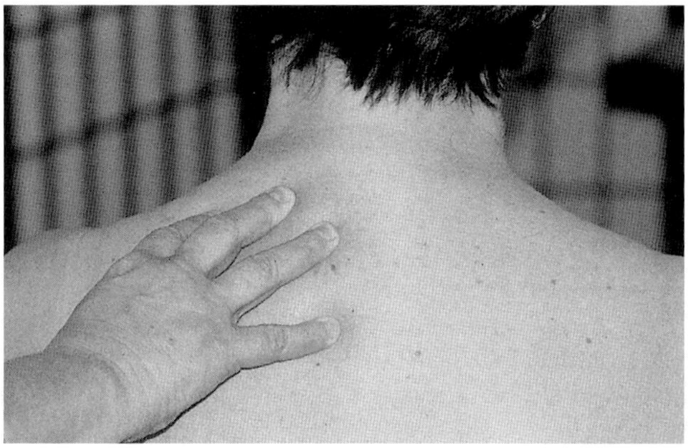

Abb. 5.6: Ausüben von Druck. Um das Vorhandensein von *Sha* zu überprüfen, übt der Behandler kurz Druck mit den Fingern auf die Haut aus (siehe auch Foto 4).

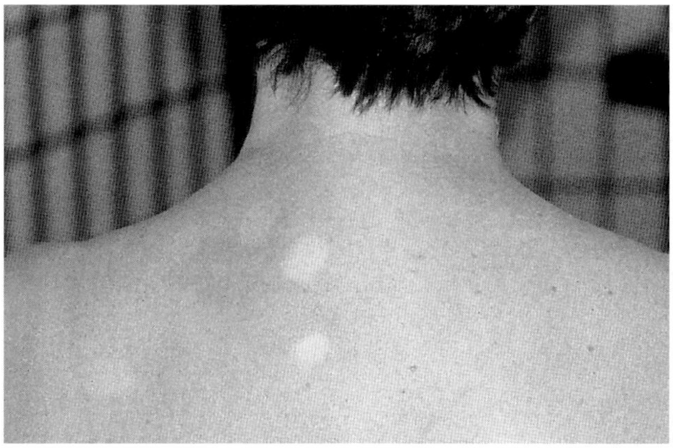

Abb. 5.7: Abblassen der Haut. *Sha* ist vorhanden, wenn durch den Druck ausgeprägte weiße Flecken entstehen, die nur langsam wieder verschwinden (siehe auch Foto 5).

schwinden diese weißen Flecken sofort. Wenn die Flecken dagegen nur langsam verschwinden, zeigt dies an, daß das Blut nur langsam zurückfließt. Dies ist ein Hinweis darauf, daß der Blutfluß behindert oder gestaut ist und beweist somit das Vorhandensein von *Sha*.

Wenn ein Patient angibt, daß seine Schmerzen durch Massage gelindert werden, jedoch sehr schnell wieder zurückkehren, ist dies ebenfalls ein guter Hinweis auf das Vorhandensein von *Sha*. Wenn ein Patient plötzlich einen steifen Nacken bekommt, mit einem Hexenschuß aufwacht oder über kommende und gehende Schmerzen berichtet, müssen Sie an *Sha* denken. Auch bei chronischen Schmerzen ist fast immer *Sha* vorhanden.

Werkzeuge des Gua Sha

Jegliche glatte Kante ist geeignet. In China wurden Suppenlöffel und Münzen verwendet. Erst kürzlich brachte mir ein Freund aus Fujou ein glattes, rechteckiges Stück Wasserbüffelhorn mit, das speziell für *Gua Sha* hergestellt wird. Dr. So lehrte uns den Deckel einer Dose Wick Vaporup zu verwenden (Anm. der Übersetzer: In den USA hat die Dose einen Metalldeckel mit glattem Rand.). Im Prinzip kann jeder Metalldeckel verwendet werden, der einen abgerundeten Rand hat. Die glatte Oberfläche ermöglicht das Streichen über die Körperoberfläche, ohne die Haut zu verletzen (Abb. 5.8; Foto 18).

Man muß ein Öl verwenden um die Haut glatt zu machen. Traditionell wurde in China ein dickflüssiges Öl wie Erdnußöl verwendet. Dr. So verwandte Wick Vaporup, weil er die dicke Konsistenz und seine Fähigkeit die Oberfläche zu penetrieren, schätzte. Was noch wichtiger ist, er war der Ansicht, daß die meisten Patienten in den Vereinigten Staaten positive Assoziationen mit Wick Vaporup haben und das dies den Patienten entspannt.

Vorbereitung

Tragen Sie das Öl unter leichter Massage im Behandlungsgebiet auf und untersuchen Sie auf Spasmen, Muskelverspannungen, Trigger-Punkte, *Ah-Shi*-Punkte oder Muskeln, die sich drahtig, verspannt oder knotig anfühlen. Während Sie palpieren, soll der Patient Ihnen Feedback geben. Der Patient kann Ihnen mitteilen, wo die Palpation schmerzhaft ist und wohin die Schmerzen ausstrahlen. Ein erfahrender Therapeut weiß schon wo er suchen muß; unerfahrene Therapeuten können durch Suchen und Befragen genausoviel herausfinden.

Ein Akupunkteur wird das betroffene Gebiet zuerst nadeln wollen und somit die Ah-Shi-Punkte oder Trigger-Punkte auflösen. Wenn der Patient vorher keine Akupunkturbehandlung hatte, bin ich sowohl mit der Anzahl der Punkte als auch der Stärke der Manipulation vorsichtig. Durch die Akupunktur wird das gestaute *Qi* verteilt und lokal der Qi- und Blutfluß stimuliert. Wenn jedoch, wie beim Vorhandensein von *Sha*, das *Blut* gestaut

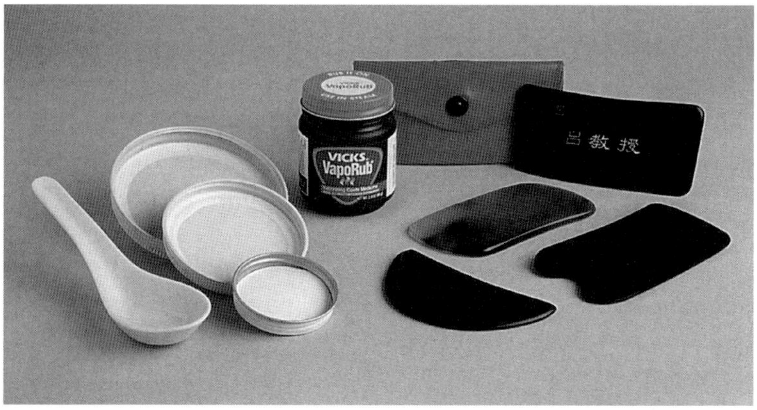

Abb. 5.8: Werkzeuge. Gua Sha wird mit Werkzeugen, die runde Kanten haben, durchgeführt. In China wird dies mit einem Suppenlöffel oder einem Stück Büffelhorn gemacht, das speziell für diesen Zweck angefertigt ist. Das Werkzeug im Vordergrund hat Einkerbungen für die Fingergelenke. Ein einfacher Metalldeckel mit einer abgerundeten Kante ist für mich das angenehmste Werkzeug (siehe auch Foto 18).

ist und nun noch mehr *Blut* in dieses Gebiet fließt, wird es zusätzlich verstopft. Jetzt ist mehr Druck unter dem *Sha* und wenn man *Gua Sha* durchführt, kommt mehr *Sha* an die Oberfläche.

Es ist hier noch einmal wichtig anzumerken, daß *Gua Sha* durchgeführt werden kann, ohne daß zuvor Akupunktur durchgeführt wird. Es kann von jedermann, überall durchgeführt werden und es setzt keine Akupunkturbehandlung voraus. Für Akupunkteure ist es besser vor der *Gua-Sha*-Behandlung zu nadeln, weil dadurch die Effektivität der Behandlung verbessert wird. *Gua Sha* wird jedoch in Asien weit verbreitet zu Hause angewendet ohne begleitende Akupunkturbehandlung.

Wie man Gua Sha anwendet

Setzen Sie die abgerundete Kante über dem Gebiet, in dem Sie *Gua Sha* durchführen wollen auf der Haut auf. Die Kante sollte sich in ca. einem 30° Winkel zur Haut befinden (Abb. 5.9; Foto 8). Anschließend streichen Sie unter moderatem Druck abwärts und drücken die glatte Kante auf die Haut. Dies sollte für den Patienten nicht schmerzhaft sein, obwohl es an manchen Stellen etwas unangenehm sein kann. Man kann *Gua Sha* sehr sanft durchführen; dies erfordert mehr Striche, als wenn Sie mehr Druck anwenden, aber das *Sha* wird dennoch an die Oberfläche kommen. Beginnen Sie das Streichen immer oberhalb des zu behandelnden Gebietes und beenden Sie es unterhalb, um so das gesamte Gebiet mit einzuschließen (Abb. 5.10). Wiederholen Sie die Striche in dieser Art und Weise. Schon bald werden die Punkte des *Sha* erscheinen.

Auftreten von Petechien oder Ekchymosen

Durch die *Gua-Sha*-Striche entstehen kleine rote Petechien, die dunkler werden können, wenn das *Sha* vollständig an die Oberfläche kommt. Die

Petechien verschmelzen nach und nach zu Ekchymosen. Wenn überhaupt, dann empfindet der Patient das größte Unbehagen, während das *Sha* an die Oberfläche kommt. Je heller die Farbe der Petechien ist (außer der Patient hat einen extremen *Blutmangel*) um so frischer ist das *Sha*. Das bedeutet, da die Kälte oder der Wind erst kürzlich eingedrungen sind. Je dunkler das *Sha* ist (blau, violett oder schwarz) um so älter ist es und um so lang andauernder ist der Zustand der *Blutstagnation*.

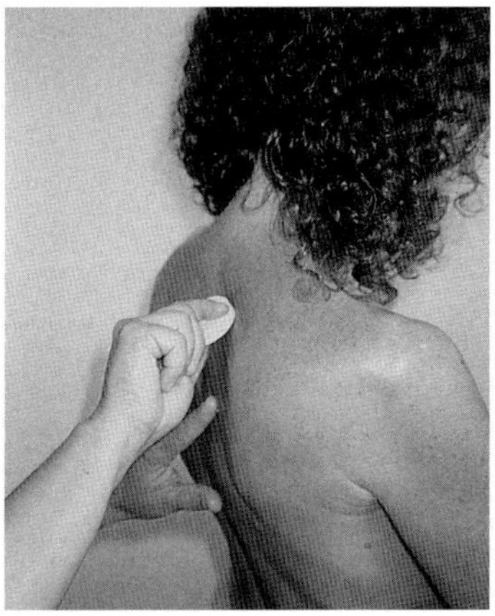

Abb. 5.9: Der korrekte Winkel für das Gua-Sha-Werkzeug beträgt 30-40° zur Haut. Das Foto zeigt außerdem den Druck bei der Behandlung (siehe auch Foto 8).

Setzen Sie das Streichen fort, bis das gesamte *Sha* an der Oberfläche ist. Sie erkennen, daß alles *Sha* an der Oberfläche ist, wenn durch weiteres Streichen keine weiteren Flecken hinzukommen oder sich ihre Farbe verändert. Man darf nicht erwarten, Linien von *Sha* zu bekommen, die dem Verlauf der Meridiane entsprechen. Das *Sha* sollte über der gesamten Muskelregion hervorgebracht werden und zu einer Verfärbung führen.

1. Stellen Sie sicher, daß das Gebiet gleitfähig ist.
2. Beginnen Sie den Strich über dem Behandlungsgebiet und beenden Sie ihn unterhalb (s. Abb. 5.10).
3. Drücken Sie die Haut sanft mit einer abgerundeten, stumpfen Kante in einem 30°Winkel (s. Abb. 5.9).
4. Wiederholen Sie die Striche über dem Behandlungsgebiet, bis alles *Sha* an der Oberfläche ist. *Bewegen Sie sich nicht weiter zum nächsten Gebiet, bevor eine Region abgeschlossen ist.*

Strichfolge

Ich schlage vor, daß Sie eine regelmäßige Abfolge einhalten, wann immer Sie *Gua Sha* durchführen. Es ist ähnlich, wie wenn man bei der Pulsdiagnostik eine bestimmte Methode anwendet. Üblicherweise stellt der Behandler zuerst den Gesamteindruck des Pulses fest, danach die Frequenz und dann die unterschiedlichen Organqualitäten anhand der Organpositionen. Entwickeln Sie ebenfalls eine Methode, wenn Sie *Gua Sha* durchführen. Legen Sie eine Abfolge fest und halten Sie sich daran.Die traditionelle Vorgehensweise ist, *Gua Sha* in der Mittellinie des Rückens zu beginnen und sich nach außen zu bewegen. Nachdem Sie die Region des ersten Astes des Blasenmeridians behandelt haben, bewegen Sie sich nach außen zum lateralen Ast (Abb. 5.11). Beginnen Sie oberhalb und enden Sie unter dem Schmerzgebiet. Halten Sie die Strichfolge gleich. Sie brauchen nicht an einer bestimmten Stelle „graben". Folgen Sie den Konturen des Körpers nach unten und seitlich. Die Striche im Okzipitalbereich gehen über den Haaransatz hinaus nach oben.

Was passiert, wenn man Sha nicht beachtet

In einer oberflächlichen Schicht, wo die Flüssigkeiten stagnieren, zirkuliert keine Wärme. Also ist das Äußere verletzlich für das Eindringen von

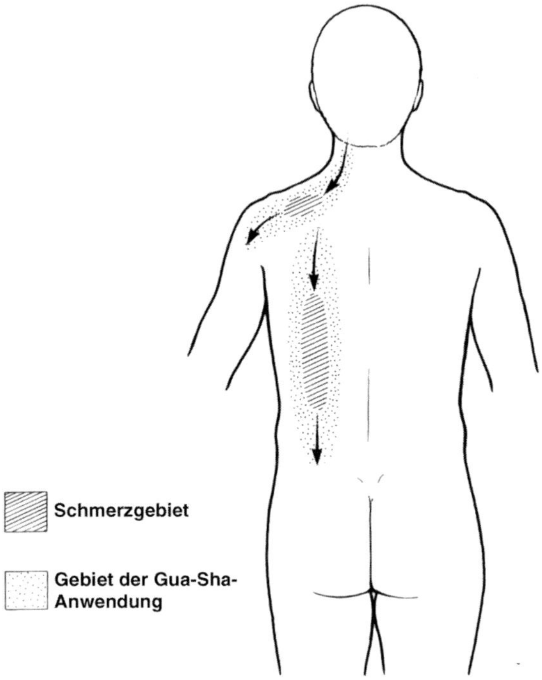

Abb 5.10: Beginnen Sie den Gua-Sha-Strich über dem betroffenen Gebiet oder dem Trigger-Punkt und beenden Sie ihn unterhalb.

Kälte oder Wind. Wenn das *Sha* nicht aufgelöst wird, verzögert sich die Heilung des Patienten von einer Krankheit und ist unvollständig. Es entsteht ein Potential für chronische Krankheiten oder Müdigkeit. Schmerzen, die aus Stagnation resultieren werden weiter bestehen, bis die Stagnation aufgelöst wird. Chronische Schmerzen führen zu einer herabgesetzten Aktivität und eingeschränkten Beweglichkeit.

Was Sie Ihrem Patienten vor und während der Gua Sha Anwendung sagen sollten

Es ist notwendig, daß Sie Ihren Patienten vor, während und nach der Anwendung über die Technik informieren. Punkte 1-4 können Sie als Richtlinie benützen.(Ebenfalls dargestellt in Kapitel 4).

1. Fragen Sie den Patienten, ob lokale Wärmeanwendung schmerzlindernd ist. Dies bedeutet, daß die Schmerzen Kälte beinhalten. Wenn Eis-Anwendung die Schmerzen lindert, deutet dies auf Hitze und Entzündung hin. Fühlt sich das Gebiet bei der Palpation heiß oder kalt an?

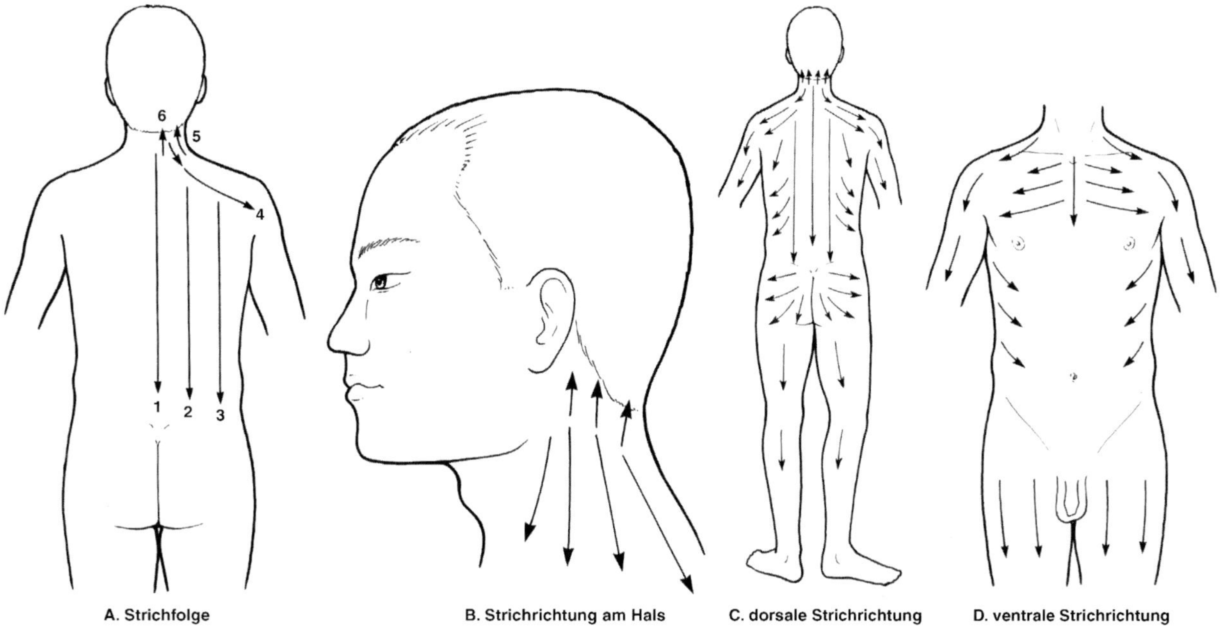

Abb. 5.11: Strichabfolge beim *Gua Sha*. (A) Rückenpunkt. Bewegen Sie sich von der Mittellinie nach außen.(B) Nacken. Streichen Sie nach unten, außer im Bereich des oberen Nackens, wo die Strichfolge nach oben Richtung Haaransatz geht. (C) Am Rücken ist die Strichfolge abwärts gerichtet. Am seitlichen Rücken erfolgt das Streichen entlang der Körperkonturen. (D) Ventral folgt die Strichfolge den Körperkonturen.

2. *Gua Sha* ist eine Technik, die in der Chinesischen Medizin angewendet wird, um Verletzungen der Körperoberfläche durch Wind und Kälte zu behandeln.

3. Kälte verhält sich im Körper wie in der Umwelt: sie verlangsamt Prozesse und verursacht Ansammlungen und Stauungen. Wenn es im Körper zu Stauungen kommt, verursacht dies Schmerzen. *Gua Sha* ist eine Therapiemethode bei Schmerzen und Stauungen.

4. Das Konzept, daß Wind und Kälte die Oberfläche oder die äußeren Bereiche des Körpers verletzen, hat in der chinesischen Medizin den selben Stellenwert wie die Erregertheorie in der Schulmedizin. So wie in den westlichen Kulturen Bakterien für die Verursachung von Krankheiten verantwortlich gemacht werden, führen in der Chinesischen Medizin Umweltfaktoren, die den Körper verletzen, zu akuten, infektiösen Krankheiten, die wiederum zu chronischen Krankheiten führen können. Diese klimatischen Faktoren können Kälte, Hitze, Feuchtigkeit, Trockenheit und Wind sein. Vom Wind wird gesagt, daß er ein oder mehrere andere Elemente mit in den Körper hineinträgt.

5. Oftmals erscheint das *Sha* konzentriert an der betroffenen Stelle. Wenn das *Sha* dunkel ist, weist das auf eine länger bestehende Blutstagnation hin. Wenn die Farbe hell ist, zeigt dies eine relativ frische Stauung an.

7. Die Helligkeit des *Sha* nimmt ab, wenn der Therapeut das Gebiet sanft massiert.

8. Der überwiegende Teil des *Sha* wird innerhalb von 2 – 3 Tagen verschwinden. Wenn dies schneller geschieht, ist die Zirkulation des Patienten gut. Wenn es in einigen Gebieten länger dauert, kann dies ein Hinweis sein auf eine Zirkulationsstörung in diesem Gebiet.

9. Es wird empfohlen, daß Patienten Sonnen- und Windexposition vermeiden, bis das *Sha* verschwunden ist. Am besten wird das Gebiet bedeckt gehalten.

10. Fragen Sie den Patienten, wie die behandelte Region sich anfühlt. Meistens werden die Patienten berichten, daß die Haut sich empfindlich anfühlt, ein Wärmegefühl besteht und die Beweglichkeit zugenommen hat. Die vorher bestehenden Schmerzen sind zumeist teilweise oder vollständig verschwunden.

11. Patienten werden oftmals ihre Grenzen austesten und sich dadurch wiederum verletzen. Warnen Sie den Patienten davor, zu schnell zur vollen Aktivität zurückzukehren. Die Schmerzen mögen zwar verschwunden sein, das Gebiet ist jedoch nach wie vor schwach und instabil. Weisen Sie den Patienten an, sein Befinden in den nächsten Tagen zu beobachten.

12. Kehren die Schmerzen in 4 Tagen oder 2 Tagen oder gar nicht zurück? Sind sie genauso intensiv wie zuvor? Wenn die Schmerzen nur episodisch auftreten, treten diese noch gleich häufig auf? Ist die Leistungsfähigkeit des Patienten höher? Mutet sich der Patient zuviel in zu kurzer Zeit zu? Die Anworten auf diese Fragen sind wichtig für die Diagnose und Prognose.

13. Bei jeglicher schmerzhafter Störung empfiehlt die Chinesische Medizin das Vermeiden von kaltem und saurem Essen oder Flüssigkeiten. Kälte verursacht Kontraktionen, die die Schmerzen verschlimmern. Sauer ist die Geschmacksrichtung der Leber, die die Nerven kontrolliert und saure Lebensmittel stimulieren die Leber und können dazu führen, daß der Patient die Schmerzen mehr wahrnimmt und außerdem unruhig wird.

Es ist wichtig zu fragen, wieviel Druck Sie ausüben dürfen, wenn Sie *Gua Sha* durchführen. In dem Augenblick, in dem das *Sha* an die Oberfläche kommt, kann es zu leichtem Unbehagen kommen. Ermutigen Sie den Patienten die „Stop-Vereinbarung" bei Unwohlsein anzuwenden, um die Behandlungsstärke kontrollieren zu können.

Stop-Vereinbarung

Patienten haben eine unterschiedliche Toleranzschwelle. Einige könnten während einer *Gua-Sha*-Sitzung schlafen, andere empfinden *Gua Sha* als unangenehm oder sogar intolerabel. Ich habe herausgefunden, daß Patienten meist an der Grenze sind „Stop“ zu sagen, in dem Augenblick wo das *Sha* fast vollständig an der Oberfläche ist. Je ängstlicher ein Patient im Leben überhaupt oder im Bezug auf *Gua Sha* ist, umso unangenehmer wird er jegliche Behandlung empfinden.

Einigen Sie sich auf eine klare Stop-Vereinbarung. Dies bedeutet, daß der Patient Stöhnen, Jammern, Fluchen oder beliebige andere vokale Äußerungen von sich geben kann, aber wenn er will, daß Sie die Behandlung unterbrechen, müssen Sie als Behandler ein deutliches „Stop“ hören.

Manchmal werden Patienten, die in ihrem Leben nicht „Nein“ sagen können, unnötigerweise während der Behandlung Schmerzen aushalten. Allein die Tatsache „Stop“ zu sagen und während der *Gua-Sha*-Behandlung Pausen zu nehmen, kann schon ein wertvolles Reframing bezüglich der Antwort auf Schmerzen sein. Für den Behandler bedeutet „Stop“ Stop. Fahren Sie nicht fort ohne die Zustimmung des Patienten.

Was Sie dem Patienten nach dem Gua Sha sagen sollten

Wenn die *Gua-Sha*-Behandlung beendet ist, wische ich unter leichter Massage das Öl von der Haut ab. Meine Erläuterungen und Empfehlungen orientieren sich an den Punkten 8 – 13.

Gua Sha führt zu einer unmittelbaren Erleichterung, zu Wohlbefinden und Wärme und die Patienten werden sagen, es sei ihnen egal, wie sie aussehen. Immer jedoch zeige ich den Patienten ihr *Sha* mit einem Spiegel, während ich mit ihnen die Empfehlungen diskutiere und Fragen beantworte. *Gua Sha* kann die Patienten und ihre Lieben zu Hause erschrecken, auch wenn der Patient sich besser fühlt. Ein Therapeut ist sowohl ein Lehrer als auch ein Techniker und muß über die Technik unterrichten, während er sie anwendet.

Ihnen als Behandler gibt die Beobachtung, wie schnell das *Sha* verschwindet, Informationen über die Durchblutung des Patienten. Wenn das *Sha* schnell verschwindet, ist die Zirkulation gut. Wenn dies langsamer geschieht, wird diese Region vielleicht nicht so gut mit Blut versorgt. Dies kann ein Hinweis sein auf *Qi-, Blut-* oder Yang-Mangel.

Wenn Muskelschmerzen, Streß oder Müdigkeit sich schnell auflösen, aber schnell wiederkehren, kann dies *Blutmangel* anzeign. Die Muskeln werden dann nicht gleichmäßig ernährt, auch wenn sie mit *Blut* versorgt werden. Es ist wichtig zu fragen: Was und wann ißt dieser Patient?

Wie sind seine Schlafgewohnheiten? Wieviel arbeitet er? Was tut er? usw. Wenn der Mangelzustand durch Gewohnheiten verursacht ist, kann der Patient hierüber beraten werden und wenn die Gewohnheiten des Patienten positiv sind, aber dennoch ein Mangelzustand besteht, erfordert dies eine weitere Diagnose und Behandlung.

Ein paar Dinge über Kaffee

Wenn ein Patient Blut, Flüssigkeit, *Qi* oder *Jing* durch ein „Leck" verliert, muß man vor der Wiederherstellung zuerst das Leck stopfen. Dies trifft z.B. zu für starke menstruelle Blutungen, schwitzen, urinieren, körperliche Betätigung, Sex, Arbeit, Krankheit, Streß, Drogen wie Haschisch, Kokain, Amphetamine, Schlafmangel usw. usw..

Regelmäßiger Kaffeegenuß hat dieselben Auswirkungen, als ob sie ein kleines Loch im Boden ihres Bootes haben. Es ist ein ständiges kleines Leck. Als täglich zugeführtes Diuretikum beraubt der Kaffee den Körper von wasserlöslichen Nährstoffen: B-Vitamine, Vitamin C, genauso wie die Mineralien Kalzium und Magnesium. Dies wird jeglichen schmerzhaften Zustand verstärken, den Patienten ermüden und sein Bedürfnis nach mehr Kaffee verstärken. Kaffee kann die Heilung bei muskuloskelettalen Störungen verlangsamen und sogar verhindern. Ich glaube auerßdem, daß Kaffee-Mißbrauch zu der Prävalenz von Hitzewallungen bei Frauen in der Menopause im Westen beiträgt. Die diuretische Aktivität erschöpft ernsthaft das *Yin*, das in diesem Alter sowieso bereits abnimmt. Die Erschöpfung des *Yin* entwurzelt das *Yang*, das in der Folge unkontrolliert nach oben und an die Oberfläche dringt. Schon bald erschöpft sich auch das ungezügelte *Yang* und die Patientin friert zwischen den Hitzewallungen.

Koffein jeglicher Art erhöht die Miktionsfrequenz. Dies erschöpft die Nieren und schwächt die Yang-Regionen, die mit den Nieren in Verbindung stehen, wie z.B. den Rücken und die Knie. Ich empfehle Kaffee ganz wegzulassen. Chronische, schmerzhafte Zustände verringern sich unter der Behandlung, weil der Patient die Lecks gestopft hat. Nach der Genesung kann Kaffee wieder getrunken werden, aber besser als gelegentlicher Genuß, nicht als tägliche Gewohnheit.

Was sagt Ihnen die Art des Sha

Das Ergebnis der *Gua-Sha*-Behandlung variiert je nach dem Zustand. Ein Fülle-Zustand reagiert anders als ein Mangelzustand, lange bestehendes *Sha* unterscheidet sich von Frischem. Wie weiß man nun, ob die schmerzverursachende Stauung ein Fülle- (*Shi*) oder Mangel-Zustand (*Xu*) ist? *Gua Sha* kann hierbei ein wertvolles diagnostisches Werkzeug sein.

Wir wissen, daß, wenn ein *Blutmangel* besteht, das *Blut* auch nicht gut bewegt wird und stagniert. Paragraph 62 im *Shang Han Lun* sagt, daß ein tiefer, langsamer Puls und leichte Schmerzen mit einem *Blutmangel* assoziiert sind.

Der Mangeltyp des Außen-Schmerzes ist dumpf, bohrend und anhaltend. Das sichtbare *Sha* ist zwar vorhanden, aber nicht gerade üppig. Es kann dunkel oder hell sein, aber ist sieht immer dünn aus. Der Patient fühlt sofort eine Erleichterung der Schmerzen aufgrund der gelösten Stase, aber ein leichter Schmerz kann vielleicht wiederkommen.

Das zeigt ein Mangel-(*Xu*) *Sha* und eine Mangel-Antwort auf die Behandlung an. Es macht deutlich, daß auch bei aufgelöster *Blutstase* das neu einströmende Blut dieses Gebiet nicht mit ausreichend Wärme oder Nährstoffen versorgen kann. Die Muskeln fangen an wieder zu schmerzen und in einem gewissen Sinne hungern sie. Der Schmerz ist jedoch nicht ausgeprägt. Obwohl *Gua Sha* eine angemessene Technik zur Lösung von *Blutstau* bei *Blutmangel* ist, muß die anschließende Behandlung das Tonisieren (*Bu*) und Ergänzen des *Qi* und *Blut* durch Ernährung, körperliche Bewegung, Akupunktur und Kräuter sein.

Wenn an der Oberfläche ein Schmerz durch Fülle- (*Shi*) Stau besteht, erhält man sehr viel mehr *Sha*. Das *Sha* ist satt in der Farbe, rot, purpur oder schwarz. Je dunkler das *Sha*, desto länger besteht der *Blutstau*. *Gua Sha* löst den Schmerz sofort auf und jeder dadurch bedingte innere Schmerz wird gleichermaßen mit beeinflusst. Erleichterung ist zu spüren, und augenblicklich tritt eine Änderung der Gemütslage ein.

Außerdem können Reaktionen auftreten, die etwas gemäßigter sind und Zwischenstufen von Mangel und Fülle entsprechen. Wenn *Gua Sha Blutstau* an die Oberfläche bringt, zeigt dies immer, daß Stagnation vorhanden war und Stagnation ist immer auch eine Form von Fülle. Wenn das *Sha* heller ist, handelt es sich um eine kürzere Krankheitsdauer, wenn es dunkler ist, besteht es schon erheblich länger.

Behandlung von oberem Rücken, Schultern und Nacken

Position

Zur Behandlung dieser Region ist die sitzende Position, mit locker im Schoß liegenden Armen, am besten. Wenn die Arme auf einen Tisch gestützt sind oder auf den Armlehnen ruhen, werden die Muskeln des oberen Rückens und des Nackens zusammengepresst und die Möglichkeit der vernünftigen Palpation und *Gua-Sha*-Anwendung reduziert sich (Abb. 5.12). Patienten heben oft die Arme, um sie auf etwas zu stützen. Dies kann Streß oder eine Schwäche im Rücken anzeigen.

Ich lasse den Patienten mit dem Gesicht zum Tisch sitzen. Dann lege ich ein Kissen zwischen den Behandlungstisch und den Patienten. Die Hände sollen im Schoß liegen und das Kissen polstert den Oberkörper etwas ab, wenn sie sich gegen die Tischkante lehnen. Außerdem lege ich ein zweites, kleineres Kissen unter die Stirn. In dieser Position sind – wie in keiner anderen – der Nacken und die Schulterpartie gut zugänglich und entspannt. Der Patient muß sich nicht gerade halten, aber der Körper hat dennoch Unterstützung.

Lagerungskissen stützen den Rücken so ab, daß der Patient bequem in Bauchlage liegen kann. Mit diesen Hilfsmitteln können Nacken, Schultern und oberer Rücken gleichzeitig mit dem Lendenbereich behandelt werden (siehe Abb. 5.12).

Technik: Gua Sha am oberen Rücken

Als erstes empfehle ich die Behandlung der Wirbelsäule und somit des *Du Mai*. Die Haut über der Wirbelsäule sollte entspannt und nicht gestrafft sein. Schaben Sie nur leicht darüber. Gehen Sie erst vollständig nach unten und behandeln Sie dann die Regionen rechts und links neben der Wirbelsäule. Folgen Sie den Teilbereichen wie in Abb. 5.11 A; die erste Blasenleitbahn ist 1 - 1,5 *Cun* neben der Medianlinie. Dieser Teil der Leitbahn enthält die *Shu*-Punkte, die mit den inneren Organen verbunden sind. Abb. 5.3 zeigt die *Shu*-Punkte und listet die entsprechenden Organe auf.

Wenn der erste Teil auf einer Seite der Wirbelsäule abgeschlossen ist, wiederholen Sie den Vorgang, wenn gewünscht, auf der anderen Seite (Abb. 5.13, Foto 9).

Technik: Gua Sha an den Schultern

Bei Schulterproblemen sollten Sie immer sicherstellen, daß Sie auch medial des Skapularandes behandeln. Abb. 5.3 zeigt, daß dieses Gebiet den Schulter-*Yu*-Punkt Bl 43 beinhaltet. Er gilt als der Triggerpunkt für den gesamten Schulterbereich. Von der Nackenbasis aus schaben Sie am Oberrand der Schulter nach außen und dann abwärts bis zum Oberrand des Schulterblattes. Die *Gua-Sha*-Striche sollten sich immer dem Verlauf der Körperkonturen anpassen. Bald werden Sie ein Gefühl dafür bekommen, welche Art von Strichführung für die jeweilige Muskulatur am besten ist. Sie sollten immer erst bei einer Partie auf das vollständige *Sha* warten, bis Sie zur benachbarten Region übergehen.

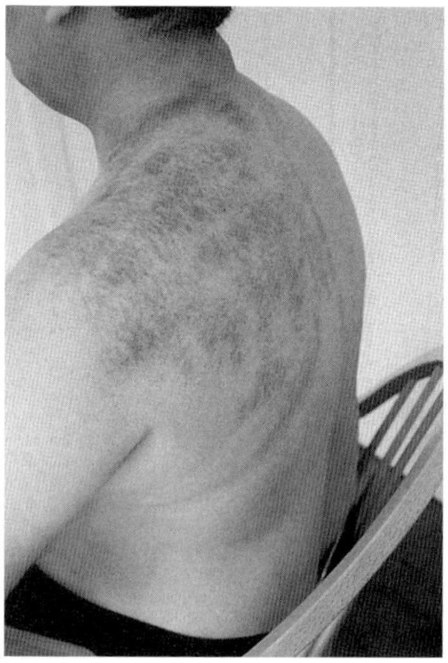

Abb. 5.13 Gua Sha an der linken Schulter und am oberen Rücken (Foto 9).

Gua Sha wird fast immer von „Nord nach Süd" durchgeführt, das heißt, von oben nach unten. Die mehr lateralen Anteile des Körpers genau wie die Schultern werden immer effektiver behandelt, wenn *Gua Sha* in Muskelfaserrichtung durchgeführt wird (Abb. 5.11 C und D). Am Hinterhaupt schaben Sie bis in die Haaransatzlinie hinein (Abb. 5.11 B).

Schmerzende Regionen, speziell der Schultern, können den Patienten zu einer Schonhaltung zwingen. Wenn die Schulter nur in einer bestimmten Position schmerzt, sollte der Patient während der Behandlung genau

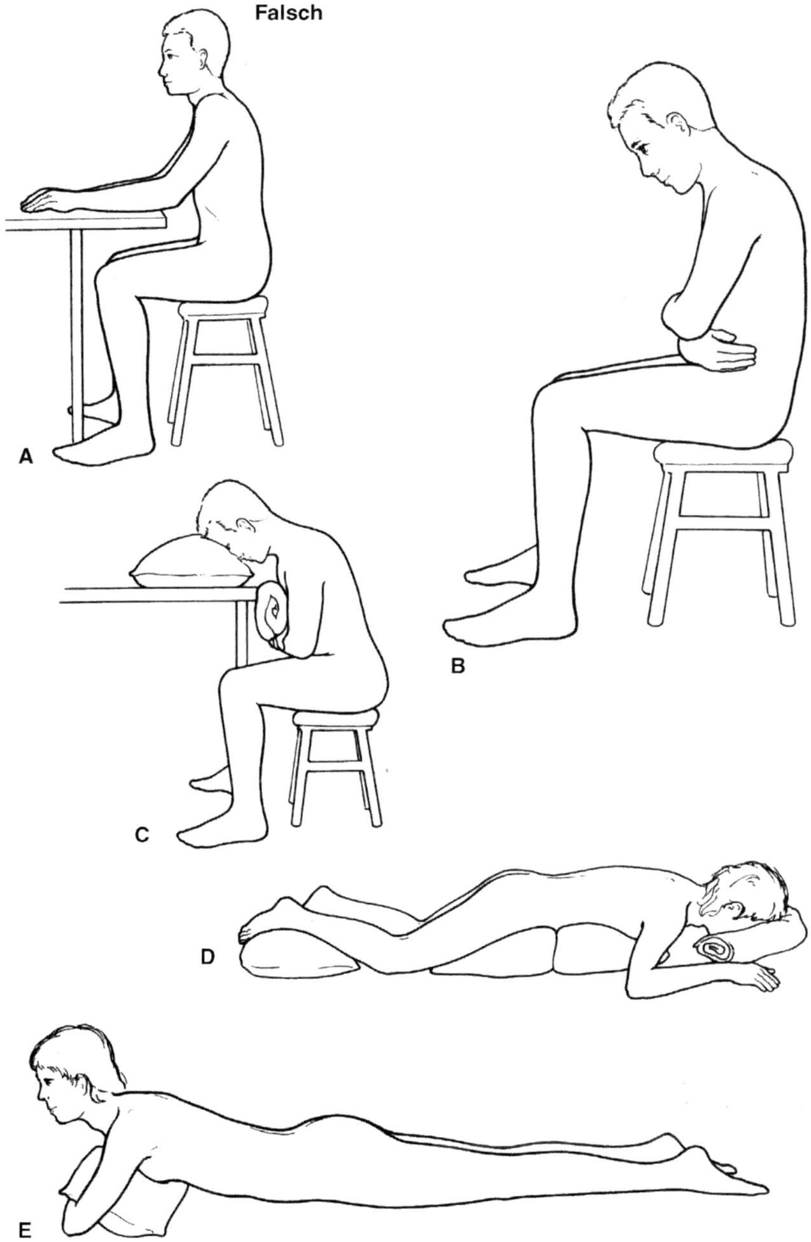

Abb. 5.12: *Gua-Sha*-Anwendung an Nacken, Schultern und oberen Rücken. (A) Falsche Sitzposition. Die Arme sind auf den Tisch aufgestützt. (B) Richtige Sitzposition. Die Hände liegen im Schoß, der Kopf ist locker nach vorn geneigt. (C) Richtige Sitzposition. Der Oberkörper ist an den Tisch gelehnt, die Arme liegen im Schoß. Kopf und Oberkörper werden durch Kissen gestützt. (D) Richtige Bauchlage. Der Rücken wird gestützt, der Nacken ist entspannt. Optimal zur Behandlung des gesamten Rückens. (E) Falsche Bauchlage. Weil der Rücken durchgedrückt ist, spannt sich der Nacken an.

diese Körperhaltung einnehmen. Oft ist es nur eine bestimmte Position oder Bewegung, die die schmerzende Stelle freigibt, welche unbedingt mit Akupunktur und *Gua Sha* behandelt werden sollte. Das Positionieren des Armes ist z.B. entscheidend für die Behandlung des Frozen-Shoulder-Syndroms. Die richtige Position ist für die Anwendung von *Gua Sha* genauso wichtig, wenn sie ohne Akupunktur erfolgt.

Wenn *Gua Sha* z.B. am M. latissimus dorsi, proximal des Armes angewendet werden soll, ist es erforderlich, daß der Arm bis 60° in Anteversionsstellung gebracht und der Ellbogen aufgestützt wird (siehe Abb. 5.21 C), um den Muskel maximal zu exponieren.

Technik: Gua Sha am Nacken

Der Nacken kann am besten in der sitzenden Position behandelt werden (siehe Abb. 5.12). Wenn der Kopf zu weit nach vorn geneigt ist, werden die Muskeln des Nackens zu straff, um *Gua Sha* effektiv durchzuführen. Wenn die Schmerzen und Bewegungseinschränkungen vom seitlichen Nacken ausgehen, scheuen Sie sich nicht, *Gua Sha* an den Halsseiten durchzuführen. Man kann auch dem Verlauf des M. sternocleidomastoideus abwärts folgen. Bitte denken Sie daran, daß der Nacken um einiges empfindlicher als der Rücken ist, also sollten Sie sehr vorsichtig vorgehen. Einige Patienten bekommen am Nacken kalte Schauer oder sind dort sehr kitzlig.

Indikationen: Oberer Rücken, Schultern und Nacken

Jeder Schmerz der Augen, der Nase, des Halses, des Kopfes, der Schultern, des oberen Rückens, des Nackens, des Brustkorbes, der Brüste, der Arme, der Ellbogen oder der Hände kann Stagnation im oberen Rücken, Schulter und Nacken anzeigen (Abb. 5.14, Foto 10). Dies umfaßt sämtliche Störungen der oberen Extremität. Lungenerkrankungen beispielsweise werden am effektivsten durch *Gua Sha* am oberen Rücken beeinflusst, ebenso Husten durch Bronchitis, Emphysem, Asthma und Pneumonie (siehe Kapitel 7).

Nachdem Sie die Behandlung von Nacken und oberen Rücken abgeschlossen haben, sollten Sie die betroffene Region sanft massieren. Bitten Sie den Patienten aufrecht zu sitzen und Kopf, Nacken und Arme zu bewegen. Falls der Patient Muskelschmerzen hatte, fragen Sie ihn, ob er noch irgendwo Schmerzen hat. Sehr häufig sind nach der Behandlung 95-100 % der Schmerzen verschwunden. Die Bereiche, die Sie vor der Behandlung palpiert haben, werden nun weicher und weniger angespannt oder knotig sein.

Nun können Sie Regionen, die vorher auf Druck überempfindlich reagiert haben, problemlos betasten. Wenn immer noch ein Schmerzpunkt oder Verhärtungen vorhanden sind, oder sich der schmerzhafteste Punkt verlagert hat, palpieren Sie diesen Punkt, desinfizieren Sie die Stelle mit Alkohol und akupunktieren Sie mit intensiver Stimulation. Fragen Sie den Patienten, ob er das *De-Qi*-Gefühl spürt. Dann fetten Sie die Stelle ein und führen erneut *Gua Sha* durch. Beginnen Sie darüber und enden sie darunter. Obwohl es erst so ausgesehen hat, als ob alles *Sha* nach oben gekommen wäre, wird es jetzt noch vermehrt nach oben kommen oder dunkler werden.

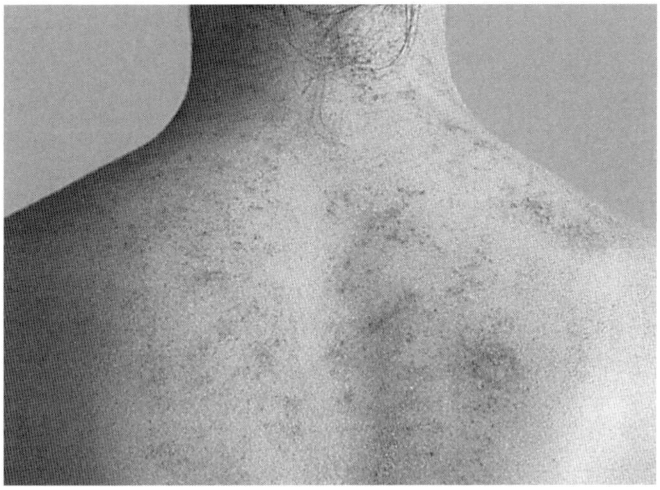

Abb. 5.14: *Gua Sha* an Nacken und Schulter bei Schmerzen nach einem Schleudertrauma (Foto 10)

Dr. So spricht von Schmerzen wie von einem Zahlenkreis. Dem schmerzhaftesten *Ah-Shi*-Punkt wird die höchste Zahl zugeteilt und dem am wenigsten schmerzenden Punkt die kleinste Zahl. Wenn Sie aber den schmerzhaftesten Punkt wegbehandelt haben, können die vorher weniger schmerzhaften Punkte nun als viel schmerzhafter erlebt werden, weil sie nun nicht länger im Schatten der schmerzintensivsten Punkte liegen. Dieses Phänomen kann beide, den Behandler sowie den Patienten, verwirren, sofern es nicht erklärt wird. Einige Schulen nennen dies „Jage den Drachen", was soviel bedeutet wie „Behandle nach und nach alle auftauchenden Ah-Shi-Punkte, bis der gesamte Schmerzkomplex vollständig verschwunden ist". Manchmal verschwindet der Schmerz und wenn der Patient das nächste Mal kommt, ist der Schmerz plötzlich an einer anderen Stelle. Hierbei handelt es sich um dasselbe Phänomen.

Behandlung des Mittleren Rückens

Position

Um den mittleren Rücken zu behandeln, ist die Position in Bauchlage zu bevorzugen (Abb. 5.15). Wenn Sie keine Behandlungsliege mit einem Gesichtsloch haben, können Sie auch ein Kissen unter den Bauch legen, so daß die mittlere Region gestützt wird und der Rücken nicht durchhängt. Ein normal großes Kissen kann zur Unterstützung von den Schultern bis zur Symphyse unter den Patienten gelegt werden. Das beugt Rückenverspannungen vor. Der Kopf ist zu einer Seite geneigt, diese Position kann jedoch alle paar Minuten verändert werden, so daß keine Nackenverspannungen entstehen können. Ideal ist weiterhin ein Stützkissen unter der Stirn (siehe Abb. 5.15 B). Die Unterschenkel können ebenfalls unterstützt oder über das Ende der Liege gehängt werden. Die Arme sollten an den Seiten ruhen und nicht über den Kopf gehalten werden. Der Patient muß entspannt sein.

Manche Patienten können nicht flach auf einer Liege liegen. Am besten setzen diese sich auf einen Stuhl vor den Tisch, legen den Kopf auf ein Kissen auf dem Tisch und die Arme liegen im Schoß (siehe Abb. 5.12 C). Aufrechtes Sitzen auf einem Hocker ist ebenfalls möglich (siehe Abb. 5.12 B).

Technik

Palpieren Sie die *Ah-Shi-* oder Triggerpunkte des betroffenen Gebietes und behandeln Sie zunächst mit Akupunktur. Anschließend führen Sie *Gua Sha*, wie im vorigen Abschnitt beschrieben, durch. Also zuerst das Lenkergefäß, dann direkt neben der Wirbelsäule und zuletzt lateral dieser Linie.

Wenn *Gua Sha* vollständig durchgeführt wurde, darf man nicht erwarten, daß man die *Sha-* Linien nur dort findet, wo auch Meridiane verlaufen. Vielmehr sollte das *Sha* über allen Muskeln lateral der Wirbelsäule heraufgebracht werden, als ob die gesamte Region coloriert worden ist. Wenn eine Seite fertig ist, behandeln Sie anschließend die gegenüberliegende Seite.

Falls Sie Ihre Behandlung auf die lateralen Rippen ausdehnen wollen, sollten Ihre *Gua-Sha-*Striche der Kontur der Rippen nach unten außen folgen (siehe Abb. 5.11 C).

Indikationen

Jedes Symptom oder Störung des Abdomens – oberes, mittleres oder unteres – wird durch *Sha-*Auflösung im Bereich des mittleren Rückens beeinflusst werden. Zum Beispiel können dies sein: jegliche abdominelle Schmerzen, Völlegefühle, Blähungen oder Windverhalt, einfache Magenschmerzen bis hin zum Magengeschwür, Gastritis und Kolitis, Durchfall und Verstopfung, Hepato- und Splenomegalie, Leber-Qi-Stau oder *Blutstau*, Tumore. Die Auflösung von *Sha* bewegt das Blut, das in der Oberfläche gefangen ist und fördert den Blut- und Lymphfluß in die Gewebe, Organe und in die Körperhöhlen. Mittels dieses Vorgehens werden überhitzte Gebiete gekühlt und kalte Gebiete gewärmt (Abb. 5.16, Foto 11). Man muß immer im Hinterkopf behalten, daß Gesundheit den unbehinderten Fluß von *Qi*, Schleim, Nährstoffen, Blut und Körperflüssigkeiten widerspiegelt. Die Erkenntnis über die zerstörerischen Folgen von Stauungen ist wie das Salz in der Suppe der Chinesischen Medizin. Was als

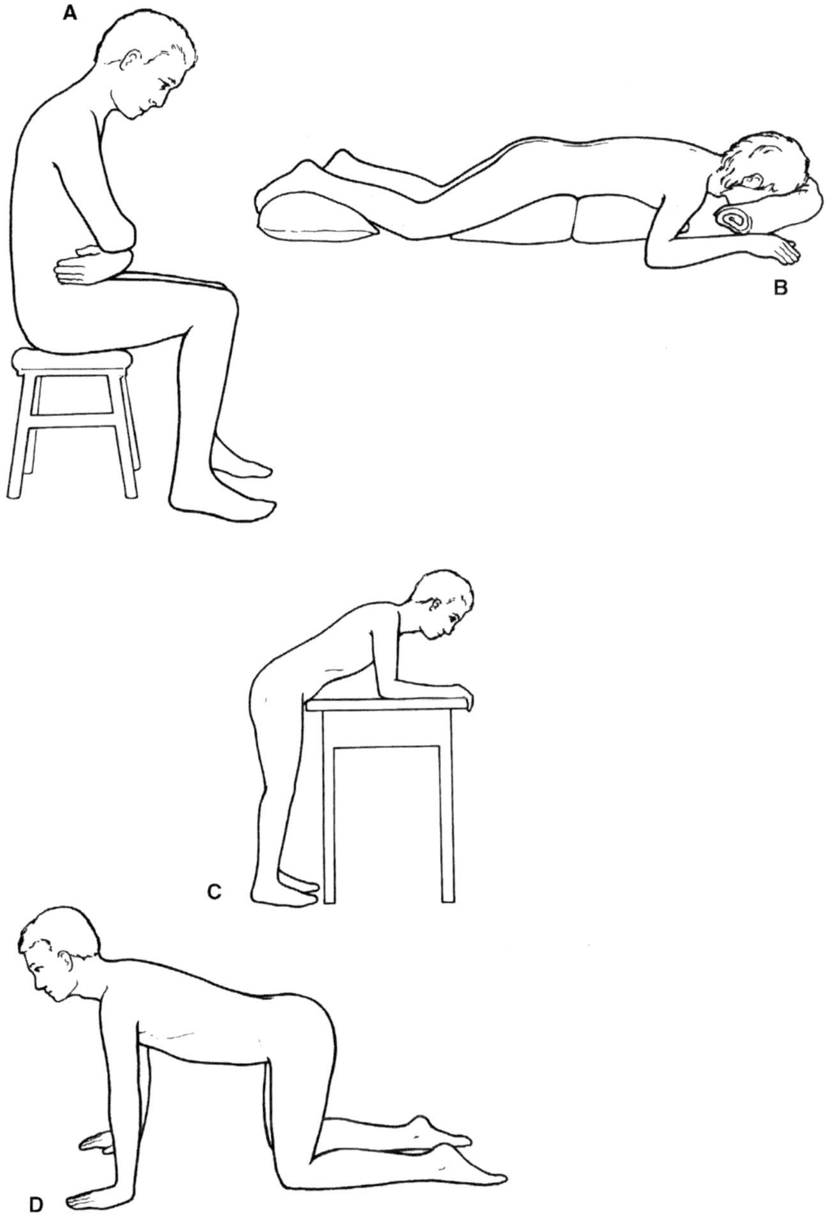

Abb. 5.15: (A-D) sind Positionen zur Durchführung von *Gua Sha* am mittleren und unteren Rücken. (C) und (D) können zur Behandlung des unteren Rückens, Beckenkamms und Taille verwendet werden. (D) gibt das Ischium und den Gesäßbereich frei.

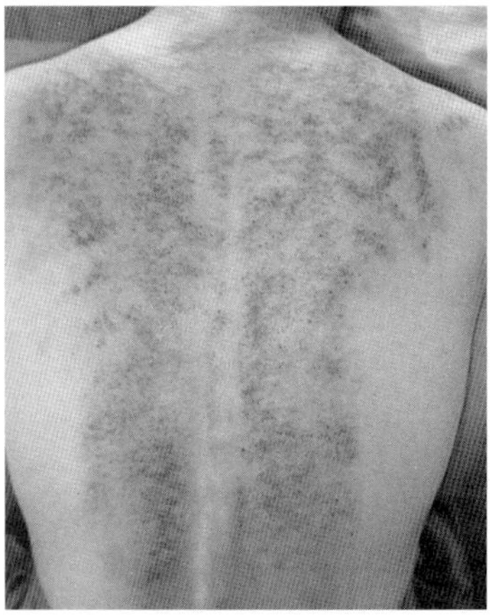

Abb.5.16: *Gua Sha* am gesamten Rücken bei Kälte und Yang-Mangel (Foto 11).

subklinischer Zustand erscheinen mag und den westlichen Arzt dazu verleitet, zu sagen: "Ich kann nichts Krankhaftes bei Ihnen feststellen", wird für einen chinesischen Arzt in die Kategorie „Alarmzustand durch Fülle" fallen, weil nach dieser Lehre jede Krankheit oder Störung als Stauung von *Qi*, Nahrung, Körperflüssigkeiten, Schleim oder Blut beginnt. Die Prävention von Erkrankungen mit dem Ziel der Verlängerung des Lebens und Verbesserung der Lebensqualität ist direkt mit der Fähigkeit verbunden, frühe Zeichen zu erkennen und zu korrigieren.

Behandlung des unteren Rückens

Kreuzschmerzen sind eine sehr häufige Klage. Ob der Schmerz nun ursprünglich muskulär ist oder auch die Bandscheiben, Sehnen oder Bänder beteiligt sind, die Anwendung von *Gua Sha* kann den Heilvorgang verbessern.

Position

Diese Region kann in Bauchlage, sitzend, stehend und in angelehnter Position behandelt werden, manchmal auch auf allen Vieren („Katzenhaltung") (Abb. 5.15). In der zu behandelnden Region sollte die Muskulatur entspannt sein und immer ist es wichtig, daß der Patient sich in dieser Haltung auch wohlfühlt.

Technik

Palpieren Sie zunächst die empfindlichsten Punkte im Kreuzbereich und markieren Sie sie. Aber bevor Sie anfangen zu behandeln (mit Nadeln oder *Gua Sha*), tasten Sie am besten noch den oberen und mittleren Rücken sowie die Rückseite des Beines nach *Ah-Shi*-Triggerpunkten ab. Schmerzpunkte in dieser Region können distale Triggerpunkte für die Kreuzregion sein. Wenden Sie *Gua Sha* im Schmerzbereich des unteren Rückens, jedoch speziell auch an den Schmerzpunkten am oberen und mittleren Rücken sowie – wenn nötig – am Oberschenkel an.

Die Behandlungsweise des unteren Rückens ist die gleiche wie für den oberen und mittleren Rücken. Beginnen Sie mit dem Lenkergefäß und folgen Sie den Sequenzen in Abb. 5.11 A und C. Vervollständigen Sie immer eine Linie, bevor Sie mit der nächsten beginnen.

Der M. quadratus lumborum setzt an den unteren Rippen und am Beckenkamm an. Eine Verletzung dieses Muskels findet sich häufig bei Rückenschmerzen. Führen Sie die Behandlung in dieser Region besonders gründlich durch und schaben Sie entlang der unteren Rippen nach lateral. Zusätzlich schaben Sie am Oberrand des Beckenkammes vom Zentrum in die Peripherie. Die beste Behandlungsposition ist, wenn der Patient sich anlehnt.

Manchmal gibt eine sitzende, angelehnte oder katzenbuckelhafte Position den Beckenkamm und die Region des M. glutaeus medius besser frei (Abb. 5.15 C, D). Wenn der Rumpf gedehnt und exponiert ist, ist es wichtig, daß die *Gua-Sha*-Striche in die Tiefe gehen, wie eine kräftige Massage in diesem Bereich. Der Erfolg ist oft bemerkenswert, denn die Patienten können häufig sofort danach aufstehen, sich normal bewegen und sind von den Schmerzen befreit.

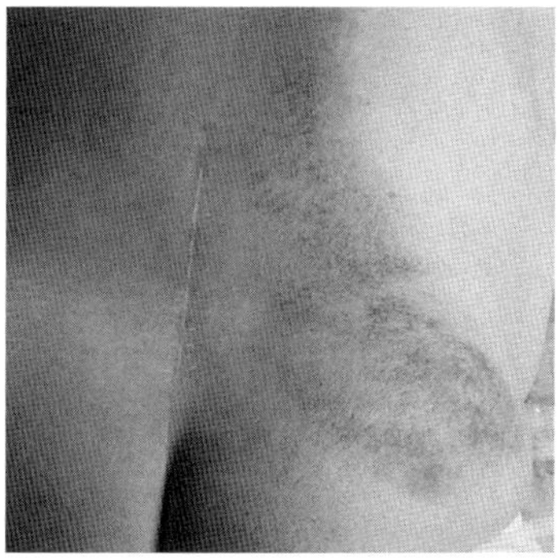

Abb. 5.17: *Gua Sha* am unteren Rücken und Gesäß bei Knieschmerzen (Foto 12)

Indikationen

Gua Sha am unteren Rücken ist bei Schmerzen oder Stauchungen des Kreuzbereiches, inklusive Bandscheibenschäden, unbedingt erforderlich. Außerdem sollte jedes Problem des Abdomens oder auch unteren Abdomens – sei es mit oder ohne ausstrahlende Rückenschmerzen – mit *Gua Sha* am mittleren und unteren Rücken behandelt werden. Die Kreuzgegend ist fast immer bei Problemen der unteren Extremität mit involviert (Abb. 5.17, Foto 12).

Behandlung der Hüften

Position

Die Hüftgegend kann in Bauch- und Seitenlage behandelt werden (Abb. 5.18).

Technik: Gua Sha der Hüfte in Bauchlage

In Bauchlage palpieren und nadeln Sie zunächst die Kreuzgegend und die lateralen Anteile. In diesen Bereichen liegen Triggerpunkte für Knie und Bein. Die *Gua-Sha*-Striche sollten den anatomischen Linien vom Sakrum nach außen und leicht unten folgen. Wenn die Triggerpunkte behandelt sind, kann das *Qi* wieder frei zu den Extremitäten fließen. Die alleinige Behandlung einer Extremität ohne die entsprechenden Triggerpunkte im Kreuzbereich kann eine Verschlechterung der Beschwerden der Extremität zur Folge haben. Der Grund daür ist folgender: ein vernünftiger Energiefluß von und zur Extremität wurde nicht wieder hergestellt, so daß die alleinige Stimulation der Problemzone zu weiterer Stauung führt. Die Behandlung der Triggerpunkte stellt einen Kreislauf her, welcher der distal gelegenen Problemzone Blut und *Qi* zu- und abführt.

Indikationen: Gua Sha der Hüften in Bauchlage

Die Behandlung der Hüfte ist geeignet für die Behandlung lokaler Schmerzen oder Beschwerden, die vom Beckenbereich nach vorne ausstrahlen. Dies beinhaltet Probleme der Menstruation, des Uterus, der Ovarien, der Blase, des Dünn- und Dickdarmes, des Rektums, der Prostata oder der Genitalien. Lokale Schmerzen der Hüften, der glutaealen Muskelgruppe, des Piriformis oder auch Ischiasschmerzen, die in der Hüftgegend lokalisiert sind, können mit dieser Methode in Bauchlage behandelt werden.

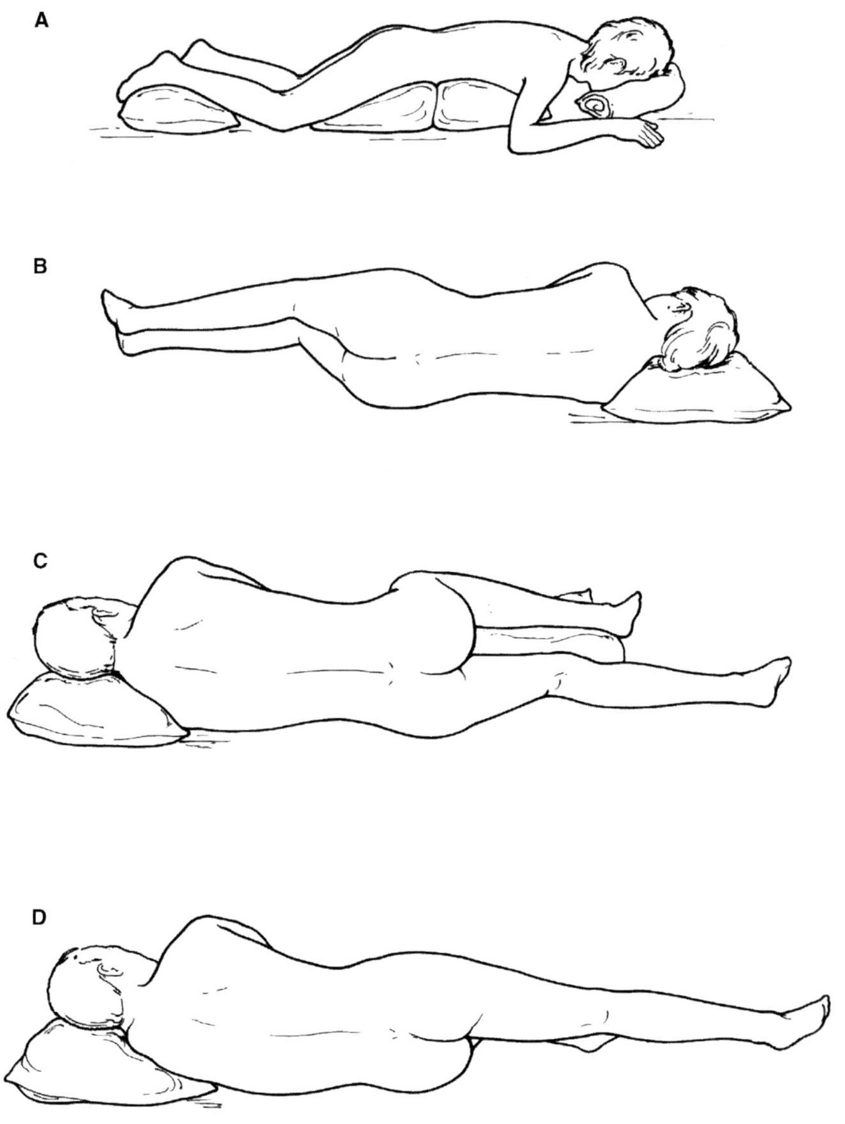

Abb. 5.18: Behandlung der Hüften. (A) Bauchlage bei Ischialgie. (B) Seitenlage bei lateralen Ischiasbeschwerden. (C) Seitenlage. Oberes Bein angewinkelt, unteres Bein ausgestreckt. (D) Seitenlage. Oberes Bein ausgestreckt, unteres Bein angewinkelt.

Ischiasschmerz, der sich vom Rücken aus auf die Dorsalseite des Beines hinunterzieht (Blasenleitbahn), stammt häufig aus der Gegend lateral des Sakrums (siehe Abb. 5.17). Die Position in Bauchlage bietet hierfür den besten Zugang.

Technik: Gua Sha der Hüften in Seitenlage

Bei Ischiasschmerz, der lateral am Bein nach unten zum lateralen Fußrand zieht (Gallenblasenleitbahn), ist die Seitenlage am besten geeignet. Die betroffene Seite muß nach oben zeigen. Das untere Bein ist ausgestreckt, das obere Bein ist angewinkelt und ruht auf einem Kissen (siehe Abb. 5.18 C). Diese Position gibt das Hüftgelenk frei und exponiert die erforderlichen Triggerpunkte. Wenn Hüftschmerzen im lateralen Hüftgelenksbereich bestehen, bitten Sie den Patienten, das untere Bein anzuwinkeln und das obere Bein auszustrecken. Dies gibt die betroffene Hüftgelenksregion frei (siehe Abb. 5.18).

Die Palpation erfolgt von proximal der Schmerzen nach lateral distal, entlang der betroffenen Zone oder Leitbahn. Häufig ist der zentrale Triggerpunkt Gb 30, der Hauptschmerzpunkt bei Ischialgie. Die *Gua-Sha*-Striche folgen der Vertiefung abwärts der Hüftregion, die durch diese Lagerung entsteht. Schaben Sie nach außen, wenn die Glutaeus-medius-Region betroffen ist. *Gua Sha* kann in diesem Gebiet oft unangenehm sein, besonders wenn es sich um einen adipösen Patienten handelt. Gehen Sie hier vorsichtig vor. Häufige, leichte Striche führen zum gleichen Ergebnis wie wenige, stärkere. *Gua Sha* kann ebenso am Oberschenkel durchgeührt werden, wenn der Schmerz bis ins Bein zieht (siehe auch Kapitel 7 und Abb. 5.19, Foto 13).

Indikationen: Gua Sha der Hüften in Seitenlage

Zusätzlich zu ischialgiformen Schmerzen kann *Gua Sha* der Hüften in Seitenlage viele Beinbeschwerden behandeln: Spastik, Schmerzen, Taubheit und Lähmung des Beines, Gangstörungen, Beinlängendifferenzen (behandeln Sie das längere Bein!), jede einseitige Störung im Beckenbereich, Hüftschmerzen, jedes Problem im Zusammenhang mit der Gallenblasenleitbahn inkl. temporale Migräne, Hörstörungen oder Ohrenerkrankungen, besonders wenn sie mit Fülle-Symptomen in der Gallenblasen- und Leberleitbahn assoziiert sind.

Behandlung des Sitzbeins

Position

Das Os Ischiadicum ist das Sitzbein, das Ende des Rumpfes. *Sha* kann hier vom Sitzen auf kalter Unterlage zurückbehalten werden (siehe Abb. 4.2, Foto 1). Die Anwendung von *Gua Sha* am Sitzbein direkt kann dann erforderlich sein.

Die beste Möglichkeit, das Sitzbein zu exponieren, ist, den Patienten die Katzenhaltung einnehmen zu lassen (siehe Abb. 5.15 D). Wenn die Unterwäsche abgelegt wird, sind die Region des Sitzbeins und die Oberschenkelrückseite sehr gut zugänglich.

Technik

Gua Sha wird durchgeführt, indem oberhalb der betroffenen Region begonnen und dann abwärts in Richtung Oberschenkel weiterbehandelt wird. Prüfen Sie auch unbedingt. ob die dorsale Oberschenkelregion betroffen ist und behandeln Sie diese mit (siehe Kapitel 7).

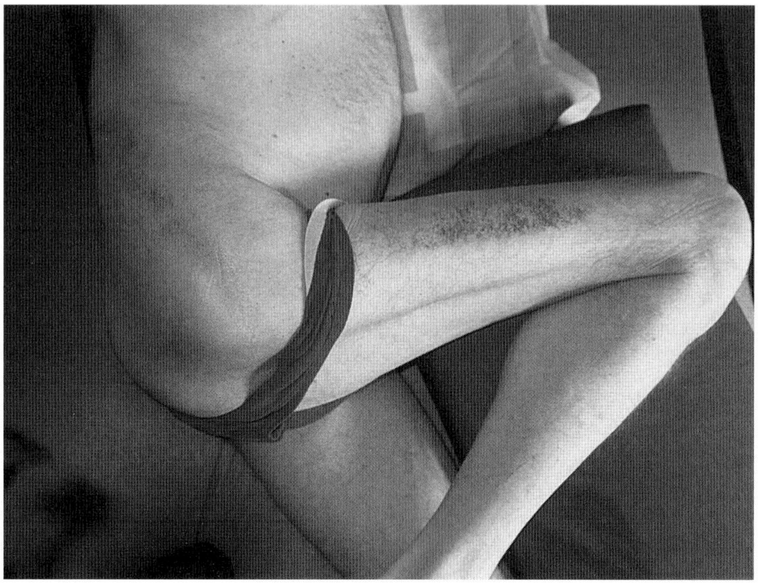

Abb. 5.19: *Gua Sha* am Gesäß und Bein bei Ischialgie, Beinschmerzen oder anderen Beinproblemen wie Schwäche oder Lähmung (Foto 13).

Indikationen

Schmerzen am Sitzbein, Schmerzen entlang der Beugemuskulatur des Oberschenkels oder des Blasenmeridians. Hämorrhoiden, Analschmerz oder Prolaps, Analfisteln oder angezeigte Lymphdrainage der Beckenetage

Behandlung des Steissbeins

Position

Für die Behandlung des Steißbeins eignet sich am besten die Bauchlage oder die Katzenhaltung. Die angelehnte Position können Patienten einnehmen, die zu den anderen Positionen nicht fähig sind (siehe Abb. 5.15).

Technik

Therapeuten, die *Gua Sha* ohne die Akupunktur anwenden, sollten vor der Behandlung die Region mit Öl massieren und sämtliche überempfindlichen oder verhärteten Stellen oberhalb und unterhalb des Sakrums sowie im Rücken- und Oberschenkelbereich registrieren. Seien Sie in diesem Bereich vorsichtig mit der Anwendung von ätherischen Ölen wie Wick, damit sie nicht in die Nähe der sensiblen Analschleimhaut geraten. Die Stoffe der ätherischen Öle können diese empfindliche Region unangenehm reizen.

Die *Gua-Sha*-Striche sollten von oberhalb des Sakrums bis zum Steißbein abwärts gehen. Die Striche sollten leicht ausgeführt werden. Es ist ebenso wichtig, die Region lateral des Sakrums und des Kreuzbeins mit einzubeziehen.

Indikationen

Angewendet werden kann *Gua Sha* am Steißbein bei Steißbeinschmerzen, die nach einer Schwangerschaft aufgetreten sind oder durch einen Sturz oder Prellung entstanden sind und sich chronifiziert haben. Nützlich ist es ebenfalls bei Problemen im Rektoanalbereich wie z.B. Hämorrhoiden, Analfisteln, Prolaps, Rektum- oder Analschmerzen. Denken Sie daran, daß *Gua Sha* bei frischen Verletzungen, die mit Blutergüssen oder Hautabschürfungen einhergehen, nicht angewendet werden sollte.

Behandlung spezieller Körperzonen: Rippen, Brust, Schulterblatt und laterale Körperpartie

Gua Sha wird am häufigsten an den oben beschriebenen Körperregionen angewendet. Jedoch können damit andere Bereiche wie z.B. Rippen, Brust, Schulterblatt und laterale Körperpartie behandelt werden.

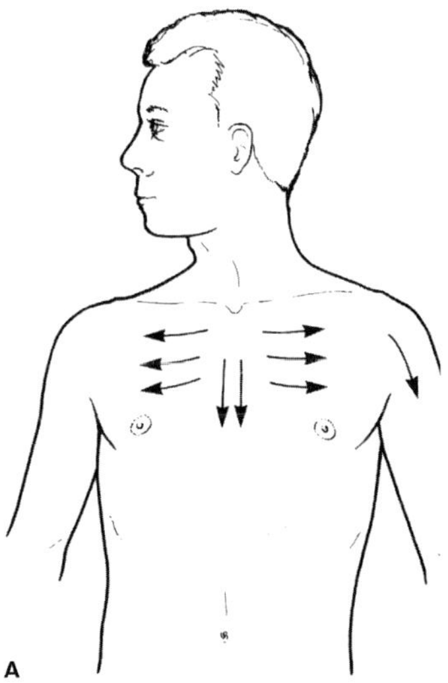

A

Position zur Behandlung der Brust

Die Brust kann im Sitzen oder in der Rückenlage behandelt werden (siehe Abb. 5.20).

Position zur Behandlung der Rippen und der lateralen Körperpartie

Die Rippen und die laterale Körperpartie können in jeder Position behandelt werden, die dem Patienten angenehm ist und die den betroffenen Bereich freigibt. Im Sitzen, in Bauch-, Rücken- oder Seitenlage (siehe Abb. 5.18 A und B und Abb. 5.20). Möglicherweise müssen Sie den Patienten bitten, während der Behandlung die Position zu verändern, z.B. den Arm

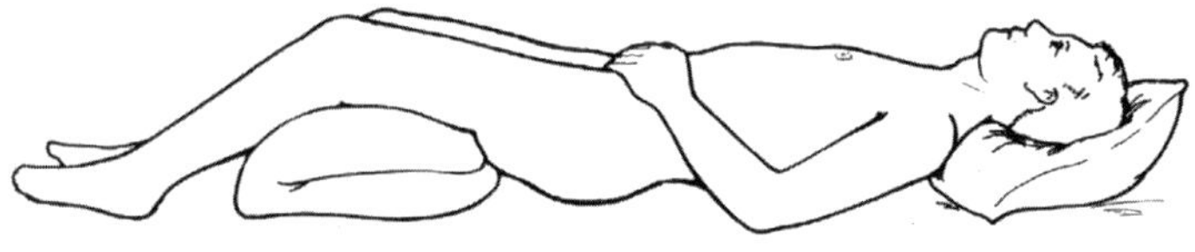

B

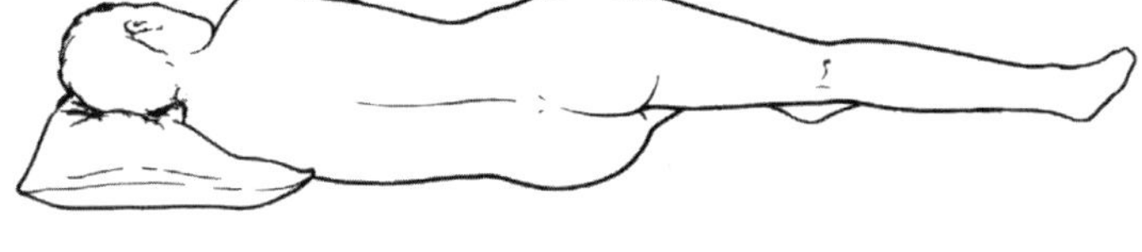

D

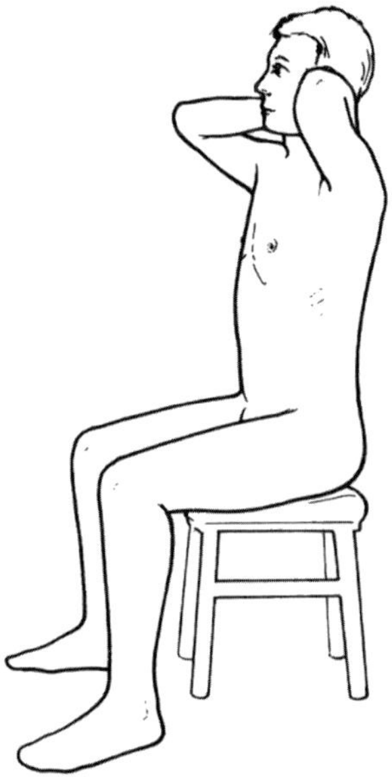

C

Abb. 5.20: Positionen zur Behandlung der Brust und der Rippen (siehe auch Bauchlage, Abb. 5.18 A). (A) Im Sitzen - Behandlung der Brust. (B) Rückenlage. (C) Sitzen mit gehobenen Armen - Behandlung der lateralen Rippen. (D) Seitenlage.

zu heben oder auszustrecken, um den Schmerzbereich optimal behandeln zu können.

Position zur Behandlung des Schulterblattes

Das Schulterblatt kann im Sitzen behandelt werden, während der Patient die Arme in den Schoß legt (siehe Abb. 5.21 A) und dadurch die Stelle des Schulterschmerzes zugänglich wird. Ebenso können die Ellbogen mit jeweils der anderen Hand gehalten werden und die Arme ruhen am Oberkörper. Eine dritte Möglichkeit ist, den Oberarm mit der anderen Hand zu halten (Abb. 5.21 B). Diese Position gibt den Bereich zwischen den Schulterblättern frei. Wenn die Schmerzen am medialen Rand des Schulterblattes sind, bitten Sie den Patienten, den Arm ausgestreckt auf den Tisch zu legen (siehe Abb. 5.21 C).

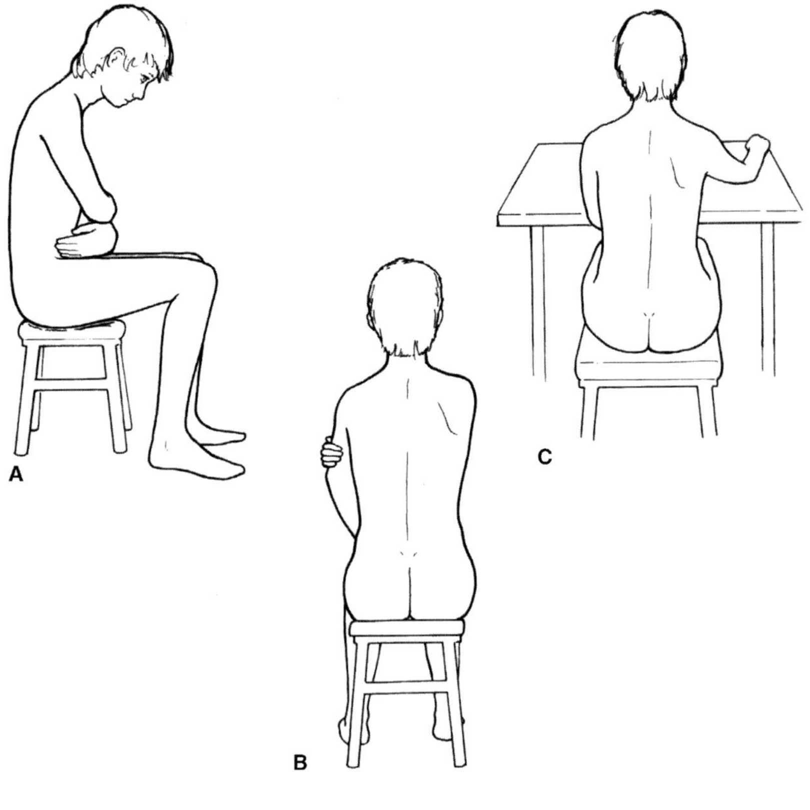

Abb. 5.21: Sitzende Positionen zur Behandlung des Raumes zwischen den Schulterblättern. (A) Die Hände ruhen im Schoß, der Kopf ist leicht nach vorne geneigt. (B) Die rechte Hand hält den linken Oberarm. (C) Der rechte Arm liegt ausgestreckt auf dem Tisch.

Manchmal treten nur bei bestimmten Bewegungen Schmerzen auf. Bitten Sie den Patienten, diese Bewegung zu wiederholen. Der Patient sollte eine entspannte Haltung einnehmen, die die Stelle des Schmerzes freigibt.

Technik: Gua Sha an Rippen, Schulterblatt und lateraler Körperpartie

Die *Gua-Sha*-Striche in diesen Regionen sind jedesmal unterschiedlich. Am besten ist es, den Konturen der Rippen und den Körperrundungen von oben medial nach unten lateral zu folgen. Bringen Sie zuerst das ganze *Sha* herauf, bevor Sie – wenn nötig – an der lateralen Körperpartie weiterbehandeln. Folgen Sie den Rippenlinien unter dem Arm, während dieser nun angehoben ist.

Wenn Schmerzen um das Schulterblatt herum angegeben werden, achten Sie darauf, daß Sie in allen möglichen Positionen nach *Sha* tasten. Am medialen Skapularand können die *Gua-Sha*-Striche gerade nach unten oder leicht von medial nach lateral gehen; dann sollten diese ziemlich kurz gehalten werden.

Technik: Gua Sha an der Brust

Zur Brust gehören das Sternum und der ventrale Anteil der Rippen. Das Sternum sollte von oben nach unten zum Xiphoid hin geschabt werden. Denken Sie daran, daß über dem Brustbein genau wie über der Wirbelsäule sehr wenig subkutanes Fett ist und gehen Sie auch hier – falls nötig – sehr vorsichtig mit häufigen aber leichten *Gua-Sha*-Strichen vor.

Die Rippen im ventralen Bereich werden genau wie im dorsalen Bereich behandelt. Die *Gua-Sha*-Striche folgen den Konturen der Rippen von oben medial nach unten lateral.

Sie können ober- und unterhalb des Brustgewebes *Gua Sha* durchführen, aber passen Sie auf, nicht zu weit auf die weibliche und auch auf die männliche Brust zu schaben. Dieser Bereich ist nicht nur wegen des Fettgewebes sondern auch besonders wegen des Drüsengewebes andersartig. Deshalb sollte *Gua Sha* dort nicht durchgeführt werden (siehe Abb. 5.22, Foto 14).

Indikationen

Ergänzend zur Behandlung der Rückenregion ist *Gua Sha* im ventralen Bereich sinnvoll bei allen Lungenproblemen wie chronischem Husten, Emphysem oder Lungenschwäche. Der dorsale Anteil der Rippen sowie die seitliche Körperregion können rechts bei Hepatomegalie und links bei Splenomegalie behandelt werden. *Gua Sha* sollte im Brustbereich und am oberen Rücken immer bei bronchialem Husten und Bronchialasthma angewendet werden.

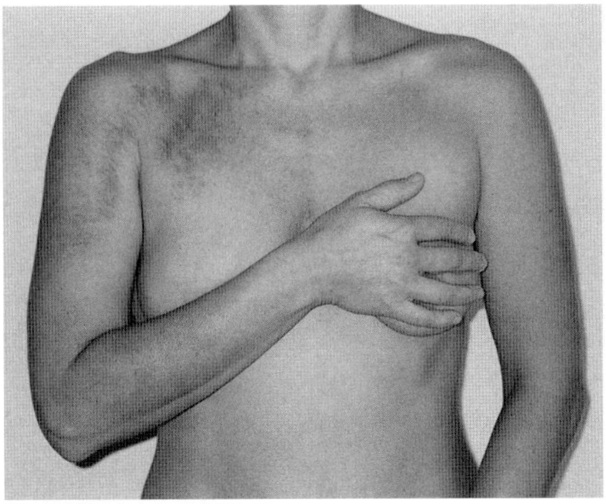

Abb. 5.22: *Gua Sha* an der Brust und am Arm bei Deltoideus/Pectoralis-Schmerz (siehe Kapitel 7 und Foto 14).

Weiterhin ist es bei Erkrankungen der Lunge, des Magens, der Leber oder der Milz wichtig, das Gebiet zwischen den Schulterblättern, besonders wenn diese nach vorn gebracht werden, zu behandeln, selbst wenn dort lokal keine Schmerzen bestehen.

Behandlung der Extremitäten

Position

Der erste Grundsatz zur Behandlung einer Extremität ist, daß diese völlig entspannt sein muß, da das *Sha* aus einem kontrahierten Muskel nicht vollständig herausgelöst werden kann. Dies kann im Sitzen, in Bauch- oder Rückenlage geschehen.

Für die Behandlung des ventralen Beins ist das Sitzen oder eine leicht zurückgelehnte Haltung mit Unterstützung der Knie durch eine Knierolle geeignet. Für die Dorsalseite des Oberschenkels ist die Bauchlage am besten, noch besser als das Stehen. Für die Wadenregion ist ebenfalls die Bauchlage oder die sitzende Position am geeignetsten.

Der Arm kann im Sitzen oder in leicht zurückgelehnter Haltung behandelt werden. Seien Sie darauf bedacht, diejenige Position zu wählen, in der das betroffene Gebiet am besten exponiert und am entspanntesten ist. Um den Oberarm in einer zurückgelehnten Haltung zu behandeln, sollte der Arm dem Körper anliegen, der Ellbogen sollte angewinkelt sein und der Unterarm auf dem Bauch liegen (siehe Abb. 5.20 B). Um den Unterarm zu behandeln, kann der Arm mit angewinkelten oder gestreckten Ellbogengelenk aufliegen. Das Handgelenk und die Hand sollten entspannt sein.

Technik

Die *Gua-Sha*-Striche an den Extremitäten können nach distal oder nach proximal durchgeführt werden. Manchmal können Sie auch in beide Richtungen schaben, um das *Sha* vollständig heraufzubringen. Die Striche sollten dem Verlauf der Leitbahn, die durch das schmerzende Gebiet führt, und dem Muskelfaserverlauf folgen. Es ist nicht gut, quer zum Muskelfaserverlauf zu behandeln.

Bei Gelenkbeschwerden ist es sinnvoll, die Muskeln ober- und unterhalb des Gelenks sowie dieses selbst zu behandeln. Führen Sie jedoch *Gua Sha* nicht über einem Gelenk durch, in dem Hitze (Rötung,Überwärmung und Schwellung) besteht. Obwohl Gelenke außer dem Schultergelenk eher selten mit *Gua Sha* behandelt werden, können sie vorsichtig und besonders im Weichteilbereich in entspannter Position in die Therapie mit einbezogen werden.

Indikationen

Gua Sha ist bei Schmerzen, die sich durch die ganze Extremität ziehen, angezeigt. Dies kann Folge einer früheren, nicht vollständig ausgeheilten Verletzung sein oder durch Beschwerden am Rumpf, die in die Extremität ausstrahlen, hervorgerufen werden.

Ischialgien gehen oft mit Rücken- und Hüftschmerzen einher und ziehen dann ins Bein. Armschmerzen, Taubheitsgefühl und Kribbeln können von der Halswirbelsäule und dem Rücken ausgehen. In diesen Fällen ist es angebracht, die Extremität sowie die entsprechende Rumpfregion ausgiebig mit *Gua Sha* zu behandeln (siehe Abb. 5.23. Foto 15).

Schmerzende Gelenke einer Extremität können mit *Gua Sha* durch Behandlung der Muskeln ober- und unterhalb des Gelenkes beeinflußt werden (siehe Abb. 7.1, Foto 16). *Gua Sha* kann überhaupt bei allen

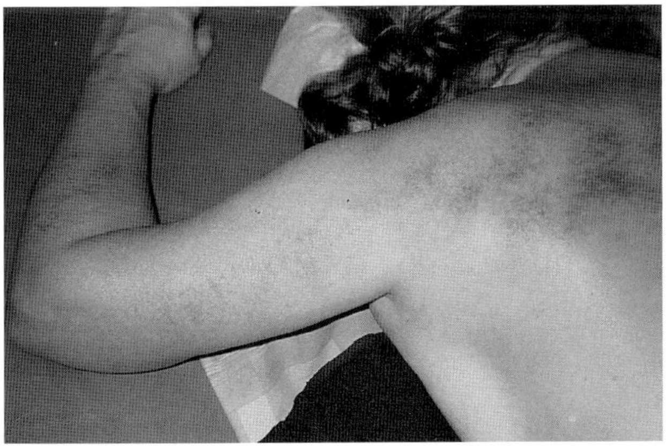

Abb. 5.23: *Gua Sha* bei Fibromyalgie am oberen Rücken, Schulter, Ober- und Unterarm (Foto 15).

Gelenkbeschwerden außer bei Prellungen, Hautabschürfungen oder Hautausschlägen angewendet werden.

Einige Krankheitsbilder können *Gua Sha* an mehr als an einer Stelle erforderlich machen. Wenn Sie sich unsicher sind, sehen Sie bitte die Kapitel 6 und 7 durch. Störungen an einer bestimmten Stelle werden unabhängig von der Erkrankung immer gleich behandelt. Selbst wenn eine besondere Diagnose in diesem Buch nicht besprochen wurde, können Sie unter dem betroffenen Körpergebiet nachsehen und einen Behandlungsplan aufstellen.

Kapitel 6

Behandlung spezieller Erkrankungen

In Tabelle 6.1 sind spezielle Erkrankungen aufgeführt, die auf die Anwendung von *Gua Sha* reagieren. Die Akupunkturpunkte, die in der ersten Spalte aufgeführt sind, werden zuerst genadelt, um das *Qi* in dieser Region zu versammeln. Dadurch füllt sich das Gebiet und es kann eine vollständigere Lösung des *Sha* erreicht werden. In der zweiten Spalte sind die Regionen des Körpers aufgeführt, an denen *Gua Sha* durchgeführt wird. Die Akupunkturpunkte in der dritten Spalte werden nach der Anwendung von *Gua Sha* genadelt. Der überwiegende Teil der vorgeschlagenen Punkte entstammt empirischen Verschreibungen aus der klassischen Chinesischen Medizin, außer dem 3E Gummi Punkt der durch Kiiko Matsumoto bekannt wurde.

Die Einteilung der Störungen entspricht den verschiedenen Anteilen des *San Jiao* (Dreifacher Erwärmer) und beginnt mit dem Oberen Erwärmer. Hierunter fallen Störungen des Kopfes, des Nackens, der Augen, der Ohren, der Nase, des Halses, der Brust, des oberen Rückens und der Arme. Die Organe des Oberen Erwärmers sind das Herz und die Lungen. Der Mittlere Erwärmer beinhaltet Störungen des Stammes, des Rückens und der mittleren Rippenregion. Die betroffenen Organe sind der Magen, die Milz, die Leber und die Gallenblase. Der Untere Erwärmer enthält Störungen des unteren Körpers, des Beckens und der Beine. Die betroffenen Organe sind die Nieren, die Blase, der Darm, die reproduktiven Organe und die Sexualorgane. Teile der Leberfunktion gehören zum Unteren Erwärmer.

Tabelle 6.1 Behandlung spezieller Störungen

Störung	Akupunktur	Gua Sha	Akupunktur
Erkältung: Wind-Kälte, Feuchtigkeit	LG 14 Bl 12 Bl 13 Gb 20 Bl 38	Oberer Rücken, Nacken, Schultern, Brust	Di 4 Lu 7 Di 11
Akute Verletzung des Kopfes durch äußere Kälte	LG 14 Bl 12 Bl 13 Gb 20	Oberer Rücken, Nacken, Schultern, Brust	Di 4 Lu 7 Di 11 Di 20
Sinusitis	LG 14 Bl 12 Bl 13 Gb 20	Oberer Rücken, Nacken, Schultern, Brust	Di 4 Lu 7 Di 11 Di 20
Rhinitis			Le 2 Bl 7 Ma 2 3E 5 Bl 20 Bl 23

Tabelle 6.1 Behandlung spezieller Störungen (Fortsetzung)

Störung	Akupunktur	Gua Sha	Akupunktur
Bronchitis	LG 14 Bl 13 Bl 38 Gb 20 Gb 21	Oberer Rücken, Nacken, Schultern, Brust	Di 4 Lu 7 Di 11 KG 17 KG 22 Lu 5 Bl 20
Asthma	LG 14 Ding Chuan Bl 13 Bl 38 Gb 21 Gb 20	Oberer Rücken, Nacken, Schultern, Brust	Di 4 Lu 7 Lu 9 KG 17 KG 21 KG 22 Bl 20 Bl 23
Emphysem	siehe oben	Oberer Rücken, Nacken, Schultern, Brust	Di 4 Lu 7 Ni 6 Lu 9 Ma 36 Pe 6 MP 4 KG 17 KG 21 KG 22 Bl 20 Bl 23
Husten	LG 14 Bl 13 Bl 38 Gb 20	Oberer Rücken, Nacken, Schultern, Brust	Di 4 Lu 7 Lu 9 Lu 5 Ma 36 Pe 6 MP 4 KG 17 KG 21 KG 22 Bl 20
Yin-Mangel, Husten	LG 14 Bl 13 Bl 38 Gb 20	Oberer Rücken, Nacken, Schultern, Brust	Di 4 Lu 7 Ni 6 Lu 6 Ma 36 Pe 6 KG 17 KG 21 KG 22 Bl 23
Nackenschmerz	LG 14 3E 15 Gb 20 Gb 21Bl 10 Pak Loh, Ah-Shi Punkt im Bereich des oberen Halses und Rückens	Oberer Rücken, Nacken, Schultern, Brust Gua Sha bis zum Okziput	Di 4 Lu 7 3E 5 Gb 41 Dü 3 Gb 39
Schilddrüsen- störungen, Hypothyreose	LG 14 Gb 20 Bl 10, 11, 12 + 13 Nadelung zwischen Halswirbel 4-5, 5-6 1 cun lateral dieser Punkte	Oberer Rücken Hinterkopf, Nacken, lateralen Hals, vor allem im Bereich des M. sterno- cleidomastoideus, Verlauf des Dreifa- cher-Erwärmer- Meridians am Arm	Di 4 Lu 5 Lu 7 3E 13 KG 22 Ma 10 KG 17 Bl 18 Bl 19 Bl 20 Bl 23 Bl 31 in Richtung Bl 32

Tabelle 6.1 Behandlung spezieller Störungen (Fortsetzung)

Störung	Akupunktur	Gua Sha	Akupunktur
Kropf, Hyperthyreose	siehe Schilddrüsenstörung	siehe siehe Schilddrüsenstörung	Zusätzlich Ni 3 Ni 6 Ni 7 Di 11 Ma 36 Ma 40 Gb 38
Kopfschmerzen	LG 14 LG 15 LG 16 3E 15 Gb 20 Gb 21 Bl 10 Bl 12	Oberer Rücken, Nacken,Schultern, lateraler Hals	Di 4 Lu 7 Di 11 Ma 8 LG 20 Extra Punkte Yin Tang, Tai Yang
Migräne, Cluster-Kopfschmerz, Magen-, Gallenblasen- oder Leber-Feuer	Gb 20 Bl 10 Gb 12 3E 15	Oberer Rücken, Nacken,Schultern, lateraler Hals	Tai Yang Extra Punkt 3E 5 Gb 41 Gb 40 Gb 38 Le 2
Kopfschmerzen, verursacht durch Blutstau	LG 20 Gb 20 Bl 10 Bl 13 Bl 17	Oberer Rücken, Nacken, Schultern	Mi 6 KG 6 Mi 10
Okzipitale Kopfschmerzen vom Tai-Yang-Typ	LG 19 LG 16 LG 20 Gb 20 Bl 10 Bl 12 Bl 13 Bl 38	Oberer Rücken, beide Äste des Blasen-Meridians, Schultern, Nacken	Bl 60 Bl 62 Dü 3
Sinus, frontale und orbitale Kopfschmerzen vom Yang-Ming-Typ	Gb 20 Bl 10 LG 16 Bl 12 Bl 13 Bl 38	Oberer Rücken, Nacken, Schultern	Di 4 Lu 7 Ma 8 LG 23 Yin Tang Gb 14 Ma 44 Di 20
Laterale Kopfschmerzen vom Shao-Yang-Typ	Gb 20 Bl 10 Gb 12 3E 15	Oberer Rücken, Nacken, Schultern, besonders im Bereich des Dreifacher-Erwärmer-Meridians	3E 5 Gb 41 Tai Yang Extra Punkt Gb 40 Gb 8
Top Tsiue Yin-Kopfschmerzen	LG 20 Bl 7 Gb 20 Bl 15 Bl 17 Bl 18	Oberer + mittlerer Rücken, Nacken, Schultern	Di 4 Le 2 Le 3 Ni 3 Bl 23
Xu-Mangelkopfschmerzen	LG 20 Gb 20 LG 14 Bl 13	Oberer Rücken, Nacken, Schultern	Mi 6 Ma 36 Ni 3 Le 3 Bl 23 Bl 20
Zahnschmerzen	LG 20 Gb 20 Bl 13 3E 16	Oberer Rücken, Nacken, Schultern	Di 4 Ma 44 KG 24 Ma 6 (Unterkiefer) LG 26 Ma 7 (Oberkiefer)

Tabelle 6.1 Behandlung spezieller Störungen (Fortsetzung)

Störung	Akupunktur	Gua Sha	Akupunktur
Trigeminus- neuralgie	Gb 20 Bl 13 3E 15	Oberer Rücken, Nacken, Schultern	Di 4 Lu 7 Di 11 Tai Yang Le- 2 Erster Ast: Ma 8, Bl 2 3E 21, 23 Zweiter Ast: Gb 2 Di 20 Ma 6 Dritter Ast: Dü 19 Ma 4 Ma 6 KG 24
Bell-Lähmung, Facialisparese	LG 14 Gb 20 3E 15 Bl 13	Oberer Rücken, Nacken, Schultern	Di 4 Gb 24 Ma 4 Ma 2 Ma 7 Ma 44
Störungen der Augen	Gb 20 Ma 8 Bl 13 3E 15 3E 16 Bl 18 Bl 19 Bl 23	Oberer Rücken, Nacken, Schultern	Di 4 Di 11 Bl 1 Gb 15 Gb 37 Dü 1 Extra Punkt Tai Yang
Störungen der Ohren	Gb 20 LG 14 3E 16 3E 15 Gb 12	Oberer Rücken, Nacken, lateraler Hals, Schultern	3E 3 3E 5 Dü 3 Dü 19 Gb 2 3E 17 3E 21 Bl 23 Bl 18 Gb 40
Kiefergelenk- schmerzen	LG 14 Gb 20 3E 15 3E 16	Oberer Rücken, Nacken, lateraler Hals, Schultern	Gb 2 Ma 7 Ma 6 Di 4 Ma 44
Schmerzen des oberen Rückens, Trauma, Fibromyalgie	Bl 13 LG 14 LG 20 Gb 21 3E 15 Dü 14 Bl 38	Oberer Rücken, Nacken, Schultern bis zum mittleren Rücken	Di 4 Dü 3 3E 5 3E Gummi Di 11 Lu 7
Brustschmerzen, Palpitationen, Angina, Vorhofflim- mern, Tachykardie	LG 14 Gb 20 Bl 10 Bl 15 Bl 17 LG 11	Oberer und mittle- rer Rücken, Nacken, Schultern, Sternum	Pe 5 Pe 6 He 5 He 7 Mi 4
Brustschmerzen, Spannungsgefühl, PMS, Mastitis, fibrös zystische Mastopathie	LG 14 Gb 21 Bl 13 Bl 38 3E 15 Gb 21 Dü 11 Bl 18	Oberer und mittle- rer Rücken, mediale Begrenzung der Scapula, Nacken, Schultern, Sternum	Di 4 Pe 6 Dü 1 KG 17 Ma 16 Ma 18 Ma 34 Le 14 Mi 10 Ma 30 Le 3 Gb 34

Tabelle 6.1 Behandlung spezieller Störungen (Fortsetzung)

Störung	Akupunktur	Gua Sha	Akupunktur
Störungen der oberen Extremitäten	LG 14 Gb 20 Dü 14 3E 15 Bl 13 Bl 38 Ah-Shi-Punkte oder Triggerpunkte bei Palpation	Oberer Rücken, Schultern, Nacken, mittlerer Rücken	Di 4 Dü 3 3E 5 Di 11
Schulter-schmerzen, Schleimbeutel-entzündung	LG 14 Gb 20 Gb 21 Bl 38 3E 15 3E 14 Dü 14 Dü 11 Dü 10 Dü 9 Di 16 Di 15 Di 14 Lu 1 Lu 3	Oberer Rücken, Schultern, Nacken, hinterer, seitlicher und vorderer Arm	Di 4 Lu 7 Dü 3 Dü 6 Di 11 3E 5 3E 4
Verletzung des oberen Armes, Zerrungen	LG 14 Dü 14 Dü 9 Dü 10 Dü 11 Gb 21 Di 16 3E 15 3E 14 3E 13	Oberer Rücken, Schultern, Nacken, Rückseite, Vorder-seite und Seite des Armes	Di 4 Di 11 Di 13 Di 14 Di 15 3E 5 Dü 3 Dü 6
Tennisellenbogen	LG 14 Gb 20 Gb 21 3E 15 Bl 38 Dü 14 Dü 11 3E 14 Dü 10 Dü 9	Nacken, Schultern, oberer Rücken, Ober- und Unterarm im Bereich der Meridiane	Di 4 Di 10 Di 11 3E 10 3E 2 3E 3 3E 5 Di 5
Unterarmverlet-zung, Distorsion	LG 14 3E 15 Di 16 Gb 20 Gb 21	Nacken, Schultern, oberer Rücken, Oberarm	Di 4 Di 10 Di 11 3E 5 Ah-Shi
Karpaltunnelsyn-drom, Störungen des Handgelenks	LG 14 3E 15 Bl 38 Di 16 Gb 20 Gb 21 Di 15 3E 14	Nacken, Schultern, oberer Rücken, Ober- und Unter-arm im Verlauf der Meridiane	Di 4 Di 5 Di 11 Lu 9 Lu 11 Pe 5 Pe 6 Pe 7 3E 4 3E 5 3E 6 Dü 3
Störungen der Fingergelenke, Trauma, Bi-Syndrom	LG 14 Bl 13 3E 15 Bl 38 Di 16 Gb 20 Gb 21 Di 15 3E 14	Nacken, Schultern, oberer Rücken, Ober- und Unter-arm im Verlauf der Meridiane	Di 4 Di 11 Di 10 Pe 6 3E 5 Lokale Punkte auf oder zwischen proximalen oder distalen Phalangen
Frostbeulen, Störungen der Fingerspitzen Raynaud-Syndrom	LG 14 Bl 12 Bl 13 Gb 20 3E 15	Nacken, Schultern, oberer Rücken, Ober- und Unter-arm im Verlauf der Meridiane	Di 4 Di 11 Di 10 Pe 6 3E 5 Jing-Well-Punkte bluten

Tabelle 6.1 Behandlung spezieller Störungen (Fortsetzung)

Störung	Akupunktur	Gua Sha	Akupunktur
Mittlerer Erwärmer			
Abdomineller oder epigastrischer Schmerz	Bl 13 Bl 18 Bl 20 Bl 21 Bl 22	Mittlerer Rücken	Bl 12 bis Bl 22 Pe 6 Ma 36 KG 12
Schmerz des unteren Abdomens	Bl 18 Bl 20 Bl 21 Bl 22 Bl 23 Bl 25	Mittlerer Rücken	Bl 13 bis Bl 25 Pe 6 Ma 36 KG 12 KG 6 Ma 25
Flankenschmerzen	Bl 18 Bl 20 Bl 23 Bl 38 Gb 25 Bl 47	Mittlerer Rücken, Einbeziehen der lateralen Blasen-Leitbahn und der Rippen bis zur Axillarlinie	3E 6 Gb 34 Le 3 Le 14
Subkostalschmerzen, Hepatomegalie, Splenomegalie	Bl 13 Bl 15 Bl 38 Bl 17 Bl 18 Bl 20 Pee Gen	Oberer und mittlerer Rücken bis Bl 23 Einbeziehen der Schmerzbereiche, die dem Rücken zugeordnet sind	Pe 6 Ma 36 KG 12 Le 4 Le 13 Le 14 Ma 21 Mi 6 Mi 9 Mi 10 3E 6 Gb 34
Hepatitis/Ikterus	Bl 18 Bl 19 Bl 20 LG 9	Oberer und mittlerer Rücken	Pe 6 Dü 4 Ma 36 KG 12 Le 13 Le 14
Ulkus ventrikuli	Bl 18 Bl 20 Bl 21 *Ah Shi*	Oberer und mittlerer Rücken	Pe 6 Ma 36 Le 11 KG 12 KG 13 Ma 21 KG 6 Ma 25
Hiatushernie	Bl 17 Bl 18 Bl 20 Bl 21	Oberer und mittlerer Rücken	Pe 6 Ma 36 KG 12 KG 13 Mi 4 Le 14 Le 13 Ma 18 Ma 21
Meteorimus	Bl 13 Bl 18 Bl 20 Bl 25	Mittlerer und unterer Rücken, oberer Rücken, falls empfindlich	Pe 6 Ma 36 KG 12 KG 6 KG 4 Le 13
Hypochlorhydrie	Bl 18 Bl 20 Bl 21 Bl 23	Oberer und mittlerer Rücken	Pe 6 Ma 36 Mi 6 Mi 4 Le 3 KG 12 Ma 21
Pankreatitis	Bl 18 Bl 19 Bl 20, Bl 21, Yi Shu (lateral zu 3E 8 und Bl 17)	Oberer und mittlerer Rücken	Le 4 Le 11 Pe 6 Ma 36 KG 4 KG 12 Ma 25
Cholezystitis	Bl 18 Bl 19 Bl 20 LG 9	Oberer und mittlerer Rücken	Le 4 Pe 6 3E 6 Gb 34 Le 13 Gb 24

Tabelle 6.1 Behandlung spezieller Störungen (Fortsetzung)

Störung	Akupunktur	Gua Sha	Akupunktur
Jegliche Schleimerkrankung	Bl 13 Bl 20 Bl 23	Der gesamte Rücken	Ma36 Ma40 KG12 Mi 5
Blutmangel/ Anämie	Bl 15 Bl 17 Bl 20 Bl 23	Vorsichtig am gesamten Rücken	Mi 6 Ma 36 KG 6 KG 12 Pe 6 KG 4
Diarrhö, unregelmäßige Verdauung, Morbus Crohn/Colitis ulcerosa, Milz-Yang-Mangel, Kollaps des zentralen Qi	Bai Hui = LG 20 Bl 13 Bl 18 Bl 20 Bl 23 Bl 25	Der gesamte Rücken mit Betonung des mittleren und unteren Rückens	Ma 36 Ma 37 KG 12 Ma 25 KG 6 KG 4 Ni 16 Mi 6 bei wundem After: Bl 57
Rippenschmerz, Interkostalneuralgie	Bl 13 Bl 17 Bl 18 Ah-Shi-Punkte der dorsalen Rippen und des Rückens	Der dorsale Ansatz der schmerzenden Rippen, am Rücken oberhalb und unterhalb der Rippen bis zur mittleren Axillarlinie	3E 6 Gb 34 Pe 6 Le 13 Le 14 Le 2 Le 3 Le 5 Palpieren der unteren Gallen- Leitbahn
Rippenfraktur/ Dislokation	Bl 13 Bl 17 Bl 18 Ah-Shi-Punkte der posterioren Rippen und des Rückens	Die dorsalen Ansatzpunkte der betroffenen Rippen sowie oberhalb und unterhalb der Verletzung. ***Keine Gua-Sha Anwendung über einer akuten Fraktur, Verstauchung, Dislokation oder Prellung!***	Auflegen von in Zhen Gui Shui getränkten Kompressen auf das betroffene Gebiet, sofern die Haut nicht verletzt ist. 20 min. belassen 3E 6 Gb 34 Le 14 Pe 6 Ma 18
Unterer Erwärmer			
Unterer Rücken, akute Schmerzen	Bl 60 Bl 54 Bl 25 Bl 23 LG 14 Bl 10 Ah-Shi-Punkte oberund unterhalb	Oberer, mittlerer und unterer Rücken	Dü 3 Bl 62 3E 5 Gb 41 Ma 36 KG 6
Chronische Schmerzen	dieselben und Bl 17 Bl 20	Oberer, mittlerer und unterer Rücken	Ni 3 Ma 36 Mi 6
Oberer, mittlerer und unterer Rücken Lumbaler Bandscheibenschaden	Bl 60 Bl 54 Bl 25 Bl 23 LG 14 Bl 10 Ah-Shi-Punkte oberhalb oder unterhalb, Huato-Punkte, die mit der Bandscheibe assoziiert sind	Oberer, mittlerer und unterer Rücken	Ni 3 Ma 36 Mi 6 3E 5 Gb 41

Tabelle 6.1 Behandlung spezieller Störungen (Fortsetzung)

Störung	Akupunktur		Gua Sha	Akupunktur		
Nierenkolik/ Nierenschmerzen	LG 14 Bl 17 Bl 23 Gb 25	Bl 13 Bl 18 Bl 47	Mittlerer Rücken, lateral über den posterioren Rippen und unterer Rücken	3E 6 Le 3 Mi 6	Gb 34 Le 14 Ni 3	
Nieren-Yang-Mangel	LG 14 Bl 20	LG 4 Bl 23	Der gesamte Rücken	Ni 3 KG 6	Mi 6 KG 4	Ma 36
Blasenschmerzen	LG 14 Bl 18 Bl 28	Bl 15 Bl 23 Bl 32	Mittlerer und unterer Rücken	Mi 6 KG 4	Le 8 KG 3	 Ma 29
Zystitis	LG 14 Bl 18 Bl 27	Bl 15 Bl 23 Bl 28	Mittlerer und unterer Rücken	Mi 9 KG 4	Mi 6 KG 3	 Ma 29
Harnverhalt/ Inkontinenz	Bl 23 Bl 33 Bl 27	Bl 32 Bl 15 Bl 28	Mittlerer und unterer Rücken	Mi 9 KG 4 zum Urin halten KG 2 zum Urin ausscheiden	Mi 6	KG 3
Prostatitis	Bl 17 Bl 23 Bl 26	Bl 20 Bl 25 Bl 28	Mittlerer und unterer Rücken, Sakrum und lateral davon	Mi 9 Ma 27	Mi 6 Ma 29	KG 4
Genitalien/ Schmerzen	Bl 18 Bl 32	Bl 23 Bl 57	Mittlerer und unterer Rücken, Sakrum und lateral davon	Le 3 Le 8 Mi 6 Le 11 KG 4	Le 5 Mi 10 KG 2	
Herpes/genitale Verletzungen	Bl 18 Bl 32	Bl 23 Bl 57	Mittlerer und unterer Rücken, Sakrum und lateral davon	Mi 6 Le 2 Le 11	Mi 9 Le 8 KG 4	Mi 10 KG 2
Spermatorrhö	Bl 15 Bl 47	Bl 23	Der gesamte Rücken	Mi 6	KG 4	Pe 5
Impotenz	Bl 15 LG 4	Bl 23	Der gesamte Rücken	Mi 6 KG 6	He 7	
Vaginitis/Fluor vaginalis						
Hitze/gelb/ riechend	Bl 20 LG 4	Bl 23	Mittlerer und unterer Rücken	Mi 6 Le 3 KG 4	Ma 36 KG 6	
Kälte/weiß/klar	Bl 18 Bl 32	Bl 23	Mittlerer und unterer Rücken	Mi 9 Le 2 KG 3	Mi 6 Le 14	

Tabelle 6.1 Behandlung spezieller Störungen (Fortsetzung)

Störung	Akupunktur	Gua Sha	Akupunktur
Lubrikation			
zuviel	Bl 23 Bl 32 LG 4	Mittlerer und unterer Rücken	Mi 6 KG 6 KG 4 Ma 36 Gb 26
zuwenig	Bl 15 Bl 22 Bl 23	Mittlerer und unterer Rücken	Ni 6 Ni 3 Le 3 Mi 6 KG 4
Dickdarm	Bl 20 Bl 23 Bl 25	Mittlerer und unterer Rücken, Sakrum und lateral des Sakrums	Ma 36 Ma 37 Ma 25 KG 6 Mi 15 Le 13
Rektumprolaps	Bai Hui = LG 20 Bl 57 Bl 25 Bl 23 Bl 20	Mittlerer und unterer Rücken, Sakrum und lateral des Sakrums, Steißbein und lateral des Steißbeins	Mi 6 Ma 36 KG 6
Hämorrhoiden	Bl 57 Bl 25 Bl 23 Bl 20 Bl 30	Punkte lateral des Steißbeins LG 1 Mittlerer und unterer Rücken, Sakrum und lateral des Sakrums, Steißbein und lateral des Steißbeins	Mi 6 Ma 36 Pe 6
Uterus/Ovarien	Bl 15 Bl 18 Bl 20 Bl 23 Bl 32 Bl 57	Mittlerer und unterer Rücken, Sakrum und lateral des Sakrums	Le 4 Mi 6 KG 6 KG 4 KG 3 Ma 25 Ma 28 Ma 29
Unregelmäßige Menstruation	Bl 15 Bl 18 Bl 20 Bl 23 Bl 31 bis einschließlich Bl 34	Mittlerer und unterer Rücken, Sakrum und lateral des Sakrums	Le 3 Pe 6 Mi 6 KG 4 Gb 26
Amenorrhö	Bl 15 Bl 17 Bl 18 Bl 23 Bl 32	Mittlerer und unterer Rücken, Sakrum und lateral des Sakrums	Le 4 Mi 6 Mi 10 KG 6 KG 4 Ma 28 Ma 29
Dysmenorrhö	Bl 57 Bl 18 Bl 23 Bl 31 bis einschließlich Bl 34	Mittlerer und unterer Rücken, Sakrum und lateral des Sakrums	Mi 9 Mi 6 Ma 44 Le 3 KG 4 KG 3
Menorrhagie	Bl 15 Bl 18 Bl 20 Bl 23 Bl 32	Mittlerer und unterer Rücken, Sakrum und lateral des Sakrums	HE 5 Mi 10 Mi 9 Mi 6 KG 4 KG 3 Moxa Mi 1 Le 1

Tabelle 6.1 Behandlung spezieller Störungen (Fortsetzung)

Störung	Akupunktur	Gua Sha	Akupunktur
Uterine Fibrome/Leiomy-ome	Bl 57 Bl 15 Bl 17 Bl 18 Bl 20 Bl 32 Pee Gen	Mittlerer und unterer Rücken, Sakrum und lateral des Sakrums	Mi 10 Mi 9 Mi 8 Mi 6 Mi 4 Pe 6 KG 6 KG 4 KG 3
Ovarialzysten	Bl 17 Bl 18 Bl 23 Bl 25 Bl 32 Gl 30	Mittlerer und unterer Rücken, Sakrum und lateral des Sakrums	Mi 10 Mi 9 Mi 6 Le 4 Ma 25 Ma 29 Gb 26
Wehen-induzierung	Bl 17 Bl 23 Bl 31 Bl 32	Gesamter Rücken, Sakrum	Le 4 Mi 6
Ischialgie Blasen-Leitbahn	Bl 60 Bl 54 Bl 25 Bl 23 Blasenmeridian, Sakrum und lateral des Sakrums	Unterer Rücken, Sakrum, Dorsalseite des Beines, Gb 30 Region in Seiten-lage	3E 5 Gb 41 KG 6 Ni 3
Gallenbl.-Leitbahn	Gb 30 Gb 31 Gb 34 Gb 39 Gb 29 Gb 26	Unterer Rücken, Sakrum, Gb 30 Region in Seiten-lage, Gb 31 Region des Beines	3E 5 Gb 41 KG 6 Le 3
Hüftschmerzen	Gb 30 Gb 34 Ah-Shi- Punkte	Unterer Rücken, Sakrum, Dorsalseite des Beines, Ah-Shi-Punkte der Hüfte	3E 5 Gb 41
Ischio-crurale Muskelzerrung	Bl 54 Bl 25 Bl 26 Ah-Shi-Punkte am Sakrum und lateral des Sakrum, Ah-Shi-Punkte des Beines	Unterer Rücken, Sakrum, Dorsalseite des Beines, Ah-Shi-Punkte des Beines	Mi 6 Ma 36 Mi 10 Ma 34
Knieverletzung/Bi	Bl 23 Bl 25 Bl 54 Bl 60 sakrale Ah-Shi-Punkte und Ah-Shi-Punkte lateral des Sakrums	Unterer Rücken, Sakrum, sakrale Ah-Shi-Punkte und Ah-Shi-Punkte lateral des Sakrums	Mi 6 Mi 9 Mi 10 Gb 34 Le 8 Gb 31, Knieaugen und Kniefügel. Bei akuter Verstau-chung Auflage einer mit Zhen Gu Shui getränkten Kompres-se für 20 min. Aku-punktur der distalen Punkte mit anschlie-ßender Kniemassage zur Reduktion der Schwellung und zur Blutbewegung.

Tabelle 6.1 Behandlung spezieller Störungen (Fortsetzung)

Störung	Akupunktur	Gua Sha	Akupunktur
Unterschenkel-verletzungen	Gb 30 Gb 31 Gb 34 Gb 39 Ah-Shi-Punkte	Ischiasregion	Mi 6 Ma 36 Bl 57 Bl 59 Ah-Shi-Punkte
Knöchelver-stauchung/Bi	Bl 60 Bl 54 Bl 25 Bl 23 sakrale Ah-Shi-Punkte und Ah-Shi-Punkte lateral des Sakrums	Unterer Rücken, Sakrum, sakrale Ah-Shi-Punkte, Ah-Shi-Punkte lateral des Sakrums	Mi 5 Le 4 Gb 40 Mi 6 Ni 3 Ni 6 Ah-Shi- Punkte. Bei akuter Verstauchung Auflage einer mit Zhen Gu Shui getränkten Kompresse für 20 min. Akupunktur der distalen Punkte mit anschließender Knöchelmassage zur Reduktion der Schwellung und zur Blutbewegung.
Fuß-/Zehenver-letzung/Bi	Bl 60 Bl 54 Bl 25 Bl 23 Gb 30 Gb 31 Gb 34 sakrale Ah-Shi-Punkte und Ah-Shi-Punkte lateral des Sakrums	Unterer Rücken, Sakrum, sakrale Ah-Shi-Punkte, Ah-Shi-Punkte lateral des Sakrums	Gb 34 Gb 39 Gb 40 Ma 36 Le 3 Gb 41 Mi 6 Ni 3 Ma 44 Ah-Shi- Punkte
Fersenschmerz	Bl 60 Bl 54 Bl 25 Bl 23 Gb 30 Gb 31 Gb 34 sakrale Ah-Shi-Punkte und Ah-Shi-Punkte lateral des Sakrums	Unterer Rücken, Sakrum, sakrale Ah-Shi-Punkte, Ah-Shi-Punkte lateral des Sakrums	Ni 3 Bl 60 Ni 7 Ni 8
Gangstörung	Gb 30 Gb 31 Gb 34 Gb 39 Gb 40 Bl 60 Bl 54	Unterer Rücken, Sakrum, Dorsalseite des Beines, Gb 30 Region in Seitenlage, Gb 31 Region am Bein	Mi 6 Ma 36 Le 3
Beinlängendifferenz (Behandlung des längeren Beines)	Gb 26 Gb 30 Gb 31 Gb 32 Gb 38 Bl 60	Gb 30 Region, Gb 31 Region in Seitenlage	3E 5 Gb 41
Rückenschmerzen	Bl 60 Bl 54 Bl 20 Bl 23 Bl 17 Bl 15 Bl 13 Bl 11 Bl 10	Rücken	3E 5 Gb 41 Ni 3 Ma 36 Mi 6 Mi 2

Kapitel 7

Fallbeispiele

Die folgenden Fallbeispiele betreffen Patientinnen und Patienten, die von der Autorin mit *Gua Sha* behandelt wurden. Jeder Fall wird anhand der Hauptbeschwerde dargestellt, aber auch Zungen- und Pulsdiagnose, andere Zeichen und Symptome und Empfehlungen sind mit eingeschlossen, wie es in der Traditionellen Chinesischen Medizin üblich ist. Anstatt die Behandlung in jedem Fall detailliert aufzuführen, wird eine umfassende therapeutische Herangehensweise zusammengestellt. Die Behandlungshinweise sind in drei Teile gegliedert:

Akupunkturpunkte, die vor dem *Gua Sha* angewendet werden sollten, *Gua Sha* selbst und zuletzt die Akupunkturpunkte, die nach der *Gua-Sha*-Behandlung verwendet werden. Die klassische chinesische Tradition behandelt sowohl die Rückseite als auch die Vorderseite des Körpers. Da *Gua Sha* überwiegend auf den Yang-Oberflächen durchgeführt wird, wird der Rücken immer zuerst genadelt. Danach wird *Gua Sha* angewendet und anschließend wird die Yin-Oberfläche oder die Vorderseite des Körpers genadelt.

Die Liste der Akupunkturpunkte, die bei der Behandlung aufgeführt sind, beinhaltet alle Punkte, die über den Behandlungszeitraum verwendet wurden. Die bei einer Sitzung verwendeten Punkte sind unter den aufgeführten, es wurden jedoch nicht notwendigerweise immer alle benutzt. Die Punktauswahl basierte auf der Verwendung von distalen als auch proximalen Stellen, richtete sich nach der Palpation und dem Vorwissen aus den vorangegangenen Behandlungen.

In manchen Fällen war *Gua Sha* das Hauptinstrument bei der Auflösung der Krankheit. In anderen Fällen war *Gua Sha* ein Hilfsmittel, um den Heilungsverlauf zu beschleunigen. Obwohl *Gua Sha* jederzeit angewendet werden kann, wenn klare Indikationen vorliegen, wurde es nie häufiger als einmal alle zwei Wochen angewendet.

Wenn Sie erneut *Sha* finden, kurze Zeit nachdem Sie *Gua Sha* angewendet haben, kann dies ein Hinweis auf ein schwaches *Wei Qi* sein. Es kann auch das Resultat eines wiederholten Alkoholkonsums sein, durch den die peripheren Gefäße erweitert werden und das Eindringen von Kälte ermöglicht wird.

KAPITELINHALT

Die Fälle sind geordnet nach den drei Erwärmern, beginnend mit dem Oberen Erwärmer. Die Pinyin-Namen der Punkte sind in Anhang A aufgeführt.

KOPFSCHMERZEN; ÖSOPHAGITIS, NACKEN- UND SCHULTERSCHMERZEN, DEGENERATIVE VERÄNDERUNGEN DER ZERVIKALEN BANDSCHEIBEN

39-jährige Patientin

Aktuelle Beschwerden

Die Patientin klagte über Schmerzen im Nacken und Schulterbereich mit Taubheit, Kribbeln und zuckenden Mißempfindungen in den Armen. Die Beweglichkeit der Halswirbelsäule war eingeschränkt. Von den Nackenschmerzen ausgehend resultierten Kopfschmerzen. Im MRT zeigten sich entzündliche Veränderungen Höhe C4/C5, sowie degenerative Bandscheibenveränderungen und eine Bandscheibenprotrusion C5/C6 sowie eine Verknöcherung C6/C7. Die Vorwölbungen lagen sowohl anterior als auch posterior. Zweimal jährlich ging die Patientin zur neurologischen Vorsorgeuntersuchung. Von den Neurologen war ihr zuvor bereits eine Bandscheiben-Operation sowie eine anschließende Versteifung angeraten worden.

Vorbehandlung

Die Patientin befand sich in neurologischer und chiropraktischer Behandlung.

Zunge

Ihre Zunge war geschwollen und blaß mit einer betonten Schwellung der Zungenränder, die auch blaß und glänzend erschienen. Am Ende der Zunge zeigten sich winzige, erhabene, rote Punkte. Eine Furche entlang der Mittellinie der Zunge zeigte einen gelben Belag.

Puls

76/min, die Nierenpulse waren tief und das Nieren-Yin tief und breit. Der gesamte Blutpuls war straff und der Herzpuls außerdem breit.

Andere Zeichen und Symptome

Die Patientin hatte eine gute Konstitution, war leicht übergewichtig und neigte zur Wassereinlagerung. Sie nahm säurehemmende Medikamente gegen Magenschmerzen, Hiatushernie, Ösophagitis und Brustschmerzen ein, so daß sie ihren Speichel nicht schlucken konnte. Sie hatte Uterusmyome und starke Blutungen zu Beginn der Regel. Außerdem litt sie schon längere Zeit unter Rückenschmerzen und Schwächegefühl, sowie häufigem Harndrang und Problemen der Nebenhöhlen. Ihr Tonfall war leicht singend und sie wollte meist lieber reden als behandelt werden. Sie arbeitete als Krankenschwester und war alleinerziehende Mutter von drei Kindern.

Behandlung

Rücken

LG 14, Bl 13, Bl 38, 3E 15, Gb 20, Gb 21, abwechseln Extrapunkt *Pak Loh*, Dü 10, Ah-Shi- Triggerpunkte im Nacken und oberen Rückenbereich.

Gua Sha wurde durchgeführt im Nackenbereich, Schultern, oberen und mittleren Rücken, je nach Vorhandensein von *Sha*, sowie Verhärtungen und Verspannungen.

Vorderseite

Di 4, Ma 36, Le 3, PE 6, Di 13, 3E Gummi, abwechselnd 3E 5, Gb 41, Massage und Dehnungen des Nackens.

Behandlungszyklus

Fünf Akupunkturbehandlungen für Ösophagitis, Kopfschmerzen, Nacken- und Schulterschmerzen.

Empfehlungen

Vermeiden von Kaffee, kalten und sauren Nahrungsmitteln. Die Patientin wurde angewiesen, den Nacken bedeckt zu halten und sich vor Witterungseinflüssen zu schützen. Nasenspülungen wurden für die Sinusitisprobleme empfohlen.

Ergebnisse

Die Ösophagitis war nach der ersten Behandlung verschwunden, die Kopfschmerzen nach der zweiten. Mit jeder Behandlung verbesserte sich die Beweglichkeit der Patientin und die Nackenschmerzen nahmen ab. Nach der vierten Sitzung verschwanden die ausstrahlenden Schmerzen, sowie die kribbelnden und zuckenden Mißempfindungen. Nach der fünften Behandlung konnte die Patientin die säurehemmenden Medikamente absetzen.

Nach sechs Wochen stellte sich die Patientin erneut vor. Eine neurologische Untersuchung bestätigte ihr subjektives Gefühl der Besserung und von einer Operation wurde abgesehen. Noch immer hatte sie leichte Nacken und Schulterschmerzen, jedoch einen vollen Bewegungsumfang. Während der nächsten zwei Jahre erhielt sie 1 - 2 Behandlungen pro Monat (insgesamt 31) für den Nacken und die Schultern, sowie gelegentlich für akute Infektionen des oberen Respirationstraktes und Menstruationsprobleme. Die Verbesserung im Nacken und Schulterbereich setzten sich so lange fort, bis keine chronische Problematik mehr bestand.

POSTTRAUMATISCHER CLUSTER-KOPFSCHMERZ

37-jähriger Patient

Aktuelle Beschwerden

Der Patient litt unter Kopfschmerzattacken, die ihn vollständig außer Gefecht setzten. Er trug ständig eine Sauerstofflasche bei sich. Im Anfall schwoll sein linkes Auge an, war gerötet, brannte und tränte. Die Schmerzattacken traten auf nach einem Unfall, bei dem seine Nase durch einen Baseball gebrochen wurde.Es wurde die Diagnose Cluster-Kopfschmerz gestellt. Ein Knochensplitter verletzte eine Arterie und er mußte sich einer Notoperation unterziehen. Ein Stück Metall blieb im Operationsgebiet zurück. Er litt bereits seit vier Jahren an Kopfschmerzen.

Vorbehandlung

Nach der Notoperation befand sich der Patient seit vier Jahren in neurologischer Behandlung. Es waren bereits 17 verschiedene Medikamente ausprobiert worden. Einmal wurde er bereits stationär eingeliefert und mit intravenösen Antihistaminika-Gaben behandelt. Unter Lithium hatte er ein Jahr keine Kopfschmerzen, fühlte sich jedoch durch die Medikamenteneinnahme stark geschwächt. Letztendlich kehrten die Kopfschmerzen zurück. Der Patient wollte eine weitere Medikamenteneinnahme vermeiden und wurde von seinem Arzt für eine Akupunkturbehandlung überwiesen.

Zunge

Leuchtend rot und feucht mit leichtem Belag in der Mitte des Zungengrundes.

Puls

Tief und zart.

Andere Zeichen und Symptome

Der Patient hatte eine athletische Konstitution. Er arbeitete mit Computern und betrieb in seiner Freizeit Sport an der frischen Luft. Als er sich zum ersten Mal vorstellte, nahm er 4 x täglich 5 mg Prednison, sowie Cardene 20 mg 2 x täglich und einen Säurehemmer ein. Er hatte sehr starke Kopfschmerzen, die ihn in der Nacht aufwachen ließen oder am Tag begannen. Um die Schmerzen zu lindern war er auf die Einnahme von Sauerstoff angewiesen. Er hatte eine Polyurie, obwohl er durch die Cortisoneinnahme Ödeme hatte. Er fühlte sich schwach, hatte eine schwache Libido und Durchfälle und er war vollkommen verzweifelt.

Die Kopfschmerzen begannen als brennende Sensationen im nasalen Augenwinkel und der Nase. Von dort aus bekam er wie Feuer einschießende Schmerzen in das Auge und über den Kopf entlang des Blasenmeridians bis in den Hinterkopf, Nacken und die rechte Schulter.

Behandlung

Rücken

LG 14, Bl 13, Gb 20, Bl 10. Rechte Seite: 3E 15, Bl 38, Dü 14, Extrapunkt Pak Loh, Gb 12, 3E 16.

Gua Sha am oberen Rücken, hauptsächlich im Bereich des rechten Nacken und der rechten Schulter. Zu Beginn zeigte sich ein dunkles *Sha*.

Vorderseite

Di 4, Lu 7, Gb 40, Bl 7, Extrapunkt *Yin* Tang, rechts Di 11, 3E Gummi, Di 20, Bl 1, Bl 2, Extrapunkt Yu Yao, Extrapunkt Pi Yen, Ma 8, Extrapunkt Tai *Yang*, Ah-Shi-Punkte im Narbengebiet entlang der Nase rechts.

Blutiges Schröpfen mit kleinen Schröpfköpfen im Verletzungsgebiet. Das Blut zeigte eine extrem dunkle Farbe.

Behandlungszyklus

Der Patient wurde für die ersten zwölf Behandlungen alle zehn Tage behandelt, danach wurden die Behandlungen erweitert auf alle zwei Wochen, danach alle drei Wochen und schließlich monatlich durchgeführt.

Empfehlungen

Der Patient wurde auf Allergene untersucht und über schlechte Ernährungsgewohnheiten befragt. Ihm wurde empfohlen auf Koffein, Alkohol und Zucker zu verzichten. Dies bedeutete für ihn, daß er eine richtige Mahlzeit zum Frühstück einnehmen sollte statt Kaffee und süße Stückchen. Bevor er zu Bett ging, aß er jede Nacht Eiscreme. Ihm wurde geraten, auf kalte und süße Nahrungsmittel zu verzichten. Um Hypoglykämien zu vermeiden, wurde ihm geraten, regelmäßig nahrhafte Mahlzeiten zu sich zu nehmen.

Yunnan Bai Yao wurde gegeben, um die posttraumatische *Blutstagnation* zu behandeln. Er wurde angewiesen, dieses mit einem Schuß Reiswein einzunehmen.

Lung Tang Xie Gan wurde für die Shao-Yang-Hitze im Oberen Erwärmer gegeben.

Tien Ma Hu Gan Wan wurde mit *Jing Yak Pill Pian* zur Blutdrucksenkung verabreicht.

Ergebnisse

Nach Absetzen aller Milchprodukte stoppten seine Durchfälle. Unter der Behandlung und den Diätempfehlungen nahm zuerst die Schmerzintensität, später auch die Anfallshäufigkeit der Kopfschmerzen ab. Er konnte die Medikamenteneinnahme reduzieren und schließlich ganz beenden.

Er setzte die Behandlung alle 4-6 Wochen fort. Nach einem Jahr Beschwerdefreiheit hatte er einen Rückfall nach einer Nacken-Hals-Verletzung. Danach setzte er die Behandlung wiederum alle zwei Wochen fort und erholte sich vollständig innerhalb von sechs Monaten. Zur Zeit bekommt er alle 4-8 Wochen eine Behandlung, um die freie Zirkulation aufrecht zu erhalten.

KOPFSCHMERZEN, CHRONISCHE SINUSITIS, LEBENSMITTELALLERGIEN

45-jährige Patientin

Aktuelle Beschwerden

Die Patientin beklagte chronische, nasal betonte Kopfschmerzen, sowie chronisch allergische Nasennebenhöhlen-Entzündungen mit abwechselnd Nasenlaufen und verstopfter Nase.

Zunge

Ein dünner Zungenkörper mit flachen, quer verlaufenden Rissen und einer roten Zungenspitze. Der Zungenbelag war normal, jedoch mit einer Verdickung am Zungengrund und überzogen mit einer schaumigen Schicht.

Puls

Schnell und drahtig. Der Lungenpuls war rauh und im Bereich der Nasennebenhöhlen distal der Positionen des oberen Erwärmers fand sich eine Fülle.

Andere Zeichen und Symptome

Diese Patientin war schlank, hatte eine grenzenlose Energie, eine laute Stimme und zeigte eine große Lebensfreude. Sie hatte normale Monatsblutungen, jedoch prämenstruelles Brustspannen. Der Stuhlgang war normal und die Miktionsfrequenz häufig. Und obwohl sie allergisch auf Erdnußbutter, Schokolade, Weizen, Knoblauch und Zwiebeln war, hatte sie ein starkes Verlangen nach diesen Lebensmitteln und aß sie auch.

Behandlung

Rücken

LG 14, Bl 12, Bl 13, Gb 20, Bl 10, LG 15, Bl 38, Bl 18, Bl 20, Bl 23.

Gua Sha am oberen Nacken, Rücken und Schultern.

Vorderseite

Di 4, Lu 7, Di 20, Ma 2, Bl 2, Extrapunkt *Yin Tang*, Ma 8, Extrapunkt Tai *Yang*, Bl 7, KG 6, Ma 36.

Allergiedesensibilisierung

Di 4, Le 3, *Mu*- oder Quell-Punkte der Organe oder der durch Allergien geschwächten Organe (siehe auch Dr. Devi Nambudripod´s Unsolved Health Problems Solved).

Behandlungszyklus

Im ersten Jahr 19 Behandlungen im Wochen- oder Zwei-Wochen-Abstand; im zweiten Jahr 12 Behandlungen, vier Behandlungen im dritten Jahr und eine Behandlung im vierten Jahr. *Gua Sha* wurde nicht mehr als einmal monatlich durchgeführt.

Empfehlungen

Allergene während des Desensibilisierungsvorgangs vermeiden. Tägliche Nasenspülungen (siehe Anhang B).

Ergebnisse

Das *Sha* des Patienten war initial dünn, klein und purpurfarben. Nach und nach wurde das *Sha* heller in der Farbe und weniger. Die Kopfschmerzen verschwanden bereits nach der ersten Behandlung. Die folgenden Behandlungen dienten der Behandlung der Nasennebenhöhlenschmerzen und der Blockade sowie des Spannungsgefühls im Nasenbereich. Die Kopfschmerzen wurden abgemildert und traten weniger häufig auf, ausgelöst wurden sie jedoch durch Zuckergenuß. Die prämenstruellen Syndrome verschwanden. Spätere Sitzungen beinhalteten die Desensibilisierung auf Allergene. Das Ergebnis war, daß sie nicht länger ein starkes Verlangen nach diesen allergenen Nahrungsmitteln hatte und diese gelegentlich essen konnte, ohne Symptome zu entwickeln.

Im dritten Jahr kam die Patientin mit Kopfschmerzen und einer Nasennebenhöhlenentzündung mit grünem Schleim. *Bi Jen Pian* wurde verordnet nach der Akupunkturbehandlung und dies zeigte ein gutes Resultat. Später benutzte sie die Akupunkturbehandlungen, um die Wurzeln ihrer allergischen Disposition und ihres Suchtverhaltens herauszufinden. Sie bemerkte, daß, obwohl die allergenen Nahrungsmittel Kopfschmerzen und Nasennebenhöhlenprobleme verursachten, diese auch zu ihrem hohen Energieniveau beitrugen. Es gefiel ihr, diese grenzenlose Energie in sich zu erleben und obwohl die Schmerzen unangenehm waren, war dieses Verhalten auch eine Form der Selbststimulation und eine Methode, um ihre Aufmerksamkeit in Zeiten großer Anstrengungen auf sich selbst zu lenken. Unter der Genesung schraubte sie ihre zeitlichen Verpflichtungen herab, lernte, sich mehr Zeit für sich selbst zu nehmen und veränderte ihre Einstellung der Wahrnehmung von „Schmerz als Vergnügen".

NACKEN- UND SCHULTERVERSPANNUNGEN: SHI-FÜLLEZUSTAND

35-jähriger Patient

Aktuelle Beschwerden

Der Patient beklagte sich über Nacken- und Schulterschmerzen, bedingt durch Überanstrengung der Muskulatur und Überarbeitung. Seine Muskeln verspannten sich so schlagartig, daß die Schmerzen sehr stark wurden und seine Lippen sich blau färbten. Seine Nackenschmerzen strahlten in die Schultern und die Arme aus und führten zu Taubheitsgefühlen in beiden Händen. Als Diagnose wurden leichte Bandscheibenvorwölbungen C4/C5 und C5/C6 festgestellt, sowie eine zervikale und thorakale Radikulitis.

Vorbehandlung

Dieser Patient hatte chiropraktische und einige Akupunkturbehandlungen erhalten, ohne lang andauernden Erfolg zu erzielen.

Zunge

Er hatte eine große Zunge, feucht, mit schaumigem, weißem Belag. Die Zungenfarbe und Beschaffenheit war gleichmäßig, mit vereinzelten roten Flecken am Zungenrand und einer Neigung zur Entwicklung von Zahneindrücken. Der Zungenbelag war unterschiedlich und am Zungengrund schleimig. Die Dicke, Schleimigkeit und Schaumigkeit des Zungenbelags nahm je nach Gesundheitszustand des Patienten zu oder ab.

Puls

Ein überraschender Mangelpuls, der sich dünn, tief und schwach zeigte. Die Überarbeitung des Patienten hatte sein Qi ernsthaft geschwächt und in der Folge zur Ansammlung und Stagnation von Qi, Flüssigkeiten und Blut geführt.

Andere Zeichen und Symptome

Dieser Patient stellte hervorragende Geigen und Cellos her. Manchmal war er so in seine Arbeit vertieft, daß er mehr als 24 Stunden ohne Pause arbeitete. Außerdem litt er unter Migräne, möglicherweise verursacht durch die Farben und Lösungsmittel, die er am Arbeitsplatz benutzte. Er war extrem allergisch auf einen Bestandteil eines giftigen Efeus, der zur Holzbehandlung der Geigen eingesetzt wird. Er zeigte starke Asthmaanfälle, Sinusitis und Kopfschmerzen, sowie eine allergische Dermatitis und Hitzewallungen. Physisch zwar ein großer und muskulöser Mann, entwickelte er eine sehr starke innere Hitze und schwitzte ständig leicht. Er hatte weiche Stühle, eine unregelmäßige Miktion und Schlafstörungen.

Behandlung

Rücken

LG 14, Bl 13, Bl 38, 3E 15, Gb 20, Bl 10, Punkte lateral von KG 4 und KG 5. Wechselnde Trigger- und Ah-Shi-Punkte, Gb 21.

Gua Sha am oberen Rücken und Nacken, inklusive des lateralen Halses, der Schultern sowie der Oberarme und Unterarme.

Vorderseite

Di 4, Di 11, 3E Gummi, Di 15.

Zusätzliche Punkte zur Tonisierung der Milz

Bl 20, Bl 23, KG 12, Ma 36, Mi 6, KG 6, abwechselnd Ma 40, Le 13.

Behandlungszyklus

Die erste Behandlungssequenz war für Nacken, Schultern, Arme und Hände. Es folgten wöchentliche Behandlungen über 14 Wochen. Die folgenden Behandlungen dienten der Tonisierung der Milz. Der Patient benützte die Akupunkturbehandlung auch, um seine Kreativität zu steigern.

Empfehlungen

Kaffee und andere stimulierende Substanzen weglassen. Die Zufuhr von Milchprodukten reduzieren, weil sie die innere Ansammlung von Feuchtigkeit steigern. Ihm wurde angeraten, regelmäßig zu arbeiten, sich auszuruhen wenn er müde ist und auch einen Mittagsschlaf einzulegen. *Er Chen Tang* wurde zur Schleimauflösung gegeben, *Lien Chiao Pai Du Pien* bei allergischer Reaktion auf den giftigen Efeu und *Lung Tang Xie Gan* für die Ausschläge im Lendenbereich.

Ergebnisse

Die Verkrampfungen des Nackens und der Schulter lockerten sich. Der Patient beschrieb die Verbesserung als „nicht leiden“ wenn er sich bei der Arbeit strecken und sich erholen konnte. Die Hitze im Körper wurde reduziert, die Ausschläge verschwanden, die Taubheit der Hände und Unterarme genauso wie die Kopfschmerzen waren verschwunden. Zunge, Puls und Körpersignale deuteten auf eine Verbesserung der Verdauung hin. In dem Maß, in dem der Schweiß zurückbehalten wurde und sich der Flüssigkeitstransport normalisierte, regulierte sich auch die Miktionsfrequenz.

NACKEN- UND SCHULTERVERSPANNUNGEN: XU-MANGELZUSTAND

29-jährige Patientin

Aktuelle Beschwerden

Die Patientin klagte über chronische Nacken- und Schulterschmerzen sowie ein generelles Kältegefühl, besonders in Händen und Füßen.

Vorbehandlung

Die Patientin ernährte sich hefefrei und nahm, wie vom Arzt verordnet, 3 x täglich Nystatin ein.

Zunge

Blaß, pink mit weißem Belag.

Puls

Langsam, leicht unregelmäßig, mit schwachem Milz-Puls und zerstreuten Nierenpulsen.

Andere Zeichen und Symptome

Die Patientin war schlank, ständig müde, fröstelte und hatte ein starkes Verlangen nach Zucker und Kaffee. Ihr Appetit war vermindert. Vom Nystatin war ihr häufig übel. Sie hatte täglich geformten Stuhlgang und die Miktion war normal. Sie schlief tief, wachte jedoch müde auf. Die Periode war regelmäßig mit einer Dauer von 28 Tagen, die Blutung dauerte fünf Tage, das Menstruationsblut war hell, rot und hatte einige kleinere Klumpen. Die Blutung war nicht schmerzhaft. Die Fingernägel waren dünn, blaß und gestreift. Sie hatte häufige Palpitationen. Die Patientin war Vegetarierin, ernährte sich überwiegend von Getreide und Gemüse, verzichtete auf tierisches Protein. Sie befürchtete, durch das Essen an Gewicht zuzunehmen.

Behandlung 1

Rücken

LG 14, Bl 38, 3E 15, LG 4, Bl 23, Ni 3.

Gua Sha im Nacken und Schulterbereich. Indirekte Moxabehandlung im Bereich Bl 20 und Bl 23. Massage von Nacken und Schultern, leichte Dehnung des Nackens.

Behandlungszyklus

Die Patientin erhielt drei Behandlungen. In diesen ersten Sitzungen benutzte ich nur wenige Nadeln und verließ mich ebenso auf *Gua Sha*, Massagen, indirekte Moxibustion und diätetische Maßnahmen als Intervention, da die Patientin extrem schwach war.

Empfehlungen

Erhöhung der Proteinzufuhr auf 2 x täglich, am besten zum Frühstück und Mittagessen. Langsamer Verzehr von warmen, gekochten Speisen.

Ergebnisse

Das *Sha*, das an die Oberfläche kam, waren klar abgrenzbare, kleine Petechien von blasser Farbe. Die Patientin konnte eine deutliche Zunahme an Körperwärme und Kraft bemerken. Die Miktionsfrequenz nahm ab. Die Nacken- und Schulterschmerzen wurden reduziert. Nach zwei Monaten kam sie zurück für eine Behandlung des Nackens und des Schulterbereichs und zog danach aus der Gegend weg.

Nach nochmals sechs Monaten kam sie erneut zur Behandlung. Ihre Kraft hatte zugenommen, die Zunge war weniger blaß und voller. Das Pulsbild war ähnlich, jedoch stärker.

Behandlung 2

Rücken

LG 14, Bl 13, Bl 38, 3E 15, Dü 15, Gb 21, Gb 20, Bl 10.

Gua Sha und Massage (siehe Foto 10).

Behandlungszyklus

Zwei Sitzungen zur Behandlung von Nacken und Schultern.

Ergebnisse

Das *Sha* erschien weniger blaß als in den vorausgehenden Behandlungen, die Petechien waren jedoch noch immer klein und hell. Die Behandlung linderte die Schmerzsymptomatik in Nacken und Schultern, die Schmerzen aufgrund des chronischen Mangelzustandes wegen Überarbeitung und Fehlernährung kehrten jedoch langsam zurück.

CHRONISCHE OHRSCHMERZEN MIT SEKRETION UND HÖRMINDERUNG

55-jähriger Patient

Aktuelle Beschwerden

Der Patient klagte über eine seit der Kindheit bestehende chronische Infektion des rechten Ohres infolge einer Trommelfellverletzung. Die Symptome waren Ohrenschmerzen und Sekretion. Manchmal okzipitale Kopfschmerzen, Nasennebenhöhlenverschleimung sowie einen merkwürdigen Geschmack im Mund.

Zunge

Rot mit dickem, weißem Belag, leicht trocken und klebrig.

Puls

64/min, normal, außer einem schlüpfrigen Lungenpuls.

Andere Zeichen und Symptome

Sein Appetit und Stuhlgang waren normal, normale Miktion mit gelegentlicher Nykturie. Gute Schlafgewohnheiten. Länger bestehende Rückenprobleme und gelegentlich Hämorrhoiden. Er trank jeden Abend zwei Martinis und arbeitete die meiste Zeit an der frischen Luft.

Behandlung

Rücken

LG 14, 3E 15, Gb 20, Gb 21.

Gua Sha im rechten Nackenbereich, Schultern und oberen Rücken.

Vorderseite

3E 3, 3E 16, 3E 17, 3E 21, Gb 2, Dü 19, alle genadelt auf der rechten Seite. Indirekte Moxaanwendung um das Ohr herum.

Bei der dritten Sitzung wurden Di 11 und Di 4 links hinzugefügt. *Gua Sha* vor dem Ohr und entlang des rechten M. sternocleidomastoideus und der Skalenusgruppe.

Behandlungssequenz

Neun Sitzungen, acht im wöchentlichen Abstand und die neunte fünf Wochen später.

Empfehlungen

Kalte und saure Nahrungsmittel vermeiden, das Ohr bedeckt und warm halten mit der Empfehlung, sogar in geschlossenen Gebäuden eine leichte Mütze zu tragen.

Ergebnisse

Am Tag nach der ersten Behandlung hatte er einen braunen und roten Ausfluß aus dem rechten Ohr, der bald versiegte. Das Ohr war weniger empfindlich und das Hörvermögen verbesserte sich. Bei der dritten Sitzung hatte er etwas Schmerzen im Ohr und einen klaren Ausfluß. Bei der vierten Sitzung war der Ausfluß wiederum braun, übelriechend und sein Ohr schmerzte stark. Bei der fünften Behandlung hörte der Ausfluß erstmals vollständig auf, aber eine Kälte- und Geräuschempfindlichkeit blieb zurück. Bei der sechsten Sitzung hatte er keine Schmerzen und keinen Ausfluß und das Hörvermögen war deutlich verbessert. Sein Nacken fühlte sich mittlerweile warm an. Die letzten drei Sitzungen dienten dazu, seinen Rücken zu behandeln, im Hintergrund standen die Hämorrhoiden und Ohrbehandlung. Während dieser Zeit hatte er erneut einen klaren Ausfluß aus dem Ohr.

Fünf Jahre später kam er erneut wegen einer Handverletzung. Sein Ohr war vollständig geheilt.

BRONCHITIS IM KINDESALTER, KRUPP

3-jähriger Junge

Aktuelle Beschwerden

Das Kind hatte einen starken Husten mit starker Verschleimung der Brust und des Kopfes, jedoch ohne Fieber. Die rechte Wange war gerötet.

Zunge

Pinkfarben, rote Lungenregion, schleimiger, nasser Zungenbelag.

Puls

Schnell, schlüpfrig, unruhig in der Lungenposition.

Andere Zeichen und Symptome

Die Stühle waren normal bis breiig, der Junge war müde aber überaktiv, in der Nacht schlief er nicht aufgrund des Hustens. Die Eltern waren erschöpft.

Behandlung

Rücken

LG 14, Bl 13, *Gua Sha* am oberen Rücken von Bl 11 bis Bl 17.

Massage der Gegend um Bl 20, sowie der Region von Ma 36 bis Ma 40.

Massage an der Vorderseite

Lu 9, Lu 8, Lu 7 und die Interkostalräume am Sternum.

Empfehlungen

Keine kalten Flüssigkeiten oder kalten Nahrungsmittel und keine Milch- und Sojaprodukte. Wenn viel klarer Schleim vorhanden ist, sollten Fruchtsäfte vermieden werden. Wenn der Schleim gelb oder grün ist, kann handwarmer Fruchtsaft gegeben werden. *Er Chen Wan* und *San She Chen Pi Mo* wurden für den Husten und die Schleimlösung gegeben. Eine Dampfinhalation wurde mehrmals pro Tag empfohlen.

Ergebnisse

Die Behandlung führte zur verstärkten Schleimabhustung. Der Husten wurde reduziert und Kind und Eltern konnten die Nacht durchschlafen. Die Kräuter wurden für weitere fünf Tage gegeben, danach war der Schleim gelöst und der Husten trat nur noch gelegentlich auf.

AKUTES ASTHMA

35-jähriger Patient

Aktuelle Beschwerden

6-stündiger Asthmaanfall. Durch den Inhalator konnte der Patient nur zeitweise eine Erleichterung seiner Beschwerden bekommen.

Vorbehandlung

Er befand sich in ärztlicher Behandlung und nahm Theophyllin oral, sowie eine bronchien- erweiternde Inhalationsmedikation ein.

Zunge

Rot, trocken mit gelben Belag. Der Zungenbelag war häufig trocken aufgrund der schnellen Atmung des Patienten mit offenem Mund.

Puls

Jagend, schnell und voll. Die Medikamenteneinnahme erhöhte die Herzfrequenz. Der Lungenpuls war außerdem fließend.

Andere Zeichen und Symptome

Wenn er die Medikamente einnahm, war sein Puls schnell und die Stühle breiig. Die Miktion war normal oder leicht häufig. Die Muskeln im Brust- und oberen Rückenbereich waren verspannt und schmerzhaft. Er hatte Schwierigkeiten mit der Ein- und Ausatmung, jedoch mehr mit der Ausatmung. Er war müde und ängstlich.

Behandlung

Rücken

LG 14, Extrapunkt *Ding Chuan*, Bl 13, Bl 38, Bl 15, Bl 18, Bl 20, Bl 23, Gb 21, Gb 20.

Gua Sha am oberen Rücken, Nacken und oberen Schultern.

Vorderseite

Di 4, Di 11, Ma 40, PE 6, Mi 4, KG 22.

Gua Sha am Sternum und lateral des Sternums über den ersten drei bis vier Rippen.

Behandlungszyklus

Für das akute Asthma zwei Sitzungen.

Empfehlungen

Auf kalte Nahrungsmittel und Getränke verzichten, weil dies den Schleim in der Brust verklumpt und zu mehr Feuchtigkeit in der Milz und damit zur vermehrten Schleimproduktion führt. Dies schließt auch sämtliche Milchprodukte ein. Ebenfalls vermieden werden sollten heiße, gewürzte Nahrungsmittel sowie Meeresfrüchte, weil diese Hitze in der Lunge verursachen können.

Qing Fei Yi Huo Pian Tabletten wurden verschrieben. Diese Verschreibung dient der Behandlung von Hitze in den Lungen mit Schleimbildung.

Ergebnisse

Der Patient fühlte sich sofort besser, die Ein- und Ausatmung fiel deutlich leichter. Durch das *Gua Sha* kam es zur Bronchodilatation und zum Auswurf von Schleim. Der Schleim war reichlich, von gelber Farbe und leicht viskös.

Für die chronischen Asthmabeschwerden, die er durch Medikamenteneinnahme unter Kontrolle hatte, führten wöchentliche Behandlungen über drei Monate zu einer Reduzierung und schließlich zum Absetzen der Medikamente. Weiterführende Behandlungen ein- bis zweimal pro Monat halfen ihm dabei, einen Zeitraum von zwei Jahren zu überstehen und danach zog er um in eine Region mit wärmerem Klima. Während dieser zwei Jahre nahmen seine akuten Asthmaanfälle an Häufigkeit ab und wurden wie oben aufgeführt behandelt.

EMPHYSEM

65-jähriger Patient

Aktuelle Beschwerden

Der Patient litt unter einer extremen Kurzatmigkeit. Er konnte Autofahren, jedoch lediglich zwei oder drei Schritte gehen, um anschließend wieder Luft holen zu müssen.

Vorbehandlung

Der Patient befand sich in ärztlicher Betreuung und erhielt auch chirotherapeutische Anwendungen.

Zunge

Der Zungenkörper zeigte eine rötlich verbrannte oder bräunliche Farbe. Er hatte viele Risse und Fissuren. Der Zungenbelag war ungleichmäßig, dick, schleimig und nicht verwurzelt.

Puls

Schnell, dünn und unruhig in der Lungenposition.

Andere Zeichen und Symptome

Der Patient rauchte zwei Packungen starke Zigaretten am Tag. Sein Stuhlgang war weich, möglicherweise durch die Medikamente, und seine Miktionsfrequenz war häufig.

Behandlung

Rücken

LG 14, Extrapunkt Ding Chuan, Bl 12, Bl 13, Bl 38, Gb 21.

Gua Sha am oberen Rücken und an den oberen Schultern im Bereich von Gb 21.

Vorderseite

Di 4, Lu 7 oder Lu 9, PE 6, Mi 4, Ma 40, Lu 1, KG 22, KG 17.

Behandlungszyklus

Der Patient erhielt Akupunktur und *Gua-Sha*-Behandlung alle 2 - 5 Wochen.

Empfehlungen

Kalte Nahrungsmittel und Getränke vermeiden. Mit dem Rauchen aufhören, was der Ptient nicht wollte.

Ergebnisse

Am Ende der Behandlung konnte er besser abhusten und freier durchatmen. Später konnte er besser Treppen steigen und weitere Strecken zurücklegen, ohne kurzatmig zu werden. Dieser Patient verstarb ein Jahr später an einem Emphysem.

SCHILDDRÜSENÜBERFUNKTION

43-jährige Patientin

Aktuelle Beschwerden

Die Patientin litt unter der Graves-Krankheit, einer multinodulären Struma mit Schilddrüsenüberfunktion. Die Patientin hatte erkältungsähnliche Symptome, einen rasenden Puls, gestörten Schlaf, extreme Müdigkeit, Gereiztheit, Vertex- und Stirnkopfschmerzen und einen Temperaturanstieg um 4 Uhr nachmittags mit Gesichtsrötung, Schweißausbrüchen und Nachtschweiß. Manchmal hatte sie Schüttelfrost am Abend, die Haarfarbe hatte sich verändert. Wenn sie während der Nacht aufwachte, beschrieb sie dieses Aufwachen als „von Null auf Hundert zu kommen".

Vorbehandlung

Sie war eingestellt auf thyreostatische Medikamente. Die Ärzte hatten ihr empfohlen, eine Radio-Jod-Behandlung der Schilddrüse durchzuführen. Danach sollte die Patientin für den Rest ihres Lebens Schilddrüsenhormone oral zu sich nehmen.

Zunge

Sehr rot, purpurrote Zungenspitze, am Zungengrund hatte sie einen tiefen, längs verlaufenden Riß und einen dicken, gelben Zungenbelag. Die Lippen waren stärker gerötet als normal.

Puls

Sie hatte einen Shi-Fülle-Puls, schnell und voll, wobei der Leberpuls voll und schlüpfrig war. Der Herzpuls war breit und flach. Die Nieren-Yin-Pulse waren tief und straff. Der Magen- und Milz-Puls war drahtig, der Nieren-Yang-Puls breit und nicht tief.

Andere Zeichen und Symptome

Der Stuhlgang der Patientin war unregelmäßig, vielleicht jeden zweiten Tag. Die Miktionshäufigkeit war hoch. Sie trank 3 - 4 Tassen Kaffee am Tag. Die Monatsblutungen waren häufig verfrüht und von Krämpfen begleitet. Sie fühlte sich innerlich heiß und unruhig.

Behandlung

Rücken

Bl 13, Bl 15, Bl 18, Bl 20, Bl 23, *Gua Sha* am ganzen Rücken.

Vorderseite

Di 4, Lu 7, KG 22, Ni 6.

Behandlungszyklus

Insgesamt 12 Sitzungen in 18 Wochen.

Empfehlungen

Den Kaffee weglassen, weil er stimulierend wirkt und auch in diesem Fall Hitze produziert. Insgesamt die Aktivitäten vermindern, um dem Körper mehr Ruhe zu verschaffen. *Lung Tang Xie Gan, Tian Wan Bu Hsin Tang* und *Er Chen Tang Two Cured Pill* wurden zusätzlich gegeben.

Ergebnisse

Bei der dritten Sitzung verspürte sie eine Veränderung ihres Zustandes: sie war ruhiger und entspannter. Bei der vierten Sitzung war die Zunge pinkfarben und zeigte die Abnahme des Hitzeüberschusses. Der Schlaf verbesserte sich, aber sie wachte immer noch sehr früh auf und war sofort hellwach. Bei der sechsten Sitzung hatte sich der Schlaf weiter verbessert und sie konnte jetzt bis 6.40 Uhr morgens schlafen. Die Monatsblutungen waren noch immer verfrüht, aber nicht begleitet von Müdigkeit, Kopfschmerzen, Krämpfen oder Klumpen. Bei der sechsten Sitzung, 7 1/2 Wochen nach Beginn der Akupunktur begann sie Haare zu verlieren. Ihr Energieniveau war gut, ausgeglichen und entspannt; ihr Schlaf war nicht mehr gestört. Die Flush-Symptomatik, Fieber, Müdigkeit und Kopfschmerzen stoppten, aber der Stuhlgang war noch immer breiig.

Die Laborwerte nach der siebten Sitzung zeigten, daß sie mittlerweile leicht hypothyreot war und ihr Arzt reduzierte die thyreostatischen Medikamente und setzte sie schließlich ab. In der zehnten Sitzung wurde eine Schleimbeutelentzündung der Schulter behandelt. Ihre Monatsblutung war diesmal pünktlich gekommen. Bei der elften und zwölften Sitzung war es früher Herbst und sie berichtete über eine Flush-Symptomatik im Gesicht, trockene Haut, keine Schweißausbrüche, keine Palpitationen, aber Hitzeempfindung im Kopf und Nacken. Ihre Zunge war rosa mit einer roten Zungenspitze. Ich veränderte die Kräuterverschreibung zu *Da Bu Yin Wan* und *Ding Xin Wan*, womit das Problem gelöst wurde. Ihre Schilddrüse hatte sich normalisiert und sie brauchte keine weitere Behandlung. Auch im weiteren Verlauf blieb die Schilddrüse normal.

FIBROMYALGIE, MANGELZUSTAND

37-jährige Patientin

Aktuelle Beschwerden

Die Patientin klagte über chronische Nacken- und Schulterschmerzen, die seit vielen Jahren bestanden.

Zunge

Geschwollen an den Seiten, rötlich an der Zungenspitze. Schaumiger und trockener Zungenbelag.

Puls

Schwach, insgesamt dünn, schwach in der Leberposition.

Andere Zeichen und Symptome

Sie war ständig müde, schlief verkrampft und wachte mit Muskelkrämpfen und geballten Fäusten auf. Sie hatte wiederkehrend PMS und Migräne-Anfälle in der Mitte des Zyklus, schwitzte vor der Periode und nachts war ihr kalt. Die Perioden waren normal in Stärke und zeitlichem Verlauf. Während der Schwangerschaft hatte sie eine Phlebitis, weshalb sie Stützstrümpfe trug. Zum Frühstück trank sie Kaffee. Sie hatte zwei kleine Söhne und aß, wenn überhaupt, zuletzt.

Behandlung

Rücken

LG 14, Gb 20, Extrapunkt *Pak Loh*, Bl 13, Bl 38, 3E 15 rechts, Ah-Shi-Punkte für Schmerzen des Oberkörpers.

Gua Sha am Nacken, Schultern und oberen Rücken (erste und dritte Behandlung).

Vorderseite

Di 4, 3E Gummi, Gb 41, Massage und vorsichtige Muskeldehnung in Rückenlage der Patientin.

Behandlungszyklus

Die Patientin erhielt vier Behandlungen im wöchentlichen Abstand.

Empfehlungen

Auf Kaffee verzichten, regelmäßige Einnahme von Frühstück, Mittagessen und Abendessen, sowie einer Zwischenmahlzeit am Nachmittag mit nahrhaften, warmen und gekochten Nahrungsmitteln, um den Mangelzustand durch die Ernährung zu behandeln. Regelmäßige Nahrungsaufnahme stabilisiert außerdem den Blutzuckerspiegel, was hilft, den Muskelmetabolismus zu normalisieren.

Ergebnisse

Ihr *Sha* war blaß mit einer purpurnen Farbe. Die Schmerzen nahmen nach der ersten und zweiten Behandlung ab. Nach der dritten Behandlung konnte die Patientin besser schlafen und wachte nicht mit geballten Fäusten auf. Bei der vierten Behandlung sah die Patientin kräftiger aus und weniger zerbrechlich. Sie wollte weiter behandelt werden für ihre saisonbedingte allergische Sinusitis. Innerhalb von vier Sitzungen hatte sich ihr Zustand deutlich verbessert. Als ihre Krankenversicherung weitere Zahlungen ablehnte, brach sie unter Bedauern die Behandlung ab.

SCHULTERSCHMERZEN

38-jähriger Patient

Aktuelle Beschwerden

Der Patient beschwerte sich über Schmerzen im rechten Handgelenk, Ellenbogen und Schulter nach einer Verletzung vor sechs Monaten.

Vorbehandlung

Bei dem Patienten wurde ein Riß der Rotatorenmanschette diagnostiziert, die er sich beim Basketballspielen zugezogen hatte. Er erhielt physiotherapeutische Anwendungen, die von seinem Arzt verschrieben wurden.

Zunge

Normale Zunge, rosa, leicht gerötet am Zungengrund, dickerer weißer Belag am Zungengrund.

Puls

Normal, kräftig, rauher Lungenpuls.

Andere Zeichen und Symptome

Der Patient war sehr gesund und aktiv. Ernährte sich überwiegend vegetarisch. Stuhlgang, Miktion, Schlaf und Verdauung waren normal. Seine Knie und anderen Gelenke waren etwas überbelastet durch die sportliche Tätigkeit. Seine Aktivität war eingeschränkt durch die Armschmerzen.

Behandlung

Rücken

LG 14, auf der rechten Seite Bl 13, Bl 38, 3E 14, Ah-Shi-Punkte an der vorderen rechten Schulter.

Gua Sha am oberen Rücken, Schultern, Nacken und Vorder- und Rückseite des Armes.

Vorderseite

He 3, Lu 7, Dü 5, Di 4, Di 15, Di 14, Di 11.

Behandlungszyklus

Drei Sitzungen im wöchentlichen Abstand, eine weitere drei Wochen später, danach monatlich für drei Monate. Später kam der Patient ca. alle 2-4 Monate nach Überbeanspruchung.

Empfehlung

Kaltes und saures Essen vermeiden, um die Schmerzen zu vermindern. Eine Feldenkrais-Übung für die Schulter wurde empfohlen, um die Beweglichkeit zu verbessern.

Ergebnisse

Die Schmerzen verbesserten sich deutlich nach der ersten Behandlung und konzentrierten sich auf die Schulter. Nach der zweiten Behandlung begann er wieder, täglich Basketball zu spielen und zu schwimmen. Er gewann den vollen Bewegungsumfang zurück, aber die Schulter ermüdete immer als erstes. Die akuten Schmerzen waren nach der ersten Behandlung verschwunden und, obwohl sie voll einsatzfähig war, war die Schulter für mehr als ein Jahr empfindlicher.

TENNISELLENBOGEN

33-jährige Patientin

Aktuelle Beschwerden

Die Patientin beklagte sich über Schmerzen im Ellenbogen, Schulter und Nacken, bedingt durch zuviel Tennisspielen.

Zunge

Blaß, die Seiten mit Zahneindrücken und sehr blaß. Nasser, weißer Belag, flache, rosa Punkte an der Zungenspitze.

Puls

Unregelmäßig und schnell. Der *Qi*-Puls war drahtig und der Nierenanteil leicht schwächer. Der Blutpuls war dünn und der Herzpuls dünn und schwach.

Andere Zeichen und Symptome

Die Patientin war Vegetarierin und aß unregelmäßig und sehr wenig. Die Hände waren sogar im Sommer kalt.

Behandlung

Rücken

LG 14, Bl 13, 3E 15, Bl 38, Dü 11, Gb 21, Gb 20, Bl 10.

Gua Sha am oberen Rücken, Nacken und Schultern.

Vorderseite

Di 15, 3E 14, Di 13, Di 12, Di 11, 3E Gummi, He 3, *Ah-Shi*-Punkte um den Ellbogen herum. *Gua Sha* oberhalb und unterhalb des Ellbogen im Dorsalbereich (Siehe Abb. 7.1; Foto 16).

Behandlungszyklus

Elf Sitzungen über elf Wochen, danach monatlich für fünf Monate, danach alle zwei bis drei Monate für acht Monate. *Gua Sha* wurde bei der ersten Sitzung und danach ungefähr einmal monatlich angewandt.

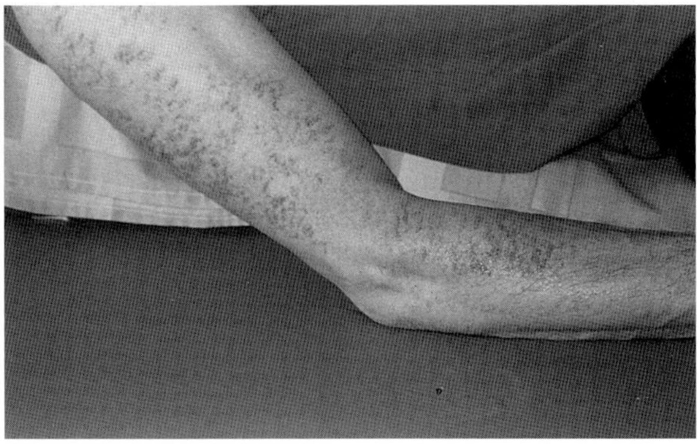

Abb. 7.1: *Gua Sha* am Arm für die Behandlung des Tennisellbogens. *Gua Sha* wurde erst am oberen Rücken, Schultern und Nacken durchgeführt (siehe auch Foto 16).

Ergebnisse

Nach jeder Sitzung zeigte sich eine Verbesserung. Die Schmerzen kehrten durch wiederholte Überbeanspruchung des Armes zurück, so z.B. durch fünf Stunden Tennis spielen. Nach und nach dauerte es länger, bis die Schmerzen zurückkamen und die Abstände zwischen den Sitzungen wurde länger. Die Sehnenentzündung des Ellbogens blieb auch weiter hin ein Barometer für die Patientin, um zu lernen, ihre Grenzen abzuschätzen.

KARPALTUNNELSYNDROM

41-jährige Patientin

Aktuelle Beschwerden

Die Patientin beklagte sich über Schmerzen in den Handgelenken, der Hand und den Arm hinauf. Dies wurde von ihrem Arzt und Chiropraktiker als Karpaltunnelsyndrom diagnostiziert.

Zunge

Roter Zungenkörper mit einem langen Mittelriß. Schleimiger Zungenbelag, besonders am Zungengrund. Die Zunge war feucht.

Puls

Klar aber dünn. Schwach in den Nierenpositionen; der Leberpuls war drahtig und voller.

Andere Zeichen und Symptome

Die Patientin trank reichlich Kaffee und viel Alkohol. Sie war eine sehr energiereiche Person und physisch stark. Der Stuhlgang war normal und die Miktionsfrequenz häufig. Sie hatte regelmäßige Perioden, aber mit ausgeprägtem PMS und Dysmenorrhö.

Behandlung

Rücken

LG 14, 3E 15, Bl 13, Gb 21, Di 16, Di 15, Di 14, 3E 14, Dü 11, Dü 10.

Gua Sha am Nacken, Schultern, oberen Rücken und Oberarm.

Vorderseite

Di 4, Di 11, Di 10, 3E Gummi, Pe 6, Pe 7, Mi 6.

Behandlungszyklus

vier Sitzungen jeweils im Wochenabstand, danach drei weitere im zwei-Wochen-Abstand.

Empfehlungen

Kaffee, sowie kaltes und saures Essen vermeiden. Vitamin B6 wurde zusammen mit Vitamin-B-Komplex und Vitamin C und E zusätzlich gegeben.

Ergebnisse

Nach den ersten Sitzungen hatte die Patientin weniger Schmerzen, aber dafür ein verstärktes Kribbeln, beinahe so wie das Gefühl, das man bekommt, wenn das Blut in einen eingeschlafenen Arm zurückfließt. Kurz danach verschwanden sowohl das Kribbeln als auch die Schmerzen. Tätigkeiten wie Bügeln oder Holz hacken waren nicht länger schmerzhaft. Sie hörte auf Kaffee zu trinken und bemerkte, daß wenn sie wieder Kaffee trank, auch ihre Schmerzen langsam zurückkamen. Nach einiger Zeit hatten sich ihre Hände soweit verbessert, daß sie eine gewisse Menge Kaffee ohne schädliche Wirkung wieder tolerieren konnte.

AKUTE RIPPENFRAKTUR

34-jährige Patientin

Aktuelle Beschwerden

Starke Schmerzen unter der linken Brust, die so stark waren, daß die Patientin nur flach atmete, kaum laufen konnte und Lachen ihr unmöglich war. Sie konnte sich daran erinnern, ein Krachen gehört zu haben, während sie am Vortag einen schweren Gegenstand auf einen LKW gehoben hatte. Sie konsultierte ihren Arzt, der eine Fraktur der siebten Rippe diagnostizierte und schmerzstillende Medikamente verschrieb.

Zunge

Blaß, mit feuchten Rändern, trocken im Zentrum (vielleicht von den Schmerzmedikamenten). Die Zunge dieser Patientin war normalerweise leicht blaß und feucht und leicht geschwollen und rot an den Rändern.

Puls

Drahtig, leicht schnell, sonst nicht verändert von ihrem normalen Puls.

Behandlung

Rücken

Ah-Shi-Punkte seitlich von Th 5, Th 6 und Th 7, Bl 13, Bl 17 und Bl 18.

Gua Sha wurde nur am Rücken angewandt, wo die Patientin die Berührung gut tolerieren konnte.

Vorderseite

Zhen Gu Shui Liniment wurde auf einer Wundgaze auf die schmerzhafte Stelle unter der linken Brust für 20 Minuten aufgelegt. Gleichzeitig wurden 3E 6 und Gb 37 genadelt für die Rippenschmerzen.

Behandlungszyklus

Diese Patientin hatte eine notfallmäßige Sitzung.

Empfehlungen

Weitere Behandlungen wurden empfohlen, außerdem die Vermeidung schwerer Arbeit und der Verzehr von kalten und sauren Speisen.

Ergebnisse

Die einschnürende Qualität der Rippenschmerzen bildete sich sofort unter der ersten Behandlung zurück. Die Patientin konnte tief ein- und ausatmen, gehen, ins Auto ein- und aussteigen und ohne Schmerzen lachen. Sie setzte die Behandlung nicht fort und kehrte an die Arbeitsstelle zurück. Die Rippe schmerzte weiter bis zur Heilung ca. fünf Wochen lang.

POSTAKUTE RIPPENFRAKTUR

65-jährige Patientin

Aktuelle Beschwerden

Die Patientin beklagte starke Schmerzen an der Körperseite über den Rippen. Sie war acht Wochen zuvor auf Eis ausgerutscht und hatte sich die Rippen geprellt. Der Bluterguß hatte sich längst zurückgebildet, aber die Schmerzen hatten nur leicht abgenommen. Bei ihr war die Diagnose einer gebrochenen Rippe gestellt worden und die Empfehlung lautete, ihre Aktivitäten zu reduzieren, bis die Rippe geheilt sei.

Zunge

Die Patientin hatte normalerweise eine große Zunge , aber neuerdings zeigt sie als neues Charakteristikum einen purpurfarbigen Zungenkörper.

Puls

64/min, straffe Pulsqualität in den mittleren Positionen. Die Nierenpulse waren tief und die Pulse des Oberen Erwärmers schwach.

Behandlung

Rücken

Ah-Shi-Punkte am Rücken, lateral zu den Brustwirbeln 4 – 10.

Gua Sha am Rücken.

Seite

In der Seitenlage mit dem oberen Bein ausgestreckt und dem unteren Bein gebeugt. 3E 6, Gb 34 und Gb 37, Ah-Shi-Punkte am Schmerzort Gb 22.

Gua Sha an den Rippen, posterior und rechts von der schmerzenden Stelle; die Schmerzstelle konnte zwar berührt werden, Druck verursachte jedoch zu starke Schmerzen.

Behandlungszyklus

Die Patientin erhielt drei Behandlungen mit *Gua Sha*, jeweils eine bei der ersten und zweiten Sitzung. Während der zweiten Sitzung wurde auch die Bruchstelle selbst mit *Gua Sha* behandelt.

Ergebnisse

Die Patientin fühlte sich 60 % besser nach der ersten Behandlung, konnte sich ohne Schmerzen bewegen und der Schlaf war ungestört. Das Verletzungsgebiet war weiterhin berührungsempfindlich, aber die Schmerzen waren nach der zweiten und dritten Behandlung um 95 % reduziert. *Gua Sha* konnte am Ort der Rippenfraktur nur durchgeführt werden, weil das Trauma bereits länger zurücklag und es keine Anzeichen für Kontusion oder Verletzungen gab und die Patientin einen gewissen Druck ertragen konnte.

ALTES TRAUMA

38-jähriger Patient

Aktuelle Beschwerden

Der Patient beklagte sich über Rückenschmerzen lateral des neunten und zehnten Brustwirbels.

Zunge

Rot mit trockenem, leicht schleimigem weißen Belag.

Puls

Straff und schnell. Der Leberpuls war drahtig und voll, die Nierenpulse tief und straff.

Andere Zeichen und Symptome

Der Patient war als 14-jähriger Junge überfallen und verprügelt worden. Eine Region, die stark verletzt worden war, blieb unbeweglich, empfindlich und eingeschränkt. In Streßzeiten begannen die Rückenschmerzen des Patienten an diesem Ort, strahlten von dort aus und verschlimmerten sich. Er rauchte 2 - 3 Päckchen Zigaretten am Tag und trank während des ganzen Tages Kaffee.

Behandlung

Rücken

Akupunktur an Ah-Shi-Punkten im Verletzungsgebiet, an Punkten darüber und darunter entlang des Blasen-Meridians. Bl 17 wurde hinzugefügt.

Gua Sha beidseitig von Th 3 – Lu 2.

Behandlungssequenz

Zwei Behandlungen.

Empfehlungen

Kaltes und saures Essen vermeiden, mehr Aufmerksamkeit auf das verletzte Gebiet lenken, d.h. er sollte von Zeit zu Zeit den Rücken dehnen und strecken und Positionswechsel vornehmen.

Ergebnisse

Der Patient war zurückhaltend, das Gebiet behandeln zu lassen, weil mit dem Trauma auch Ängste verbunden waren. Das *Sha* war tief purpurfarben, beinahe schwarz und gab damit den Hinweis, daß es sich um sehr altes, gestautes Blut handelte. Während der zweiten Sitzung weinte der Patient, weil er an die Schmerzen während des Verprügelns erinnert wurde. Der spezifische Schmerzort löste sich auf und er blieb über Jahre beschwerdefrei.

GLOBUS HYSTERICUS, ÖSOPHAGIALSTENOSE ODER ÖSOPHAGIALSPASMUS

22-jähriger Patient

Aktuelle Beschwerden

Der Patient hatte zeitweise Schluckbeschwerden, die manchmal mit Erbrechen begannen, danach hatte er ein Gefühl „als ob Essen in seinem Hals feststecken würde". Es war ihm nicht mehr möglich seinen eigenen Speichel zu schlucken, er war dehydriert und schwach.

Zunge

Rot, mit einer purpurfarbenen Stelle in der Mitte. Weißer und schleimiger Zungenbelag.

Puls

Schnell und drahtig. Die Leberposition war voll.

Vorbehandlung

Dieser Patient war wegen früherer, gleichartiger Anfälle häufig stationär.

Andere Symptome und Zeichen

Der Patient hatte eine Anamnese von Nahrungsmittelallergien und streßverwandter Dyspepsie. Miktion und Stuhlgang waren normal. Der Schlaf war gut, aber er arbeitete bis 3 Uhr morgens. Er mochte kalte Milch und Fertiggerichte. Er berichtete, daß die Globusgefühle ausgelöst wurde durch Streß, Marihuana, Meeresfrüchte und Truthahnfleisch. Er hatte außerdem bemerkt, daß Milch die Schleimbildung im Hals verstärke.

Behandlung

Rücken

LG 14, Bl 15, Bl 17, Bl 18, Bl 20.

Gua Sha am Nacken und oberen Rücken.

Vorderseite

Di 4, Ma 36, KG 12, Pe 6, KG 17, Lu 9.

Behandlungszyklus

Ein bis zwei Sitzungen, um eine akute Attacke zu behandeln. *Gua Sha* wurde jeweils bei der ersten Behandlung mit hervorragenden Ergebnissen durchgeführt.

Empfehlungen

Im akuten Anfall Anleitung zur Entspannung: sanfte Musik, Licht dämmen usw. Die Absicht bei der Behandlung war, die Leber zu beruhigen, die zur Ansammlung von *Qi* und Schleim im Hals führt. Außerhalb des akuten Anfalls sollte er kalte und fettige Mahlzeiten und Nahrungsmittel inklusive Milch vermeiden. Er sollte langsam in einer ruhigen Atmosphäre essen, *Er Chen Wan* Tabletten wurden für die Schleimbildung gegeben. *Ban Xia Hou Po Tang* wurde später gegeben.

Ergebnisse

Der akute Anfall verbesserte sich um 80 % nach der ersten Behandlung. Eine zweite Sitzung folgte jeweils innerhalb von wenigen Tagen. Die erste Episode behandelte ich Ende 84 und die zweite sechs Monate später. Danach kam er nach drei und später noch mal nach fünf Jahren wieder, mit demselben akuten Problem. Beim jüngsten Anfall zeigte der Patient ein verstärktes Interesse daran, auslösende Faktoren mit Hilfe von Akupunktur und Änderung von Ernährung und Lebensstil zu korrigieren.

SCHMERZEN DES M. DELTOIDEUS UND M. PECTORALIS

41-jährige Patientin

Aktuelle Beschwerden

Die Patientin beklagte sich über Brustschmerzen im Bereich des M. pectoralis major und M. deltoideus. Die Schmerzen strahlten in die laterale Rippengegend und in die Arme aus.

Vorbehandlung

Sie hatte Massagen erhalten, die nur eine zeitweise Linderung erbrachten.

Zunge

Normale Farbe, leicht gedunsen an den Rändern. Risse zeigten sich nur in der Lungenregion.

Puls

64/min, unauffällig.

Behandlung

Rücken

LG 14, Bl 12, Bl 13, Bl 43, 3E 15, 3E 14, Dü 9, Dü 10, Gb 20, Gb 21, Di 16.

Vorderseite

Lu 1, Ah-Shi-Punkte im Bereich des M. pectoralis major.

Gua Sha am oberen Rücken, Schultern, Brust, vorderen Oberarm, seitliche Rippenregion und Unterarm (Fotos 14).

Di 4, Lu 7, Le 3, Pe 6, KG 17, Ma 44.

Behandlungszyklus

Eine Sitzung.

Empfehlungen

Kalte und saure Nahrungsmittel vermeiden. Die schmerzende Region warm halten, auch in der Nacht und sie sollte ein Sweatshirt tragen, das die Muskeln bedeckt. Salzsäurepillen-Einnahme wurde empfohlen, zusammen mit den großen Mahlzeiten, da Schmerzen in diesen Muskeln mit einer herabgesetzten Salzsäure-Produktion zusammenhängen können.

Ergebnisse

Die Patientin war beschwerdefrei nach einer Sitzung.

ARRHYTHMIE

42-jähriger Patient

Aktuelle Beschwerden

Der Patient hatte Herzrhythmusstörungen. Er fühlte sich unruhig und leicht ängstlich; er äußerte ein Gefühl, als ob er „Schmetterlinge in seiner Brust hätte".

Vorbehandlung

Der Patient befand sich in kardiologischer Betreuung und nahm Antiarrhythmika ein. Falls die Medikamente die Arrythmie in einigen Tagen nicht normalisieren sollten, würde der Patient stationär in ein Krankenhaus eingewiesen werden.

Zunge

Rosafarben, sehr rot an der Zungenspitze, dünner, weißer Belag.

Puls

76/min, unregelmäßig und stark.

Andere Zeichen und Symptome

Der Patient hatte erst kürzlich seinen jahrelangen Kokainabusus eingestellt. Er trank den ganzen Tag Coca Cola und Kaffee und arbeitete sehr hart. Außerdem rauchte er Zigarren.

Behandlung

Rücken

Bl 13, Bl 14, Bl 15, Bl 23.

Gua Sha am oberen Rücken, Th 1 bis Th 7.

Vorderseite

Pe 6, He 7, Ma 36, KG 14.

Behandlungszyklus

Eine Sitzung.

Empfehlungen

Entspannte Atmung und Meditation. Kokain, Koffein meiden und Rauchen einstellen.

Ergebnisse

Der normale Herzrhythmus stellte sich ca. drei Stunden nach der Behandlung wieder ein.

FIBRÖS ZYSTISCHE MASTOPATHIE

30-jährige Patientin

Aktuelle Beschwerden

Die Patientin hatte Schmerzen und Schwellungen in der rechten Brust mit Verklumpungen und abgrenzbaren Knötchen.

Vorbehandlung

Die Patientin befand sich in gynäkologischer Behandlung.

Zunge

Groß und gedunsen mit Zahneindrücken an den Rändern. Der Zungenbelag war leicht gelb und am Zungengrund dicker. Die Zungenspitze und Ränder waren rot.

Puls

Normale Frequenz, die Pulsqualität war dünn und drahtig. Der Leberpuls war voll und drahtig.

Andere Zeichen und Symptome

Stuhl und Miktion waren normal. Der Schlaf war gestört. Zum Zeitpunkt der Ovulation verspürte sie Schmerzen und ein Druckgefühl in der rechten Brust. Eine Woche vor der Monatsblutung hatte sie ein Spannungsgefühl in der rechten Brust. Sie arbeitete zuviel in einem sehr stressigen Beruf.

Behandlung

Rücken

LG 14, rechts Bl 13, Bl 38, Gb 21, Dü 11, Gb 22, Bl 18.

Gua Sha am rechten oberen Rücken, Schultern und der seitlichen Rippenregion (Abb. 7.2, Foto 17 zeigt *Gua Sha* bei dieser Patientin).

Vorderseite

Dü 1, Gb 34, Le 14, KG 17, rechts Ma 16, Ma 18, links Gb 38, Le 3.

Behandlungszyklus

Die Patientin wurde zweimal behandelt.

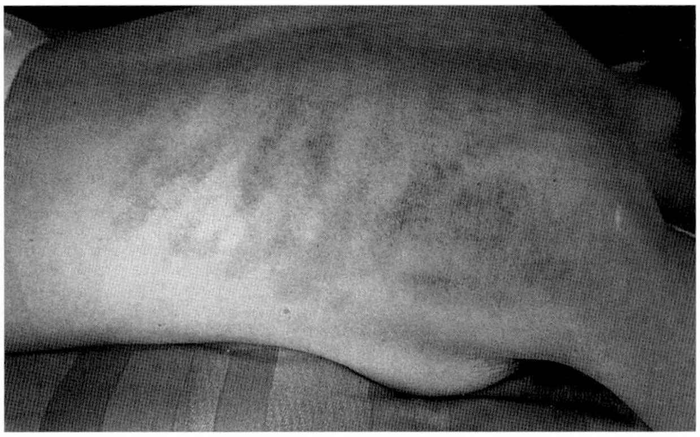

Abb. 7.2: *Gua Sha* am oberen Rücken und an den Rippen bei Fibröszystischer Mastopathie

Empfehlungen

Die Patientin vermied bereits Methylxanthine, enthalten in Kaffee, Schwarzem Tee und Schokolade. Sie trank keinen Alkohol. Als eine Möglichkeit, den Leber-Qi-Stau zu lösen, rieten wir ihr, täglich spazieren zu gehen und zwar mit großen, kräftigen Schritten, und dabei tiefe Atemzüge zu machen. Weiterhin sollte sie ihre Arbeitsgewohnheiten ändern, um Streß zu reduzieren. Außerdem wurden sieben Tabletten „Forests Chih-ko Circuma" und „Blue Citrus" gegeben.

Ergebnisse

Die zweite Sitzung fand am 11. Tag ihrer Periode statt. Die rechte Brust hatte sich auf Normalgröße verkleinert und war weicher geworden. Außerdem hatte sie sich mit dem Herannahen der Ovulation nicht vergrößert. Die Kräuter wurden weitergegeben und die Patientin in die Sommerferien entlassen.

MASTITIS

32-jährige Patientin

Aktuelle Beschwerden

Die Patientin hatte Fieber, Brustschmerzen und Verhärtungen, beides stärker in der rechten Brust.

Vorbehandlung

Die Patientin nahm Antibiotika, verschrieben vom Hausarzt.

Zunge

Blaßrot, mit roter Zungenspitze und roten Rändern.

Puls

Voll und saitenförmig.

Andere Zeichen und Symptome

Die Patientin hatte vor drei Tagen entbunden. Sie war sehr müde, ansonsten jedoch gesund.

Behandlung

Rücken

Bl 38, Bl 13, Gb 21, Gb 22.

Gua Sha am oberen und mittleren Rücken.

Vorderseite

Dü 1 indirekte Moxibustion KG 17, Gb 22, Ma 16, Ma 18, Le 14, Ma 30.

Behandlungszyklus

Drei Sitzungen, die zweite fand zwei Tage nach der ersten statt, die dritte eine Woche später. *Gua Sha* wurde nur bei der ersten Sitzung durchgeführt.

Ergebnisse

60 % der Schmerzen verschwanden sofort. Nach der dritten Sitzung konnte sie ohne Schwierigkeiten stillen.

POSTMASTEKTOMIESYNDROM

47-jährige Patientin

Aktuelle Beschwerden

Die Patientin klagte über Schmerzen im Brustbereich mit Ausstrahlung in den oberen Rücken seit einem Jahr nach der Brustamputation.

Vorbehandlung

Physikalische Therapie nach der Operation.

Zunge

Groß, an den Seiten und am Zungengrund rot, einige Risse im Zungenkörper. Der Belag war leicht gelb und am Zungengrund etwas dicker.

Puls

Straff an beiden Positionen des Dreifachen Erwärmers. Der Lungenpuls war leicht schlüpfrig, der Herzpuls war schwach. Beide Nierenpulse waren tief.

Behandlung

Rücken

LG 14, Bl 13, Bl 38, Dü 11, Dü 10, Dü 9, Gb 21.

Gua Sha am oberen Rücken. Links: Gb 22, 3E 15. *Gua Sha* an den Rippen unter dem linken Schulterblatt bis zur Region von Gb 22.

Vorderseite

Dü 1, 3E 5, 3E Gummi, Gb 37, Gb 34, Pe 6, Mi 4, KG 17.

Behandlungszyklus

Es wurden fünf Behandlungen durchgeführt.

Ergebnisse

Die Patientin berichtete über eine 70 %ige Erleichterung ihrer Beschwerden nach der ersten Behandlung. Die restlichen Sitzungen dienten zur Wiederherstellung der Beweglichkeit des Armes. Die Patientin war nach den Behandlungen völlig schmerzfrei.

Erkältung, Übelkeit und Durchfall

35-jährige Patientin

Aktuelle Beschwerden

Akute Erkältungssymptome mit Kopfschmerzen, Fieber, Körperschmerzen, Übelkeit und Durchfall. Die Patientin befand sich am dritten Tag der Erkrankung.

Vorbehandlung

Selbstverordneter Ingwertee und Vitamin C.

Zunge

Ränder und Zungenspitze rot, trockener weißer Belag mit Tendenz ins Gelbliche, am Zungengrund etwas dicker.

Puls

80/min, zart, an beiden Nierentaststellen schwächer.

Andere Zeichen und Symptome

Die Patientin war hypothyreot, jedoch war eine Zunahme der peripheren Hormone in Richtung Euthyreose zu verzeichnen. Wenn die Schilddrüsenhormone sehr niedrig waren, hatte sie häufig akute Erkrankungen. Sie war ständig müde, teils somnolent und aufgeschwommen; sie klagte über Kopfdruck und eine leisere Stimme. Die Menstruation setzte verfrüht ein.

Behandlung

Rücken

LG 14, Bl 12, Bl 13, Bl 18, Bl 20.

Gua Sha am gesamten Rücken.

Vorderseite

Le 4, 3E 5, Ni 7, Moxa auf einer Scheibe Aconit am salzgefüllten Nabel KG 8.

Behandlungszyklus

Insgesamt zwei Sitzungen, bei der ersten wurde *Gua Sha* angewendet.

Empfehlung

Bettruhe. Absetzen des Ingwertees, der gut ist im Initialstadium einer akuten Erkältung mit Frösteln und Übelkeit. Im gegenwärtigen Zustand hatte die Patientin Hitzegefühle mit roter Zunge und schnellem Puls, also war der Ingwertee kontraindiziert. Besser ist die Zufuhr von viel Flüssigkeit mit Raumtemperatur. Wenn die regelmäßige Nahrungsaufnahme schwerfällt, empfiehlt sich Reissuppe (eine Tasse Reis mit acht Tassen Wasser gekocht).

Ergebnisse

Alle Zeichen der Erkältung verschwanden innerhalb von zwei Tagen nach der Akupunktur. Eine Folgesitzung wurde eine Woche nach der ersten Behandlung zur vollständigen Erholung durchgeführt.

Hepato-/Splenomegalie

27-jährige Patientin

Aktuelle Beschwerden

Die Patientin berichtete über abdominelle Schmerzen. Es bestand Überempfindlichkeit und Schwellung der Leber und eine leicht vergrößerte tastbare Milz. Die Patientin fühlte sich extrem müde und hatte geschwollene Lymphknoten im Nacken und in den Achselhöhlen.

Vorbehandlung

Ihr Spezialist diagnostizierte bei der Patientin zunächst einen M. Hodgkin, revidierte jedoch später die Diagnose, ohne sagen zu können, woher die Symptome kamen. Bis vor fünf Jahren, als die Erkrankung ausbrach, war sie auf Synthroid. Sie nahm die Vitamine B, C, A, D und E ein.

Zunge

Rosa und blaß mit orangefarbenen Rändern und roter, gepunkteter Zungenspitze. Einige Risse in der Mitte. Der Belag war unauffällig.

Puls

56/min, regelmäßig, deutlich zu tasten, aber zart. Der Herzpuls war weich, und beide Dreifacher-Erwärmer-Pulse waren kräftig.

Andere Zeichen und Symptome

Der Appetit war gut, der Stuhl war breiig, teils bestanden Durchfälle und häufiges Wasserlassen mit Nykturie. Die Menstruation war regelmäßig mit einer Dauer von 4 - 5 Tagen, keine Klumpen oder Schmerzen, jedoch war das Blut eher dunkel. Die Patientin schlief sehr viel, aber sie fühlte sich nach dem Erwachen nicht ausgeschlafen. Ihr wurde schnell schwindlig, besonders in überheizten Räumen. Beide Knie fühlten sich schwach an und machten ihr zu schaffen. Sie hatte gelegentlich Nachtschweiß, und ihre Hände und Füße wurden leicht orangefarben.

Behandlung

Rücken

Bl 13, Bl 15, Bl 17, Bl 18, Bl 20, Bl 21, Bl 38, Pee Gen.

Gua Sha am gesamten Rücken.

Vorderseite

3E 6, Gb 34, Le 3, Le 13, KG 12, KG 17, KG 6.

Behandlungszyklus

Es wurden 65 Behandlungen über 33 Monate durchgeführt. Zunächst wurden mindestens drei Behandlungen im Monat durchgeführt, dann nur noch zwei pro Monat.

Empfehlungen

Kein Kaffee, Alkohol oder Drogen. Weil die Patientin sehr wenig Protein zu sich nahm, empfahl ich zweimal pro Tag 60-120 Gb konzentriertes Protein vor den Mahlzeiten einzunehmen. Weglassen von Traubensaft, da dieser den Stuhl lockert. Tägliche Nachmittagsnickerchen von mindestens 20 min. Weiterhin wurden chinesische Fertigpräparate gegeben: *Yan Hu Suo* (Corydalis Schmerz-Pille), *Shu Kan Wan* (Pille zur Leberberuhigung) und anfangs Po-Chai-Pillen zu den Mahlzeiten. Später wurden *Wu Chi Pai Feng Wan* (Black Cock, White Phoenix Pille) als Kautabletten oder *Bazhen Tang* (Women's Precious) zum Nähren des Blutes ergänzt.

Ergebnisse

Das Symptom des breiigen Stuhls besserte sich direkt nach der ersten Behandlung. Innerhalb des ersten Monats verlagerten sich die Leberwerte zum Normbereich hin, die Hepatomegalie besserte sich, jedoch war die Leber weiterhin druckempfindlich und leicht vergrößert. Die Milzgröße normalisierte sich innerhalb von drei Monaten. Die Pulsfrequenz stieg leicht von 56/min auf 64 - 72/min an. Nach drei Monaten war die Patientin wieder in der Lage, eine Teilzeitarbeit durchzuführen, aber sie war sehr empfindlich gegenüber Chemikalien, intensiven Gerüchen und Staub. Der Kontakt rief Halsbrennen, Kopfschmerzen und Leberschmerzen hervor. Die Behandlung und unterstützenden Maßnahmen dienten dazu, die akuten Symptome zu beeinflussen: Halsbrennen, geschwollene Lymphknoten, Fieber, Nasennebenhöhleninfektion oder Erkältung, während sie sich von der chronischen Lymphknotenerkrankung erholte. Die abdominellen Schmerzen gingen zurück, traten jedoch wieder auf, wenn sie erschöpft war. Mit zunehmender Gesundung ging auch die Orangefärbung von Händen, Füßen und Zunge in ein normales Rosa über.

Letztendlich konnte sie an einer Umschulungsmaßnahme teilnehmen und wurde vollständig gesund.

ULKUS VENTRIKULI

36-jähriger Patient

Aktuelle Beschwerden

Der Patient klagte über stechende, scharfe Schmerzen im Epigastrium, verstärkt nach dem Essen, die durch Berührung oder Druck zunahmen.

Es wurde ein Magengeschwür diagnostiziert, aber der Patient verweigerte Medikamente.

Zunge

Rot mit Magenriß, gelber, klebriger Belag, im Magenareal verdickt.

Puls

Saitenförmig und voll, besonders an beiden San-Jiao-Positionen.

Andere Zeichen und Symptome

Der Patient war als Bauunternehmer beschäftigt, was mit großem körperlichen und geistigen Streß verbunden war.

Behandlung

Rücken

Bl 13, Bl 18, Bl 21.

Gua Sha am mittleren Rücken.

Vorderseite

Ma 36, Pe 6, KG 12, Ma 21, Ah-Shi-Punkte lateral zu KG 11.

Behandlungszyklus

Sechs Behandlungen.

Empfehlungen

Vermeiden von stark wärmender Nahrung: scharf, fettig und gebraten. Vermeiden von Kaffee und Alkohol.

Ergebnisse

Der Patient verspürte deutliche Besserung seiner Beschwerden im Verlauf der sechs Behandlungen. Alle Symptome verschwanden vollständig. In den folgenden 10 Jahren trat die Erkrankung nicht mehr auf.

CHOLEZYSTITIS

54-jährige Patientin

Aktuelle Beschwerden

Die Patientin hatte vor kurzem zwei Gallenkoliken mit starken Schmerzen im Hypochondrium und Druck im Abdomen mit Ausstrahlung in den Rücken durchgemacht. Die letzte Attacke trat nach einer Mahlzeit mit

Muscheln in Schinken gerollt, Lammrücken und Eiscreme auf. Eine Ultraschalluntersuchung zeigte Gallensteine.

Zunge

Rot und trocken. Belag weiß und schaumig.

Puls

Schnell mit weichem, langem und vollem Qi-Puls. Puls des Holzelementes war flach, voll und aktiv.

Andere Zeichen und Symptome

Die Patientin hatte häufig breiige Stühle. Sie war übergewichtig und ein sehr herzlicher und aufgeschlossener Typ. Sie gab zu, nicht gerne Sport zu treiben, sie rauchte und liebte Kaffee. Der Schlaf war gestört.

Behandlung

Rücken

LG 14, Bl 13, Bl 38, Bl 9, LG 9, Bl 19, Bl 20, Bl 23, Bl 25.

Gua Sha am oberen Rücken, besonders in der schmerzhaften Gb 38 Region, und am mittleren Rücken in der Region von Bl 18 und Bl 19.

Vorderseite

Gb 34, 3E 6 oder die Ah-Shi-Punkte des Dreifachen Erwärmers am Unterarm, Gb 24 rechts, NLE 23 rechts.

Behandlungszyklus

Es wurden 14 Sitzungen über sieben Monate durchgeführt. Die ersten drei Sitzungen fanden im Abstand von einer Woche statt. Die vierte Sitzung fand dann drei Wochen nach der ersten statt und diente zur Behandlung eines grippalen Infektes. Anschließend wurde alle 2-3 Wochen eine Behandlung durchgeführt.

Empfehlungen

Vermeidung von fettem Essen, stattdessen mageres Fleisch, Fisch oder Huhn ohne Kruste. Vermeiden von kalter und flüssiger Nahrung wegen des stagnierenden Effektes. Vermeiden von Kaffee, Schokolade und Alkohol wegen ihrer Eigenschaft, Nässe-Hitze zu verstärken. Vermehrte Zufuhr von Gemüse und Getreide. Gebrauch von unbehandeltem Flachsöl in Abwechslung mit Olivenöl.

Ergebnisse

Nach der Behandlung traten keine weiteren Koliken mehr auf. Die Patientin schaffte es, das Rauchen aufzugeben und begann, sich sportlich zu betätigen. Sie besuchte einen Kochkurs. Zu diesem Zeitpunkt wurden erhöhte Blutzuckerwerte festgestellt. Ihr Arzt riet ihr zu einer Gewichtsabnahme, um die Zuckerwerte zu senken. Er empfahl Opti-fast, das ist eine flüssige Diät zur schnellen Gewichtsreduktion. Diese Diät kann jedoch neben der Gewichtsabnahme auch zur Ausfällung von Gallensteinen führen. Die Patientin sagte mir, daß sie diese Diät schon einmal durchgeführt habe, was möglicherweise zu den Gallensteinen geführt haben könnte. Ihr Arzt meinte, wenn die Steine sich vergrößern, könne man diese auch chirurgisch entfernen.

Rückenschmerzen

35-jähriger Patient

Aktuelle Beschwerden

Der Patient klagte über Rückenschmerzen mit Ausstrahlung in die linke Hüfte, Leiste, Oberschenkel und bis in den Fuß. Die linke Fußspitze fühlte sich taub an. Es bestanden Bandscheibenvorfälle bei LWK 4 und LWK 5.

Vorbehandlung

Der Patient wurde von seinem Rolfing-Therapeuten überwiesen.

Zunge

Geschwollene Zungenräder mit Zahneindrücken, weißer Belag, rote Zungenspitze.

Puls

Puls überall dünn. Der Blutpuls war schwach, Magen- und Milzpuls waren straff. Der Sinuspuls auf der rechten Seite war ziemlich voll.

Andere Zeichen und Symptome

Der Patient war sehr sportlich, fuhr Ski, machte Windsurfing und Bergsteigen. Obwohl er von seinem Körperbau einen sehr robusten Eindruck machte, waren seine Muskeln oft steif und verkrampft. Er wurde schnell müde und er hatte schnell kalte Hände und kalte Füße. Er trank viel Kaffee und Fruchtsäfte und rauchte jeden Tag Marihuana. Sein Stuhl war breiig, er mußte häufig Wasserlassen, der Schlaf war gut, jedoch konnte er sich am nächsten Tag nicht mehr an seine Träume erinnern. Er litt häufig unter Nasennebenhöhlenverstopfungen.

Behandlung

Rücken

Bl 60, Bl 54, LG 14, Bl 23, Bl 25 links, *Ah-Shi*-Punkte neben Bl 20 links. *Gua Sha* am Rücken.

Laterale Körperpartie

Links Gb 30, Gb 31, Gb 34, Gb 37 in Seitenlage.

Gua Sha links in der Region Gb 30.

Vorderseite

Ni 3, 3E 4, Gb 41 im Wechsel mit Dü 3, Bl 62.

Behandlungszyklus

Sechs Sitzungen über acht Wochen.

Empfehlungen

In diesem Fall wurde die Funktion der Nieren und der Milz durch Marihuana, Kaffee und Fruchtsäfte geschwächt. Durch seine diuretische Eigenschaft stimuliert Kaffee die Nierenfunktion. Durch Überstimulation wird die Niere chronisch geschwächt und es entsteht häufiges Wasserlassen, Nykturie, ein schwacher Rücken und schmerzende Knie. Weil Kaffee als Stimulanz wirkt, wird dadurch der harmonische Leber-Qi-Fluß gestört. Alles in allem folgt daraus Ungleichgewicht im Leber-Qi, Mangel im Bereich des Nieren-Qi, Nieren-Yang, Leber- und Nieren-Yin.

Marihuana ist eine Pflanze, die das *Yin* und das *Yang* verbraucht. Es schwächt die Nieren mit konsekutivem Nieren-Yang-Mangel und Milz-Yang-Mangel, sowie Nieren-Yin- und Leber-Yin- Mangel. Patienten, die Marihuana rauchen, entwickeln je nach ihrer Konstitution entweder Symptome eines Ungleichgewichtes oder eines Mangels im Yang- oder Yin-Bereich. Frösteln, Krämpfe und breiiger Stuhl sind eindeutig Zeichen einer Milz-Yang-Schwäche. Frösteln, Pollakisurie, Rückenschmerzen und -verletzungen sind Zeichen eines Nieren-Yang-Mangels. Studien haben gezeigt, daß bei Männern, die regelmäßig Marihuana rauchen, häufig verminderte Spermienzahlen beobachtet werden. Aus chinesischer Sicht bedeutet dies ein Verlust der Nieren-Essenz.

Fruchtsaft wird meistens kalt getrunken und hat selbst auch noch einen kühlenden Effekt. Dies kühlt und befeuchtet die Milz, schwächt die Verdauung und verursacht breiigen Stuhl. Außerdem führt es zur Verstopfung der Nebenhöhlen und zur Verschleimung, da die Nase zum Bereich der Milz gehört.Um den Rücken zur völligen Ausheilung zu bringen, wurde diesem Patienten dringend geraten, Marihuana und Fruchtsäfte aufzugeben. Später könne er gelegentlich wieder Kaffee und Saft ohne schädliche Wirkungen zu sich nehmen.

Anfangs wurde eine Mischung aus Jade Pharmacy´s Meridian Circulation and Meridian Passage für den Rücken gegeben, danach wurde ein modifiziertes Dekokt aus *Sheng Ling Bai Du San* (Ginseng, Poria, Atractylodes-Pulver) zur Stärkung der Milz, des Rückens und des Willens gegeben. Dies hatte einen so guten Effekt, daß der Patient es über einen längeren Zeitraum und wegen seiner häufigen Reisen in Pulverform einnahm.

Außerdem wurde die Rolfing-Therapie weitergeführt.

Ergebnisse

Direkt nach der ersten Behandlung verspürte der Patient eine deutliche Verbesserung seiner Rückenschmerzen. Die Auflösung des *Sha* im Rücken kräftigte und wärmte ihn. Er schaffte es, Marihuana, Kaffee und Saft zu reduzieren und schließlich ganz aufzugeben. Die Krämpfe und die Müdigkeit waren verschwunden. Er berichtete bei der fünften Sitzung über leichte Taubheitsgefühle im linken Fuß. Dies sei nach einer fünftägigen Windsurfingurlaub aufgetreten. Nach der sechsten Behandlung waren seine Rückenschmerzen verschwunden und er wünschte sich eine Behandlung seiner Nasennebenhöhlenerkrankung.

KREUZSCHMERZEN, FÜLLE-SYNDROM, NÄSSE-HITZE STAGNATION

36-jähriger Patient

Aktuelle Beschwerden

Der Patient berichtete über einschießende Schmerzen ins linke Bein, manchmal auch in beide Beine. Die Schmerzen verstärkten sich nach Belastung, so daß er am Nachmittag nicht mehr stehen konnte. Vor zwei Jahren hatte eine Bandscheibenoperation stattgefunden. Durch die Operation war sein rechtes Bein gelähmt, was sich jedoch langsam zurückbildete. Ein Jahr später verletzte er sich den Rücken erneut, woraufhin sich seine nun bestehenden Schmerzen entwickelt hatten.

Vorbehandlung

Physiotherapie und Chirotherapie.

Zunge

Großer, roter, schwammiger und zerfurchter Zungenkörper. Der Belag war weiß, klebrig und schmierig, was Nässe-Hitze anzeigt. Am Zungengrund zeigten sich rote erhabene Papeln.

Puls

Der Puls war schnell, schlüpfrig und breit, insbesondere an den beiden mittleren Positionen.

Andere Zeichen und Symptome

Der Patient trank Kaffee, rauchte Zigaretten und gelegentlich Marihuana und trank unregelmäßig Alkohol. Er war harte körperliche Arbeit gewohnt. Stuhlgang bestand mehrmals am Tag mit lockerem Stuhl, die Miktion war unauffällig. Der Schlaf wurde durch die Beinschmerzen gestört. Er hatte hohen Blutdruck, tolerierte jedoch keine Medikamente.

Behandlung

Rücken

Bl 62, Dü 3, Bl 20, Bl 23, Bl 25, Bl 26 links der Laminektomienarbe, LWK 2 und LWK 3 *Hua Tuo*, Ah-Shi-Punkte: linke Hüfte, linker Oberschenkel und rechter mittlerer Rücken.

Gua Sha am Rücken bei der ersten Behandlung und wenn es erforderlich war.

Vorderseite

He 7, Le 2, 3E 5, Gb 41, Ma 36, Gb 26.

Empfehlungen

Weglassen von Kaffee und Marihuana wegen ihrer nierenschwächenden Eigenschaft. Die Nieren kontrollieren den Rücken. Alle Rückenschmerzen inklusive Verletzungen haben ihre Wurzeln (*Ben*) in den Nieren. Empfehlung, das Rauchen aufzugeben. Den Rücken immer bedeckt und warm halten. Vermeiden von saurer und kalter Nahrung. *Fu Fang Du Zhong* (Pian Eucommia Tabletten) wurden gegen die Rückenschmerzen und den hohen Blutdruck gegeben.

Ergebnisse

Die erste Behandlung brachte für vier Tage Erleichterung. Die Zunge wurde etwas rosiger, jedoch mit einer weißlich schaumigen Schicht über dem weißen, klebrigen Belag (Milzschwäche). Die roten Punkte im vorderen Bereich blieben. Nach der zweiten Sitzung konnte sich der Patient schon etwas mehr belasten, die Beinschmerzen waren reduziert und er konnte gegen Abend noch etwas unternehmen. Er gab den Kaffee und schließlich die Zigaretten auf. Der Durchfall wandelte sich in halbfesten Stuhl. Nach der fünften Sitzung war der Blutdruck normal. Der Schlaf wurde tiefer und er benötigte weniger. Die Behandlung begann im Februar und im Sommer schon konnte der Patient einen Gartenteich anlegen, wobei er beträchtliche körperliche Arbeit leistete. Jedoch stimmte er nach einer erneuten Verletzung im Wirbelsäulenbereich einer Fusions-operation zu.

Überbeanspruchung des unteren Rückens

42-jährige Patientin

Aktuelle Beschwerden

Die Patientin klagte über Überlastungsschmerzen im Kreuzbereich durch Geräteübungen und einen stehenden Beruf.

Vorbehandlung

Die Patientin erhielt bereits Akupunktur wegen Nierenschwäche mit Müdigkeit, Frösteln und häufigem Wasserlassen.

Zunge

Purpur, geschwollene Ränder, dünner trockener Belag.

Puls

72/min, an allen Stellen zart und leicht saitenförmig. Nierenpulse tief und leicht saitenförmig.

Andere Zeichen und Symptome

Die vorhergegangene Akupunkturbehandlung verbesserte die Probleme des häufigen Wasserlassens, Fröstelns und der Müdigkeit. Die Patientin hatte guten Appetit und die Verdauung war bis auf gelegentliche Bauchschmerzen normal. Die Menstruation war unauffällig.

Behandlung

Rücken

Bl 60, Bl 54, Bl 25, Bl 23, Ah-Shi-Punkte lateral um den Psoasmuskel herum.

Gua Sha am mittleren und unteren Rücken. Indirektes Moxa über Bl 23 und der Nierenregion.

Vorderseite

Ni 3, 3E 5, Gb 41

Behandlungszyklus

Die Patientin hatte zwei Behandlungen innerhalb einer Woche, wobei in der ersten Sitzung *Gua Sha* durchgeführt wurde.

Empfehlungen

Mäßige Aktivität, Pause bei der Benutzung von Krafttrainingsgeräten, viel Ruhe und Vermeiden von Kaffee.

Ergebnisse

Schmerzen und lumbale Überlastungsbeschwerden verschwanden vollständig.

Kreuz- und Knieschmerzen durch Nierenschwäche

35-jähriger Patient

Aktuelle Beschwerden

Der Patient hatte seinen Rücken beim Schneeschaufeln überanstrengt. Außerdem sperrte sein Knie und der Rücken war steif. Er konnte nur gebeugt und krumm stehen und hatte Angst, sich zu bewegen.

Zunge

Purpur, blaß und feucht mit weißem Belag.

Puls

Die Nierenpulse waren tief und schwach. Der Herzpuls war leer.

Andere Zeichen und Symptome

Der Patient war sehr dick angezogen und hatte eine Abneigung gegen Kälte. Stuhlgang und Schlaf waren normal, teilweise hatte er häufiges Wasserlassen. Er war 4-5 mal pro Woche beim Basketballspielen, wodurch sein Rücken sehr stark beansprucht wurde. Der Patient aß regelmäßig, nahm aber sehr wenig Protein zu sich.

Behandlung

Rücken

Bl 60, Bl 40, Bl 25, Bl 17, Ah-Shi-Punkte am unteren Rücken und lateral des Sakrums und des Steißbeins.

Gua Sha am Rücken, unteren Rücken, Sakrum und am lateralen Gesäß für die Knie, Knieaugen und Knieflügel, Ma 36, Gb 34, Le 8, Massage.

Vorderseite

Dü 3, Bl 62 oder 3E 5, Gb 41

Behandlungszyklus

Nach drei Sitzungen Anfang 1986 waren alle Beschwerden verschwunden. 1987 hatte er nach dem Schneeschaufeln erneut starke Beschwerden, woraufhin weitere vier Behandlungen durchgeführt wurden. Das Knie wurde nach einem Basketballunfall operiert. Fünf Jahre später kam er erneut mit Hexenschuß nach einer Sportverletzung. Er konnte zwar noch spielen, erreichte aber beim Bücken seine Zehen nicht mehr. Vier wöchentliche Sitzungen konnten dies beheben, danach überwies ich ihn an einen Feldenkraislehrer, um bei ihm zur Vermeidung von weiteren Unfällen ein Bewußtseinsgefühl für seinen Rücken zu entwickeln,

Empfehlungen

Vermeiden von kalter und saurer Nahrung. Bittersalzbäder, Magnesium- und Kalzium-Zusatz. Mehr proteinhaltige Nahrung.

Knie-Bi-Syndrom – Arthritis

71-jähriger Rentner

Aktuelle Beschwerden

Der Patient klagte über Schmerzen im linken Knie, es wurde eine Arthritis diagnostiziert. Der Hausarzt schlug einen Kniegelenkersatz vor. Das Knie schmerzte besonders beim Treppensteigen. Es war geschwollen und schmerzte, aber es war nicht gerötet oder überwärmt.

Vorbehandlung

Antirheumatika.

Zunge

Groß, purpur mit einem rotem Punkt in der Mitte. Die Zungenränder waren etwas dunkler. Der Belag war schmierig, feucht und gelb. Unter der Zunge waren purpurfarbene Punkte.

Puls

Unregelmäßig, rauh und saitenförmig in der Herzposition, mit breitem Puls in der linken Nieren-Yin-Position und der rechten Lungenposition. Leber- und Gallenblasenpuls waren saitenförmig und leicht fließend.

Andere Zeichen und Symptome

Der Patient hatte normalen Appetit und Stuhlgang. Häufiges Wasserlassen, Kaffeekonsum. Hoher Blutdruck. Der Zungenbelag war wahrscheinlich ursprünglich weiß, durch den Kaffee jedoch gelb verfärbt.

Behandlung

Rücken

Bl 60, Bl 54, Bl 29, Bl 25, Bl 23, Ah-Shi-Punkte am linken Glutaeus medius für das Knie, Gb 30, Gb 34.

Gua Sha am mittleren und unteren Rücken, linke Hüfte und Sakrum (siehe Abb. 5.17, Foto 11).

Vorderseite

Ma 36 links, Le 8, Knieaugen und Knieflügel, indirekte Moxibustion. Massage in der Knieregion in Richtung zum Rumpf hin. Knieverband, um dieses warmzuhalten.

Behandlungszyklus

Der Patient erhielt drei wöchentliche Sitzungen für das Knie. Bei der ersten und zweiten Behandlung wurden *Gua Sha* an verschiedenen Stellen am Rücken angewendet. Die vierte Behandlung erfolgte wegen Schmerzen und Steifigkeit im Schulter-, Nackenbereich.

Empfehlungen

Warmhalten des Knies. Nur warme und gekochte Nahrung. Vermeiden von Kaffee und kalter und saurer Nahrung.

Es wurde das *Du Huo Ji Sheng Tang* Dekokt gegeben (Angelica pubescens und *Sangjisheng*).

Ergebnisse

Nach bereits zwei Behandlungen konnte er wieder 18 Golflöcher spielen. Sein Knie fühlte sich stark an und er war wieder voller Energie. Die Zunge normalisierte sich in Belag und Farbe. Er konnte weiterhin 18 Golflöcher bewältigen. Die Knieoperation wurde auf unbestimmte Zeit verschoben.

FUSSSCHMERZ/MORTON-NEUROM UND PLANTARFASZIITIS

53-jähriger Patient

Aktuelle Beschwerden

Der Patient klagte über stechende Schmerzen in beiden Füßen. Er war ein leidenschaftlicher Jogger und Skifahrer. Die Schmerzen traten beim Sport nicht auf, jedoch waren sie hinterher entsetzlich stark. Weitere Bewegung und Eisauflagen halfen.

Zunge

Normale Farbe. Die Seiten im vorderen Bereich waren geschwollen, gerötet und feucht. Der Belag war dünn, gleichmäßig, nicht abschabbar und leicht gelb.

Puls

Leicht beschleunigt, Lungenpuls zart und schwach, Herzpuls flach und breit und Leberpuls sehr voll.

Andere Zeichen und Symptome

Der Patient nahm gegen sein Asthma, das durch Katzen, Hunde und kaltes Wetter ausgelöst wurde, Medikamente ein. Er trank 4-5 Tassen Kaffee am Tag. Appetit, Schlaf und Stuhlgang waren normal.

Behandlung

Rücken

Bl 59, Bl 23, Gb 34, Gb 30, Ah-Shi-Punkte an der rechten Hüfte.

Gua Sha am unteren Rücken, Hüfte und Region Gb 30.

Vorderseite

Gb 38, Gb 40, Gb 41, Le 3, Ah-Shi-Punkte an der Fußsohle mit Moxa, das an einer Nadel abgebrannt wird.

Elektrische Stimulation an Nadeln zwischen Ma 44 und den Ah-Shi-Punkten der Fußsohle am rechten Fuß mit 160 U/s und 2000 As.

Elektrische Stimulation mit der „Jage den Drachen"-Methode mit feuchten Tupfern von Ma 36 zu den Ah-Shi-Punkten der Fußsohle, Ma 36 bis zum Fuß, Punkte zwischen den Metatarsalknochen bis zur Fußsohle, inkl. Le 3.

Behandlungszyklus

Es wurden drei Behandlungen durchgeführt, danach ging der Patient in die Winterferien, die er für einen Monat auf einem Boot verbrachte und so gute Gelegenheit hatte, die Füße zu schonen.

Empfehlungen

Absetzen von Kaffee. Stretchübungen, Massagen und, wenn nötig, danach Eisanwendungen am Fuß.

Es wurden Seven Forests Stephania Tabletten gegeben.

Ergebnisse

Nach der ersten Behandlung ging die Intensität der Schmerzen zurück. Es war ihm möglich, einige Male mit deutlich weniger Schmerzen hinterher zu joggen. Beide Füße waren zum Zeitpunkt des Urlaubsbeginns deutlich verbessert.

BEINLÄNGENDIFFERENZ

45-jährige Patientin

Aktuelle Beschwerden

Die Patientin klagte über Schmerzen im Rücken ausstrahlend in die Hüfte, wobei ein Bein deutlich länger war, als das andere.

Zunge

Es zeigte sich die rosige Zunge eines Babys; leicht trocken durch die Schmerzmedikamente.

Puls

Normal mit leichter Tendenz zum *Blutmangel*, leicht schwach in den Nierenpositionen.

Andere Zeichen und Symptome

Häufiges Wasserlassen, chronisch rezidivierende Zystitiden, chronischer Leere-Kopfschmerz, der zwar nicht sehr stark ausgeprägt, jedoch ständig vorhanden war. Stuhlgang normal, teils breiig oder verstopft. Normale Menstruation mit leichter prämenstrueller Verstärkung der Symptome und der Müdigkeit.

Behandlung

Rücken

Bl 60, Bl 54, Bl 20, Bl 23, Bl 25.

Gua Sha am mittleren und unteren Rücken.

Laterale Körperpartie

Folgende Punkte wurden am längeren Bein behandelt: Gb 30, Gb 31, Gb 32, Gb 34, Gb 38 in Seitenlage mit dem oberen Bein gebeugt, *Gua Sha* in der Region Gb 30, 31 und 32.

Ergebnisse

Eine Sitzung korrigierte die Beinlängendifferenz, stabilisierte den Rücken und stoppte die Schmerzen. Die Patientin setzte die Behandlung wegen der anderen chronischen Beschwerden noch für ein Jahr fort. Die Beinlängendifferenz tauchte nicht wieder auf.

Chronische Ischialgie, verstärkt durch Narbengewebe nach Verletzung am Gesäss

73-jähriger Patient

Aktuelle Beschwerden

Der Patient klagte über Schmerzen in der linken Gesäßhälfte, die sich über das Bein nach distal zogen und sich am Schienbein und Knöchel konzentrierten. Einige Jahre zuvor war er von einem Traktor überfahren worden, wobei er am Gesäß verletzt wurde. Die Ischialgien begannen nach dem Unfall.

Vorbehandlung

Er stellte sich bei zwei Neurologen vor und erhielt Physiotherapie. Der Physiotherapeut war der Ansicht, daß seine Beschwerden vaskulärer Genese seien und überwies ihn an einen Spezialisten. Außerdem nahm der Patient entzündungshemmende Medikamente ein, die von seinem Neurologen verordnet wurden.

Zunge

Blaß, feucht, leicht geschwollen und gedunsen mit klebrigem schaumigem Belag. Blaßrote Punkte an der Zungenspitze. Leichtes Zittern.

Puls

Voll und saitenförmig mit leicht bewegtem Lungenpuls.

Andere Zeichen und Symptome

Der Patient war schlank, aktiv und bei guter Gesundheit. Der Schlaf war gut, jedoch von Nykturie unterbrochen. Er trank Kaffee und schwarzen Tee. Er war glücklich verheiratet, nahm regelmäßige Mahlzeiten zu sich und war in der Gemeindearbeit engagiert. Die ischialgiformen Schmerzen beeinträchtigten seine Aktivitäten und seine Lebensqualität. Wenn die Narbe berührt wurde, verkrampften sich die Muskeln von Gesäß und Oberschenkel. Der Stuhlgang war normal. Der Blutdruck war leicht erhöht, aber er nahm keine Medikamente dagegen ein. Weiterhin hatte er unwillkürliche Muskelzuckungen an den Armen und Beinen.

Behandlung

Rücken

Links Bl 60, Bl 54, Bl 25, Bl 23, Bl 20 und die Ah-Shi-Punkte im Piriformisbereich.

Gua Sha am Gesäß und der unteren Extremität.

Laterale Körperpartie

In Seitenlage Gb 30, Gb 31, Gb 34, Gb 39, Gb 40.

Narbenbehandlung: Punkte entlang der Narbe. *Gua Sha* entlang der Narbe.

Behandlungszyklus

Insgesamt wurden neun Behandlungen durchgeführt. Die ersten sieben Sitzungen fanden wöchentlich statt, die achte zwei Wochen später und die letzte einen Monat später.

Empfehlungen

Vermeiden von Kaffee und teeinhaltigem Tee. Eine Zeitlang Substitution von Kalzium und Magnesium.

Fu Fang Du Zhung pian gegen die Rückenschmerzen und um den Rücken zu stärken. *Huo Luo Xiao Ling Dan* (Fantastische Wirkungspille zur Kräftigung der Kollateralen) modifiziert, als Dekokt.

Ergebnisse

Nach der ersten Sitzung ging der Wind-Spasmus zurück und die Schmerzen am Bein waren geringer. Nach der dritten Sitzung waren die Beschwerden bedeutend weniger und er konnte wieder anfangen, seine Aktivitäten durchzuführen. In diesem Stadium kamen und gingen die Beschwerden, beim längerem Stehen wurden sie schlechter. Er konnte nun wieder schnell gehen und Krafttraining machen, Schmerzen traten nur bei längeren Aktivitäten auf. Jede Behandlung der Narbe verbesserte seinen Zustand. Überzeugt davon, daß das Narbengewebe Ursache für sein Problem war, überwies ich ihn zu seinem Neurologen zurück. Vier Ärzte erzählten ihm, daß, wenn die Narbe Ursache für seine Beschwerden gewesen wäre, die Schmerzen weitaus schlimmer hätten sein müssen.Ich überwies ihn zu einem Arzt mit Akupunkturausbildung, der die Narbe mit Medikamenten unterspritzen konnte. Einige dieser Behandlungen genügten, um die chronische Erkrankung zur völligen Ausheilung zu bringen.

Überbeanspruchung der Ischio-Cruralen Muskulatur

46-jähriger Patient

Aktuelle Beschwerden

Es bestanden Krämpfe und Schmerzen im dorsalen Bereich des rechten Beines. Der Patient fuhr drei- bis viermal pro Woche Fahrrad. Am ersten Tag fuhr er 35 Meilen, am nächsten Tag war Pause, daraufhin fuhr er wieder 16 - 20 Meilen. Am Tag darauf spielte er trotz Muskelkrämpfen Baseball. Durch Bewegung, Stretching oder Wärme/Kälte waren die Schmerzen nicht zu beeinflussen. Das Bein war steif, und der Patient konnte es nicht ohne Schmerzen vollständig strecken.

Vorbehandlung

Es wurde bisher keine Behandlung durchgeführt.

Zunge

Unauffällig.

Puls

Normal, leicht saitenförmig.

Behandlung

Rücken

Bl 60, Bl 57, Bl 54, Bl 36 und Ah-Shi-Punkte lateral von Bl 36. Ah-Shi-Punkte in der Mitte der Rückseite des Beines.

Gua Sha am Sitzbein und den Oberschenkelbeugemuskeln in der Katzenposition.

Behandlungszyklus

Der Patient erhielt zwei Anwendungen.

Empfehlungen

Keinen Kaffee, wegen seiner reizenden Wirkung. Einnahme von Kalzium und Magnesium. Warmhalten der betroffenen Region, Aussetzen von anstrengenden körperlichen Tätigkeiten. Vorsichtiges Dehnen des Beines.

Ergebnisse

Der Patient fühlte ein paar Tage nach der ersten Sitzung eine 95%ige Besserung seiner Beschwerden. Kurz nach der zweiten Sitzung war er vollständig wiederhergestellt und ging zu seinem normalen Tagesprogramm über.

Kälteabneigung, Knieschmerz und -schwellung

33-jährige Patientin

Aktuelle Beschwerden

Die Patientin klagte über ständige innere und äußere Kälte, hatte schmerzende und leicht geschwollene Knie und Rückenschmerzen.

Zunge

Dünn, blaßrosa, an der Zungenspitze leicht röter. Der Belag am Zungengrund war leicht gelb.

Puls

Langsam, schwach in allen Positionen, am Mittleren Erwärmer stärker.

Behandlung

Rücken

Bl 60, Bl 54, Bl 25, Bl 23, Ah-Shi-Punkte lateral am Glutaeus-medius-Triggerpunkt für das Knie.

Gua Sha am gesamten Rücken (siehe Abb. 5.16, Foto 11) und lateral am Glutaeus medius.

Vorderseite

Ma 36, Mi 10, Ma 34, Knieaugen, mediale Knieflügel

Behandlungszyklus

Zwei Sitzungen im Abstand von acht Tagen.

Ergebnisse

Nach der ersten Sitzung fühlte sie sich überall warm. Ihre Knie waren nun nicht mehr geschwollen oder schmerzhaft, aber noch schwach. Vier Monate später wünschte sie eine weitere Behandlung der schwachen Knie. Sie berichtete über ein anhaltendes Wärmegefühl.

BEINSCHMERZ IM BEREICH DES QUADRICEPS FEMORIS

56-jähriger Patient

Aktuelle Beschwerden

Der Patient klagte über Schmerzen vom Leistenbereich ausstrahlend in beide Oberschenkelvorderseiten.

Zunge

Dick, rot, mit trockenem, zähem und schmutzigem Belag. Mittelriß.

Puls

Langsam und ledrig, Nierenpulse tiefer und schwächer. Dünner Lungenpuls.

Andere Zeichen und Symptome

Der Patient rauchte zwei Schachteln Zigaretten pro Tag und trank viel Kaffee. Sein Job erforderte stundenlanges Autofahren. Körperliche Aktivität fand außer dem Gehen zum und vom Auto nicht statt. Häufig Obstipation, häufiges Wasserlassen, gestörter Schlaf.

Empfehlungen

Absetzen von Zigaretten und Kaffee. Tägliche Spaziergänge, insbesondere an Tagen mit langen Autofahrten.

Behandlung

Rücken

Bl 17, Bl 18, Bl 23, Bl 25, Bl 57.

Gua Sha am mittleren und unteren Rücken.

Vorderseite

Ma 36, Ma 34, drei Ah-Shi-Punkte an der Vorderseite des Oberschenkels.

Gua Sha an der Vorderseite des Oberschenkels.

Behandlungszyklus

Es wurden drei Sitzungen durchgeführt.

Ergebnisse

Die Beinschmerzen und die Bewegungseinschränkungen verschwanden sofort. Die nachfolgenden Behandlungen beseitigten die restlichen Befindlichkeitsstörungen und dienten zur Blutbewegung im Beckenbereich. Er änderte jedoch nicht die Gewohnheiten, die zur Erkrankung führten und so stellte er sich nach zwei Jahren erneut mit den gleichen Problemen, hervorgerufen durch das lange Autofahren und die Inaktivität, bei mir vor. Die gleiche Behandlung wurde erfolgreich durchgeführt.

OBSTIPATION

28-jährige Patientin

Aktuelle Beschwerden

Die Patientin klagte über Verstopfung mit Blähungen und Müdigkeit. Ebenso hatte sie Schmerzen hinter den Ohren mit Ausstrahlung ins Hinterhaupt. Sie hatte ein dumpfes Gefühl in den Ohren und das Hören war beeinträchtigt.

Zunge

Blaß mit roter Zungenspitze. Der Belag war leicht gelb, dick und schmierig am Zungengrund. Der vordere Teil war feucht. Die Ränder waren blaß und feucht.

Puls

76-80/min, beide Nierenpulse waren schwach. Die Blutpulse waren dünn und schwach. Der Leberpuls war dünn und saitenförmig.

Andere Zeichen und Symptome

Die Menstruation war regelmäßig und normal, aber mit verlängerten prämenstruellen Beschwerden in Form von Brustspannungen und Stimmungsschwankungen. Stuhlgang trat alle fünf Tage mit Schwierigkeiten auf. Kaffee half, die Verdauung in Gang zu bringen. Ihre Arbeit erlebte sie als stressig, sie aß unregelmäßig und vergaß, ausreichend zu trinken. Sie fror häufig und hatte ständig kalte Hände und Füße.

Behandlung

Rücken

Bl 57, Bl 25, Bl 23, Bl 20 für die Verdauung, Bl 13, LG 14, Gb 20, Gb 12, 3E 16 für die Ohren und das Temporomandibulargelenk.

Gua Sha am oberen Rücken, Nacken und Schultern für die Ohren, und am mittleren und unteren Rücken für die Verdauung.

Vorderseite

Le 4, 3E 6, Ma 36, KG 6, Ma 25 für die Verdauung, 3E 17, Gb 2, Ma 7 für die Ohren und das Temporomandibulargelenk.

Behandlungszyklus

Die Patientin wurde drei mal pro Monat über drei Monate behandelt.

Empfehlungen

Absetzen von Kaffee, da dieser die Körperflüssigkeiten verbraucht und Hitze und Stagnation in der *Shao*-Yang-Ebene hervorruft, was die Ohren beeinträchtigt. Aufnahme von viel Flüssigkeit über den ganzen Tag verteilt. Überweisung zu einem Zahnspezialisten zur Mitbehandlung der Kiefergelenkbeschwerden.

Seven Forests Asarum 14 wurde gegen die Ohrenbeschwerden und Bao he Wan (Passive Harmony Pill) für den Stuhlgang gegeben, das dann in Modified Ji Chuan Wan (Benefit the River Flow Dekokt) wegen Verstopfung aufgrund von Nieren-Yang- und Qi-Mangel umgeändert wurde.

Ergebnisse

Das dumpfe Gefühl in den Ohren wurde klarer und die Schmerzen gingen zurück, besonders nach der *Gua-Sha*-Behandlung. Da die Schmerzen teilweise wieder zurückkamen, jedoch nicht mehr so stark ausgeprägt waren, war sie mit dem Besuch bei einem Zahnarzt einverstanden, der ihr Gebiß beurteilte und ihr eine Schiene verordnete. Die Verstopfung ging als erstes zurück, kam dann nach einer Geschäftsreise jedoch wieder. Sie fühlte sich sehr aufgebläht, unwohl und müde *Ju Chuan Wan* wurde daraufhin mit sehr großem Erfolg eingenommen.

HÄMORRHOIDEN

36-jährige Patientin

Aktuelle Beschwerden

Die Patientin litt seit längerem unter ernsthaften Schmerzen während und nach der Defäkation, teils mit hellem Blut auf dem Stuhl oder am Toilettenpapier.

Vorbehandlung

Die Patientin wurde vom Hausarzt mit Salbe behandelt. Weiterhin sollte noch abgewartet werden.

Zunge

Die Zunge war groß, mit geschwollenen Rändern und Zahneindrücken. In der Mitte leicht trocken und rissig, an den Rändern feuchter und blaß. Die Zungenspitze war leicht rot.

Puls

Frequenz unauffällig. Nierenpulse tief. Dreifacher-Erwärmer-Puls voll und saitenförmig. Generell leicht schlüpfrig.

Andere Zeichen und Symptome

Ihre Aktivitäten hielten sich wegen der Schmerzen in Grenzen. Sie hatte Angst vor jedem Stuhlgang, den sie zweimal täglich hatte. Miktion normal, Schlaf abhängig vom Schmerz.

Behandlung

Rücken

Bl 57, Bl 25, Bl 23, Bl 20, Bl 18, Punkte bilateral neben dem Steißbein.

Gua Sha am mittleren und unteren Rücken und lateral am Sakrum und am Steißbein.

Vorderseite

LG 20, Ma 36, Ma 25, KG 6, Pe 4

Behandlungszyklus

Es wurden fünf wöchentliche Sitzungen durchgeführt. Bei jeder Sitzung wurden die Hämorrhoiden behandelt und die Milz gestärkt. Die Hämorrhoiden hatten bei den ersten vier Sitzungen Behandlungspriorität, die Milzstärkung hatte bei der fünften Sitzung Behandlungspriorität.

Empfehlungen

Vermeidung von Sitzen auf kaltem Untergrund. Tägliche Sitzbäder, Einnahme von Psylliumhülsenpulver, um den Stuhl zu lockern und geschmeidiger zu machen. Einnahme der Kräutermischung *Qiang Li Hua Zhi Ling* (Fargelin for Piles).

Ergebnisse

Diese Patientin hatte innerhalb von zwei Tagen nach Behandlungsbeginn eine Besserung ihrer Beschwerden von 75 % angegeben, keine Blutungen mehr und nur noch ein leicht unangenehmes Gefühl beim Stuhlgang. Weitere Sitzungen bauten darauf auf. Dem Milz-Qi wird die Funktion zugesprochen, Dinge an ihrem Platz zu halten. Ptosis eines Blutgefäßes oder eines Organs zeigen demnach eine Schwäche der Milz an. Deshalb fördert Milzstärkung den Rückgang der Hämorrhoiden und verhindert ihr Wiederauftreten.

HODENSCHMERZ

45-jähriger Patient

Aktuelle Beschwerden

Der Patient klagte über rezidivierende Schmerzen im linken Hoden, es bestand eine leichte Schwellung in diesem Gebiet nach einem Trauma. Eine Zeitlang war das Ejakulat blutig tingiert. Schmerzen bestanden bei der Ejakulation nicht, die Miktion war unverändert. Erst schien die Verletzung folgenlos geheilt zu sein, dann unternahm der Patient eine längere Radtour und saß auch auf kalten Felsen. Danach traten die Schmerzen wieder auf.

Zunge

Rötlich, leichte Zahneindrücke an den Rändern, weißer, schmieriger Belag, Mittelriß, jedoch nicht bis zum Zungengrund, leicht purpur im Zentrum

Puls

Normal; der rechte Nierenpuls zeigte eine mögliche Stauung an.

Andere Zeichen und Symptome

Miktion, Schlaf und Appetit normal. Stuhl gelegentlich aufgelockert.

Behandlung

Rücken

Bl 57 für das Perineum, Bl 17, Bl 18, Bl 23, Bl 25, Bl 36, Gb 30

Gua Sha vom mittleren bis zum unteren Rücken und lateral in der Glutaeus-medius-Region bis zum Gebiet Gb 30.

Vorderseite

KG 1, Mi 10, Le 5, KG 4, Ma 27
Indirektes Moxa am unteren Abdomen und am Perineum.

Behandlungszyklus

Lediglich zwei Sitzungen in einer Woche.

Empfehlungen

Vermeiden von Sitzen auf kalten Oberflächen und Vermeiden von kalten oder sauren Nahrungsmitteln. Gegen die Schmerzen wurde das Dekokt *Ju He Wan* (Tangerine Seed Pill) gegeben.

Ergebnisse

Nach der ersten Sitzung und Einnahme des Dekoktes war der Schmerz im linken Hoden verschwunden. Sensationen im Bereich des Perineums verschwanden nach der zweiten Behandlung

Spermatorrhö

40-jähriger Patient

Aktuelle Beschwerden

Der Patient klagte über unwillkürlichen Samenverlust während längerer Phasen, die er sitzend bei der Meditationen zubrachte. Spermatorrhö gehört im tibetanischen Buddhismus zum Tsa Lung, „Krankheiten des Windes". Gelegentlich bemerkte der Patient brennenden Urin.

Zunge

Rot, gelber Belag, in der Mitte dünner.

Puls

Leicht beschleunigt, Frequenz 80/min. Der Lungenpuls war bewegt, die Nierenpulse waren tief, der Nieren-Ying-Puls war schwach. Der Milzpuls war zerstreut.

Andere Zeichen und Symptome

Gelegentlich Hämorrhoiden, normaler Stuhlgang. Appetit und Schlaf gut. Gelegentlich Nachtschweiß in Zusammenhang mit brennendem Urin und chronisch trockenem Husten. Er duschte nur einmal pro Woche und praktizierte das Zölibat. Weiterhin hatte er den Wunsch, durch die Akupunktur seine Meditation zu verbessern.

Behandlung

Rücken

Bl 15, Bl 18, Bl 23, Bl 27, Bl 28, Bl 52, LG 4, LG 20

Gua Sha am gesamten Rücken.

Vorderseite

Mi 9, Mi 6, KG 4, KG 3, Ma 29 oder Ma 27, Ni 3.

Empfehlungen

Vermeiden aller koffeinhaltigen Getränke inkl. Kukicha-Tee. Täglich oder jeden zweiten Tag duschen. Der Patient wurde dazu ermutigt, einen Sinn des Sich-Hingebens und der Selbst-Akzeptanz zu entwickeln, was sicher besser für ihn wäre, als den Samenverlust als einen Maßstab für seine Meditationspraktik in den unteren Chakren zu benutzen.

Behandlungszyklus und Ergebnisse

Dieser Patient erhielt fast wöchentlich eine Behandlung über einen Zeitraum von einem Jahr. Bereits früh änderten sich die Symptome von akutem zu episodisch brennendem Urin, Samenverlust und Nachtschweiß. Der Husten löste sich. Langsam ging die Pulsfrequenz auf 68/min zurück und seine Zunge wurde weniger rot und gleichmäßiger. Er erreichte tiefere meditative Konzentration durch die Akupunkturbehandlung. Schließlich heiratete er und erhielt Anweisungen für Tantraübungen bezüglich eines Orgasmus ohne Ejakulation.

DYSMENORRHÖ, UTERINE FIBROME

49-jährige Patientin

Aktuelle Beschwerden

Die Patientin klagte über heftige Menstruationsschmerzen und starke Blutungen, die Menstruation war regelmäßig alle 25 Tage. Sie litt an Anämie sowie Schwäche und Müdigkeit.

Vorbehandlung

Die Patientin wurde von ihrem Gynäkologen behandelt. Im Ultraschall zeigten sich multiple uterine Fibrome mit einem Durchmesser von ca. 3 cm. Es wurde Progesteron verschrieben.

Zunge

Kurzer Zungenkörper, an den Rändern geschwollen, feucht und belegt, teils Areale ohne Belag. Insgesamt blaß, von blaß braunen und leicht roten Arealen unterbrochen.

Puls

Schnell, Frequenz zwischen 92 und 125/min, dünn. Die Nierenpulse waren tief.

Andere Zeichen und Symptome

Die Patientin war sehr ängstlich und fürchtete sich rasch. Sie war schwach und anämisch von den vielen Monaten der Menorrhagie. Sie litt unter Herzpalpitationen, Brustschmerzen und Schlaflosigkeit. Weiterhin bestanden lockerer Stuhl oder Verstopfung, Magen-, Bauch- und Kreuzschmerzen. Sie berichtete auch über mehrere starke Schwächeanfälle während der Arbeit. Sie mußte vermehrt Wasser lassen und war sehr kälteempfindlich. Sie war Vegetarierin.

Behandlung

Rücken

Massagen am gesamten Rücken und den Beinen. LG 14, Bl 13, Bl 15, Bl 17, Bl 18, Bl 20, Bl 23, Bl 25, Bl 32, Bl 57.

Gua Sha am gesamten Rücken oder am mittleren und unteren Rücken bis zum Sakrum.

Vorderseite

Le 4, Mi 4, Pe 6 zum Öffnen des Chong Mai zur Behandlung des Uterus, der Fibrome und von Brust und Herz. Mi 6, Mi 8, Mi 10, Ma 36, KG 3, KG 4, KG 6, KG 17, KG 12, Ma 30, Ma 29, Ma 28, Ma 25, Pee Gen, 3E 5, Gb 41 für den Rücken.

Gegen die heftigen Blutungen wurde an Mi 1 und Le 1 beidseits indirekt gemoxt, fünfmal an jeder Seite bis zur leichten Schmerzhaftigkeit. Die Patientin wurde angeleitet, dies auch zu Hause durchzuführen.

Eine typische Behandlung sah folgendermaßen aus:

LG 14, Bl 15, Bl 20, Bl 23, Bl 32, *Gua Sha* am Rücken, Mi 4, Pe 6, KG 17, KG 12, KG 6.

Behandlungszyklus

Die Patientin wurde alle zwei Wochen über zwei Jahre behandelt.

Empfehlungen

Vermeiden von kalter und saurer Nahrung, um die Schmerzen zu lindern. Keine Stimulantien oder Alkohol. 3-5 kleine Mahlzeiten pro Tag mit vermehrter Aufnahme von Protein.

Yunnan Bai Yao (Yunnan White Medicine) wurde gegen die heftigen Blutungen gegeben, *Ba Zhan Tang* (Women's Precious) gegen die Anämie, (außerdem erfolgte Eisensubstitution durch den Hausarzt). Später wurde gewechselt zu Seven Forests Restorative Tablets gegen die wechselnden Menopausensymptome Hitze und Frösteln. *Xiao Liu Pian* (Tumor reduzierende Tabletten) als Granulat gegen die Fibrome, *Ding Xin Wan* (beruhigende Herz Pille) gegen die Herzpalpitationen und gegen die Ängstlichkeit. Sie nahm bei Reisen *Po Chai* ein.

Ergebnisse

Die Behandlung und das *Gua Sha* halfen, den äußeren Aspekt der Rückenschmerzen aufzulösen. Die Menstruation setzte regelmäßig alle 26-28 Tage ein und nach einem Jahr wurde sie normal. Die Herzpalpitationen hörten auf und die Ängste traten weniger häufig auf. Die Fibrome wurden anfangs kleiner und stabilisierten sich dann. Schließlich wurde eine Hysterektomie durchgeführt.

Anhang A

Liste der Akupunkturpunkte nach Kurzbezeichnungen und Namen

Lenkergefäss (Du Mai)

LG 1 Changqiang
LG 2 Yaoshu
LG 4 Mingmen
LG 9 Zhiyang
LG 11 Shendao
LG 12 Shenzhu
LG 13 Taodao
LG 14 Dashui
LG 15 Yamen
LG 16 Fengfu
LG 20 Baihui
LG 24 Shenting
LG 26 Renshong

Konzeptionsgefäss (Ren Mai)

KG 1 Huiyin
KG 2 Qugu
KG 3 Zhongji
KG 4 Guanyuan
KG 5 Shimen
KG 6 Qihai
KG 7 Yinijiao
KG 8 Shenque
KG 9 Shuifen
KG 10 Yiawan
KG 11 Jianli
KG 12 Zhongwan
KG 13 Taodao
KG 14 Juque
KG 15 Jiuwei
KG 17 Shanzhong
KG 21 Xuanji
KG 22 Tiantu
KG 23 Lianquan
KG 24 Chengjiang

Blasen Leitbahn

Bl 1 Jinming
Bl 2 Zanzhu
Bl 7 Tontian
Bl 10 Tianzhu
Bl 11 Dazhu
Bl 12 Fengmen
Bl 13 Feishu
Bl 14 Jueyinshu
Bl 15 Xinshu
Bl 16 Dushu
Bl 17 Geshu
Bl 18 Ganshu
Bl 19 Danshu
Bl 20 Pishu
Bl 21 Weishu
Bl 22 Sanjiaoshu
Bl 23 Shenshu
Bl 24 Qihaishu
Bl 25 Dachangshu
Bl 26 Guanyuanshu
Bl 27 Xiaochangshu
Bl 28 Pangguanshu
Bl 30 Baihuanshu
Bl 31 Shangliao
Bl 32 Ciliao
Bl 33 Zhongliao
Bl 34 Xialiao
Bl 38 Gaohuangshu
Bl 40 Weizhong
Bl 50 Chengfu
Bl 52 Zhishi
Bl 57 Chengshan
Bl 58 Feiyang
Bl 59 Fuyang
Bl 60 Kunlun
Bl 62 Shenmai
Bl 63 Jinmen
Bl 67 Zhiyin

Anmerkung der Autorin:

Der im Buch verwendete Akupunkturpunkt Bl 54 entspricht dem Punkt Bl 40 des WHO-Systems.

Nieren Leitbahn

Ni 1 Yongquan
Ni 2 Rangu
Ni 3 Taixi
Ni 4 Dazhong
Ni 5 Shuiquan
Ni 6 Zhaohai
Ni 7 Fuliu
Ni 8 Jiaoxin
Ni 9 Zhubin
Ni 10 Yingu
Ni 16 Huangshu
Ni 23 Shenfeng
Ni 27 Shufu

Dünndarm Leitbahn

Dü 1 Shaoze
Dü 2 Qiangu
Dü 3 Houxi
Dü 4 Wanggu
Dü 5 Yanggu
Dü 6 Yanglao
Dü 7 Zhisheng
Dü 8 Xiaohai
Dü 9 Jianzhen
Dü 10 Naoshu
Dü 11 Tienzhong
Dü 12 Bingfen
Dü 13 Quyuan
Dü 14 Jianwaishu
Dü 15 Jainzhongshu
Dü 17 Tianrong
Dü 18 Quanliao
Dü 19 Tinggong

Herz Leitbahn

He 1 Jiquan
He 3 Shaohai
He 4 Lingdao
He 5 Tongli
He 6 Yinxi
He 7 Shenmen
He 8 Shaofu
He 9 Shaochang

San Jiao Leitbahn
(Dreifacher Erwärmer)

3E 1 Guanchong
3E 2 Yemen
3E 3 Zhongzhu
3E 4 Yangchi
3E 5 Waiguan
3E 6 Zhigou
3E 7 Huizhong
3E 10 Tianjing
3E 13 Naohui
3E 14 Jianliao
3E 15 Tianliao
3E 17 Yifeng
3E 21 Ermen
3E 23 Sizhukong

Perikard Leitbahn

Pe 1 Tianchi
Pe 4 Ximen
Pe 5 Jianshu
Pe 6 Neiguan
Pe 7 Daling
Pe 8 Laogong
Pe 9 Zhongchong

Gallenblasen Leitbahn

Gb 1 Tongziliao
Gb 2 Tinghui
Gb 12 Wangu
Gb 14 Yangbai
Gb 15 Linqi
Gb 20 Fengqi
Gb 21 Jianjing
Gb 24 Riyue
Gb 25 Jingmen
Gb 26 Daimai
Gb 29 Juliao
Gb 30 Huantiao
Gb 31 Fengshi
Gb 32 Zhongdu
Gb 34 Yanglingquan
Gb 37 Guangming
Gb 38 Yangfu
Gb 39 Xuanzhong
Gb 40 Qiuxu
Gb 41 Zulingqi
Gb 43 Xiaxi
Gb 44 Zuqiaoyin

Leber Leitbahn

Le 1 Dadun
Le 2 Xingjian
Le 3 Taichong
Le 4 Zhongfeng
Le 5 Ligou
Le 6 Zhongdu
Le 7 Xiguan
Le 8 Ququan
Le 11 Yinlian
Le 13 Zhangmen
Le 14 Qimen

Magen Leitbahn

Ma 2 Sibai
Ma 4 Dicang
Ma 6 Jiache
Ma 7 Xiaguan
Ma 8 Touwei
Ma 9 Renwing
Ma 12 Quepen
Ma 18 Rugen
Ma 21 Liangmen
Ma 25 Tianshu
Ma 27 Daju
Ma 28 Shuidao
Ma 29 Guilai
Ma 30 Qichong
Ma 34 Liangqiu
Ma 35 Dubi
Ma 36 Zusanli
Ma 37 Shanjuxu
Ma 38 Tiaokou
Ma 39 Xiajuxu
Ma 40 Fenglong
Ma 41 Jiexi
Ma 42 Chongyang
Ma 43 Xiangu
Ma 44 Neiting
Ma 45 Lidui

Milz Leitbahn

Mi 1 Yinbai
Mi 2 Dadu
Mi 3 Taibai
Mi 4 Gongsun
Mi 5 Shanqiu
Mi 6 Sanyinjiao
Mi 8 Diji
Mi 9 Yinlingquan
Mi 10 Xuehai
Mi 15 Daheng
Mi 21 Dabao

Dickdarm Leitbahn

Di 1 Shangyang
Di 4 Hegu
Di 5 Yangxi
Di 10 Shousanli
Di 11 Quchi
Di 12 Zhouliao
Di 14 Binao
Di 15 Jianyu
Di 16 Jugu
Di 20 Yingxiang

Lungen Leitbahn

Lu 1 Zhongfu
Lu 3 Tianfu
Lu 5 Chize
Lu 7 Lieque
Lu 8 Jingqu
Lu 9 Taiyuan
Lu 10 Yuji
Lu 11 Shoashang

Extra Punkte

Yintang
Taiyang
Yuyao
Huatuojiaji
Dingchuan
Jianneiling, auch Jianqian
Pakloh
Tukyin
Knieaugen/Eyes of knee
Kniefügel/Wings of knee
NLE 23
3E Gummi

Anhang B

Anweisungen für weitere Therapien

DAMPFINHALATION (INHALATIONSZELT)

Die Dampfinhalation ist ein uraltes Hausmittel zur Behandlung von Nasennebenhöhlen-Infektionen, Nebenhöhlen-Kopfschmerzen, Erkältungen und Husten. Man kann einfachen Dampf verwenden, aber die Linderung ist deutlicher, wenn Sie die Inhalation nach der beschriebenen Weise durchführen.

Brechen sie 8 – 10 kleine Äste von einer weißen Pinie ab. Die Nadeln der weißen Pinie sind weich und dünn. Ein Endast hat ca. fünf Nadelbüschel. Danken Sie dem Baum. Geben Sie diese Äste in einen Suppentopf, bedecken sie mit Wasser und bringen sie zum Kochen. Lassen Sie ihn für einige Minuten köcheln und schalten dann ab. Wenn Sie keine Möglichkeit haben weiße Pinienäste zu verwenden, können sie auch Eukalyptusöl mit ein oder zwei Tropfen Teebaumöl verwenden. Wenn sie keines von beiden haben, tut es auch einfach Wasser. Lassen Sie den Topf etwas abkühlen, Sie wollen nicht, daß er zu heiß ist, aber er sollte noch immer dampfen. Jetzt setzen Sie sich an einen Tisch und plazieren den Topf vor sich ohne Deckel und legen sie ein Handtuch über den Topf und ihren Kopf: Jetzt haben Sie eine Dampfinhalation. Inhalieren Sie den Dampf abwechseln durch Mund und Nase. Sie können die Dampfmenge regulieren durch das Anheben der Handtuchenden. Der Dampf wird durch die Nasenlöcher und ihr Gesicht in die Nebenhöhlen eindringen. Die weiße Pinie hat einen hohen Vitamin C Gehalt und die Dämpfe helfen dabei, die Nasenwege zu öffnen und zu beruhigen. Verbleiben Sie für 5 – 10 Minuten unter dem Handtuch. Nach einer Pause können Sie dies wiederholen, wenn sie möchten.

Der Topf mit den Piniennadeln kann für mehrere Tage wieder erhitzt und wieder benutzt werden, aber benützen Sie ihn nicht mehr, wenn der Gärungsprozeß eingesetzt hat oder Schimmel darauf wächst. Auch Kinder können die Dampfinhalation durchführen, aber am besten ist es, wenn ein Erwachsener mit unter dem –Inhalationszeltì sitzt und die Dampfmenge reguliert. Besonders empfehlenswert ist die Anwendung, bevor Sie schlafen gehen. Eine Dampfinhalation wird nicht nur eine Erkältung oder Nebenhöhlensymptome verkürzen, sondern auch das Unwohlsein lindern, das als Begleitsymptom auftritt.

NASENSPÜLUNG

Die Therapieform Nasenspülung stammt aus der Yoga-Praktik der Nebenhöhlenduschen. Dazu benötigte Nasenspülkännchen können in Gesundheitsläden erstanden oder über Heilpraktiker bezogen werden oder direkt beim Himalaya Institut bestellt werden. Adressen befinden sich im Anhang E.

Vorgehen:

Füllen Sie das Nasenspülkännchen mit warmem Wasser. Falls Sie in einer Stadt leben, wo das Trinkwasser chloriert ist, verwenden Sie besser Stilles Mineralwasser. Fügen Sie 1/4 Teelöffel Meersalz hinzu und verrühren Sie das Salz mit den Fingern solange, bis es sich völlig aufgelöst hat.

Die Nasenspülung kann über dem Waschbecken, in der Badewanne oder in der Dusche durchgeführt werden. Führen Sie den Schnabel des Kännchens in ein Nasenloch ein. Beugen Sie anschließend den Kopf zur anderen Seite und etwas nach hinten. Entspannen Sie sich und lassen Sie einfach das Wasser in Ihr Nasenloch fließen. Es wird das Septum entlang und zum anderen Nasenloch wieder hinausfließen. Ein Teil wird sicherlich über den Nasopharynx in die Mundhöhle gelangen; besser ist es dann, dieses Wasser auszuspucken und nicht zu schlucken. Nachdem Sie das Nasenspülkännchen geleert haben, wiederholen Sie die Prozedur auf der anderen Seite. Falls die Flüssigkeit brennen sollte, haben Sie wahrscheinlich zuwenig oder zuviel Salz verwendet oder das Wasser enthält Chlor. Prüfen Sie die Salzmenge und bringen Sie den Chlorgehalt des Trinkwassers in Erfahrung. Ziehen Sie das Wasser nicht die Nase hoch oder schnauben Sie das Wasser nicht kraftvoll aus. Der Druck, der beim Rausblasen in den Nasenhöhlen entsteht, treibt einen Teil des Schleims wieder in die Nebenhöhlen zurück. Lassen Sie das Wasser einfach von selbst herausfließen. Nasenspülungen sind bei der Behandlung und Prävention von Sinusitiden, Erkältungen und Benommenheitsgefühlen im Kopf sehr hilfreich. Nicht nur der Kopf fühlt sich nachher leichter an, sondern auch das Denken wird klarer werden.

Anhang C Bildteil

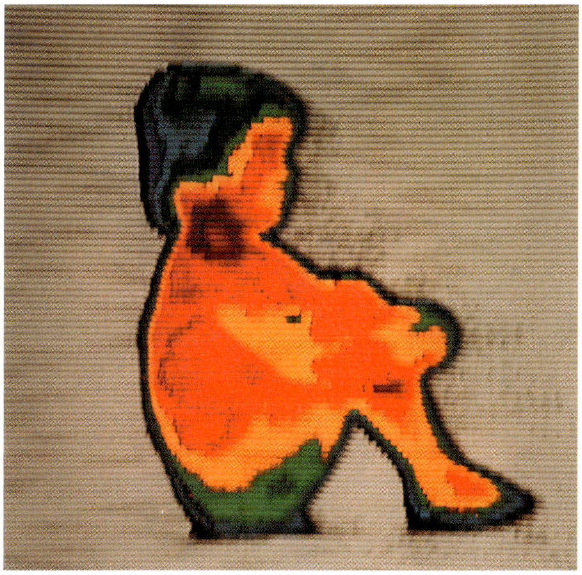

Foto 1: Das Thermogramm zeigt ein Kind, das auf einer kalten Unterlage sitzt. Rot spiegelt die wärmsten Areale wider, während Blau-grün die kältesten zeigt. Die Körperwärme des Kindes wird auf den Boden übertragen, während die Kälte des Bodens durch das Kind absorbiert wird. Thermogramm von Howard Sochurek (Abbildung mit Erlaubnis der Stock Market Agency, New York, USA).

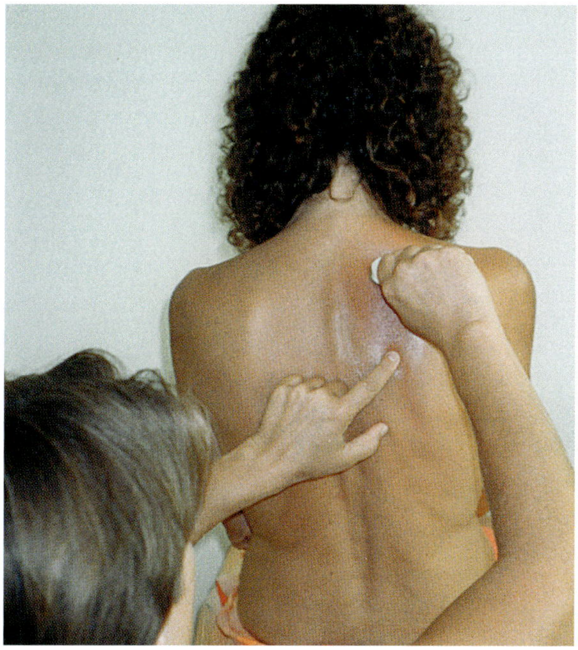

Foto 2: Die Therapeutin wendet Gua Sha an, während sie vorsichtig einen Leberfleck abdeckt und ihn mit ihrem linken Zeigefinger beschützt.

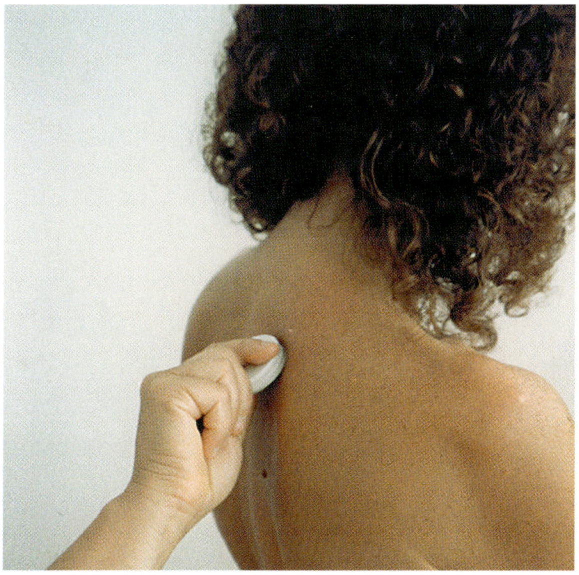

Foto 3: Unkorrekte Durchführung. Der Therapeut versäumt es, den Leberfleck abzudecken und zu schützen; somit kann dieser durch Gua Sha verletzt werden.

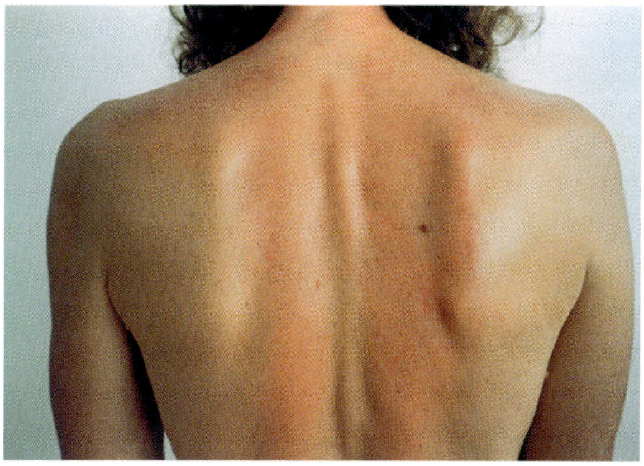

Foto 4: Das Sha wurde oberhalb und unterhalb des Leberflecks an die Oberfläche gebracht, ohne ihn zu stören oder zu verletzen.

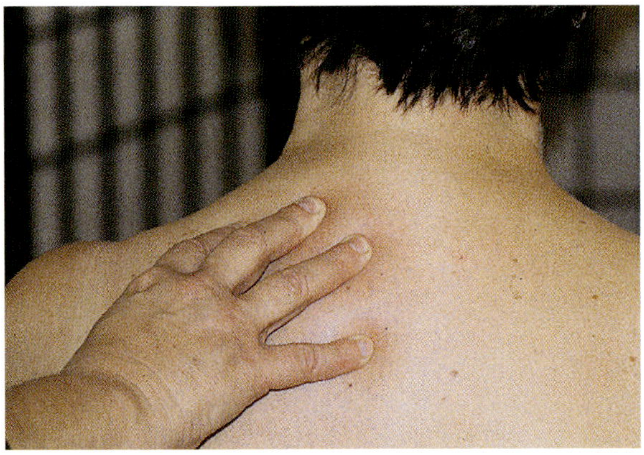

Foto 5: Bei der Palpation schmerzhafter Areale auf Sha preßt die Therapeutin ihre Finger auf das Gewebe.

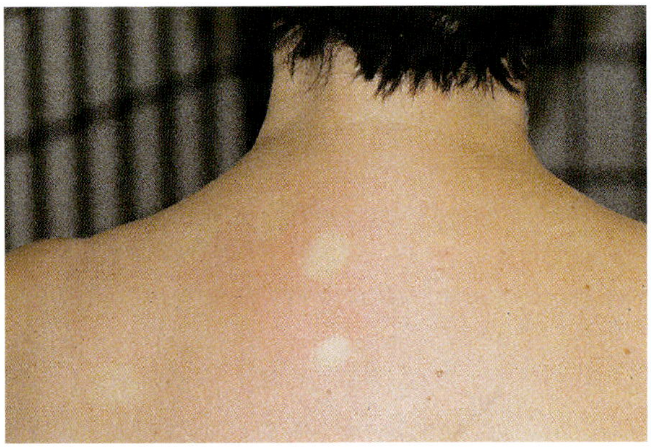

Foto 6: Sha ist vorhanden, wenn Fingerdruck ausgeprägte weiße Flecken hinterläßt, die nur langsam wieder verschwinden.

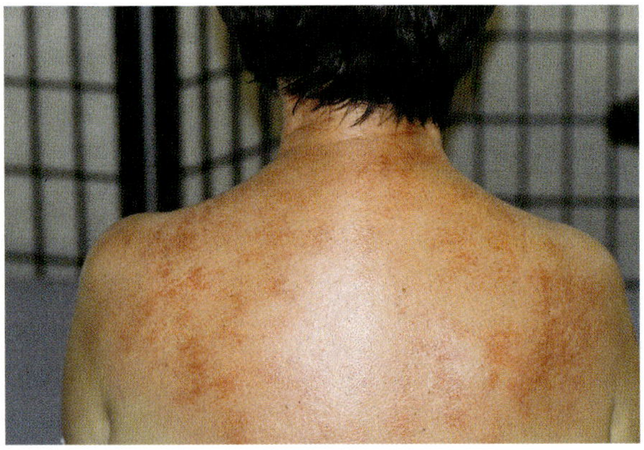

Foto 7: Bei der Patientin, die auf den Foto 5 und 6 palpiert wurde, wurde das Sha an die Oberfläche gebracht.

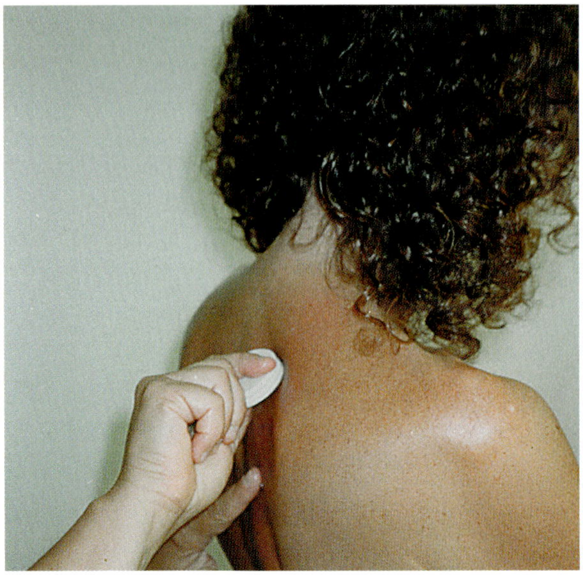

Foto 8: Der korrekte Winkel des *Gua Sha* Werkzeuges beträgt 30-40° zur Körperoberfläche. Aus der Abbildung wird auch das korrekte Ausmaß des Drucks ersichtlich.

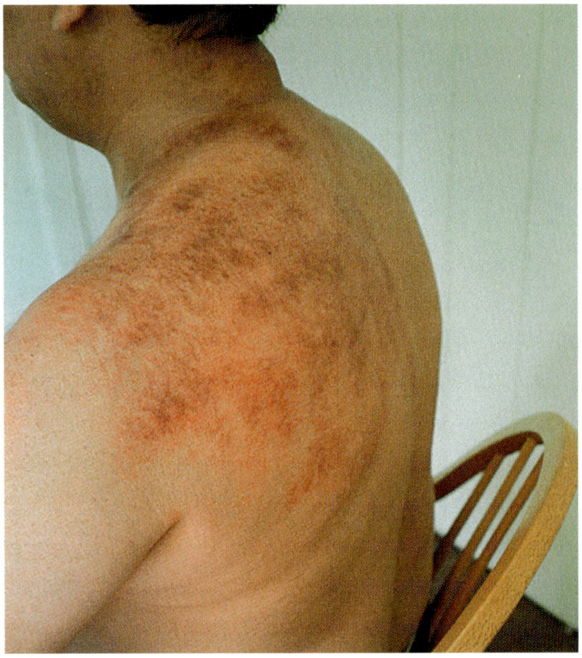

Foto 9: Gua Sha an der linken Schulter und am oberen Rücken bei posttraumatischen Schmerzen

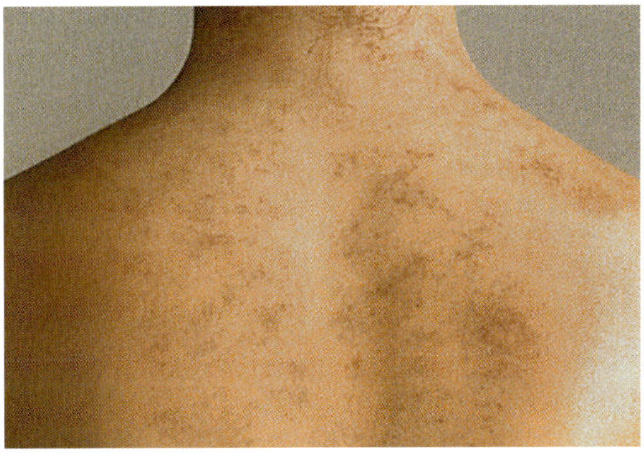

Foto 10: Gua Sha an Nacken und Schulter bei Schmerzen nach einem Schleudertrauma

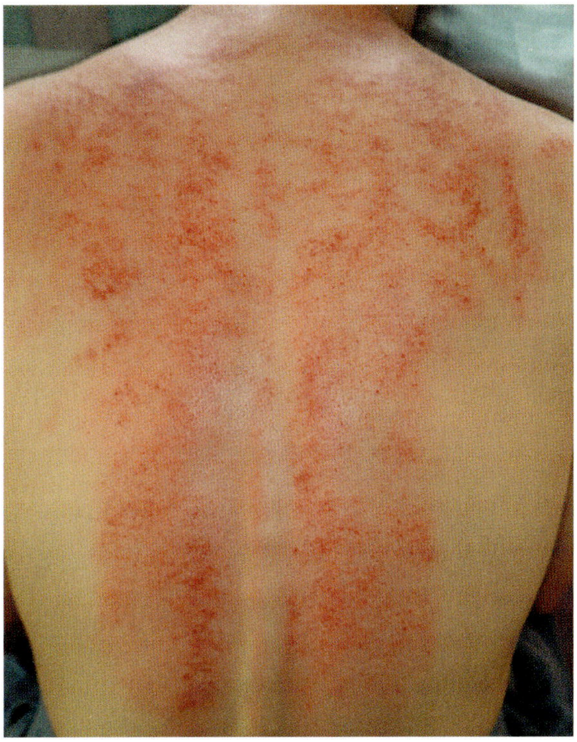

Foto 11: Gua Sha am gesamten Rücken bei Kälte und Yang-Mangel (Fallbeispiel: Kälteabneigung, Knieschmerz und Schwellung)

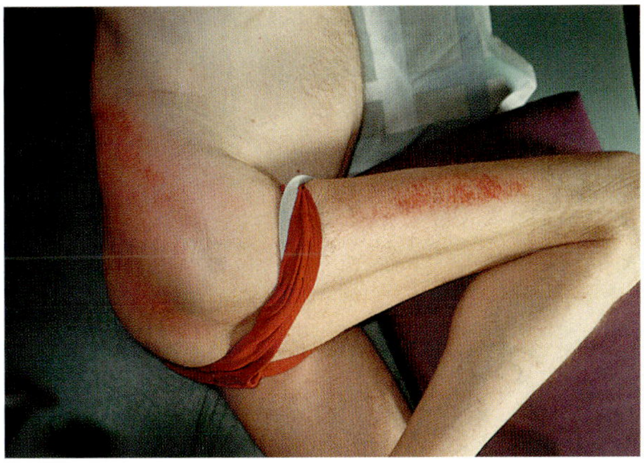

Foto 13: Gua Sha am Gesäß und Bein bei Ischialgie

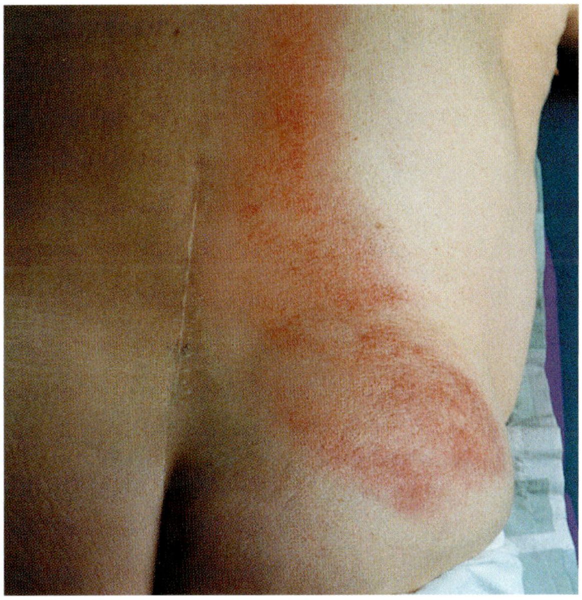

Foto 12: Gua Sha am unteren Rücken und Gesäß bei Knieschmerzen

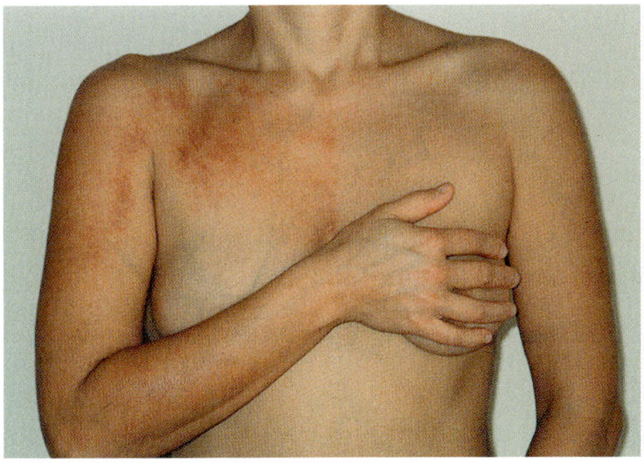

Foto 14: Gua Sha an der Brust und am Arm bei Deltoideus/Pectoralis-Schmerz (s. Fallbeispiel)

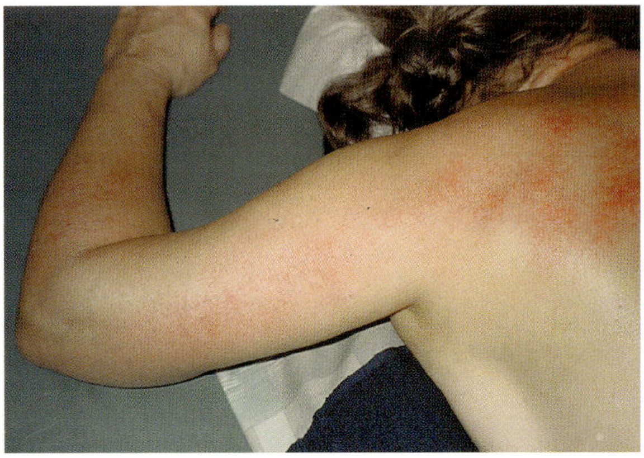

Foto 15: Gua Sha bei Fibromyalgie am oberen Rücken, Schulter, Ober- und Unterarm

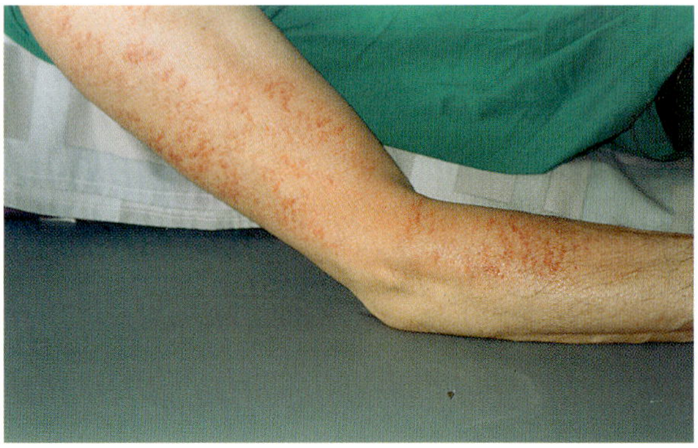

Foto 16: Gua Sha am Arm für die Behandlung des Tennisellenbogens (s. Fallbeispiel). Gua Sha wurde erst am oberen Rücken,Schultern und Nacken durchgeführt

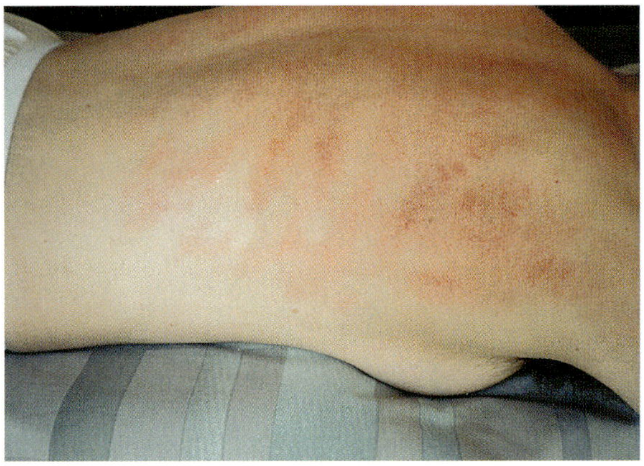

Foto 17: Gua Sha am oberen Rücken und an den Rippen bei fibrös zystischer Mastopathie (s. Fallbeispiel).

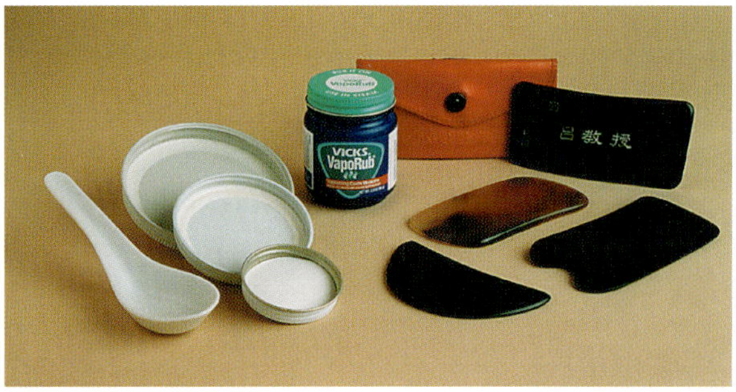

Foto 18: Werkzeuge. Gua Sha wird mit Werkzeugen, die runde Kanten haben, gemacht. In China wird dies mit einem Suppenlöffel oder einem Stück Büffelhorn durchgeführt, das speziell für diesen Zweck angefertigt ist. Das Werkzeug im Vordergrund hat Einkerbungen für die Fingergelenke. Ein einfacher Metalldeckel mit einer abgerundeten Kante ist für mich das angenehmste Werkzeug.

Anhang D
Gua Sha verändert die Zunge

Eine der einzigartigen Charakteristiken der chinesischen medizinisch klinischen Untersuchung ist, daß die vier Untersuchungen Betrachten, Hören, Befragen und Befühlen kontinuierlich auf den neuesten Stand gebracht werden, sogar innerhalb einer Behandlungssitzung.

Nach der Anwendung von Nadeln oder Techniken wie *Gua Sha*, Tui-Na, Pflaumenblütennadel oder Moxibustion kann die Körperregion nochmals betastet werden. Dabei kann erfragt und gefühlt werden, ob sich nun Temperatur, Beschaffenheit, Straffheit oder Empfindlichkeit verändert haben. Der Therapeut wird den Puls zwei- oder dreimal fühlen, um irgendwelche Veränderungen festzustellen. Und statt sich auf eine bestimmte Diagnose festzulegen, wird der Therapeut nutzen, was Judith Farquhar „Wissende Erfahrung" und Volker Scheid „Wissendes Tun" nennt. In anderen Worten: die klinische Untersuchung stellt eine zirkuläre interaktive Spirale dar, bei der der nächste Schritt bestimmt wird durch das sich verändernde Terrain. Die Evaluation wird zur Behandlung und die Behandlung wird zur Evaluation (Finando, Nielsen 1999).

Weil wir ein Phänomen nur dadurch verstehen können, daß wir es verändern (Mies 1991), ist noch wichtiger als die Diagnose selbst festzustellen, wo die Krankheit nachgibt und sich verändert.

Das „Zungenbetrachten" wird jedoch überwiegend lediglich ein- oder zweimal zu Beginn der Sitzung durchgeführt, weil nicht angenommen wird, daß die Zunge sich während einer Behandlungssitzung verändert . „Der Zungenkörper und die Farben des Zungenbelags sind relativ unbeeinflußt von kurzfristigen Ereignissen oder aktuellen Veränderungen" (Maciocia 1995).

Von den Zungenveränderungen wird angenommen, daß sie sich über einen längeren Zeitraum von Tagen, Wochen oder sogar Monaten abspielen und das graduelle Heilen reflektieren, das sich tief im Körper abspielt während fehlgeleitete, überschüssige oder defiziente Substanzen wieder in Einklang gebracht werden.

In der Tat würden die meisten auch in der Zungenbetrachtung sehr geschultes Therapeuten zustimmen, daß die Zungenfarbe, die Form der Zunge sowie das Vorhandensein von Petechien substantielle Indikatoren sind, die sich nicht leicht verändern. Die Feuchtigkeit und der Belag können sich leichter verändern; sie reflektieren das Tiefergehen oder die Auflösung in verschiedenen Stadien einer akuten Pathologie. Wenn Wind-Kälte in der Taiyang-Ebene eingeschlossen ist, kann die Zunge einen normalen Belag haben. Während die Wind-Kälte jedoch tiefer eindringt und das Abwehr-Qi des Körpers darauf antwortet, wandelt sich das Erscheinungsbild in Wind-Hitze. Die Zunge wird feuchter, wobei die Anwesenheit von Flüssigkeit die Obstruktion in den Meridianen und Kollateralen in den oberflächlichen Schichten des oberen Erwärmers widerspiegelt. Wenn die Wind-Hitze-Antwort sich als Fieber fortsetzt, trocknet die Feuchtigkeit der Zunge aus und der Belag kann klebrig oder dicker werden, manchmal auch leicht gelb. Dennoch wird sogar von diesen Veränderungen erwartet, daß sie sich über Stunden oder Tage ereignen.

Das verhält sich so – außer Sie wenden *Gua Sha* an. Als ein direktes Resultat der Anwendung von *Gua Sha* habe ich Veränderungen in der Zunge gesehen und festgehalten, die normalerweise nicht innerhalb von kurzer Zeit auftreten sollten, Veränderungen, die meine Arbeitsdiagnose, meine ursprüngliche Arzneimittelverschreibung und die folgende Herangehensweise verändert haben. Erinnern Sie sich: *Gua Sha* bewegt gestautes Blut an der Oberfläche, befreit das Äußere, bewegt Flüssigkeiten und beseitigt Obstruktionen in der Meridianen, egal ob sie durch Kälte, Hitze, Überschuß oder Mangel verursacht sind. Wenn die Meridiane und Kollateralen wieder durchgängig gemacht wurden, findet in der Tat die Veränderung nicht nur an der Oberfläche, sondern auch tief im Körperinneren statt.

Die Patientin auf den Fotos 19-24 stellte sich mit Kopfschmerzen und Nackenschmerzen vor. Nachfolgende Fotoserie dokumentiert die Gua-Sha-Behandlung und die Veränderungen nach der Behandlung.

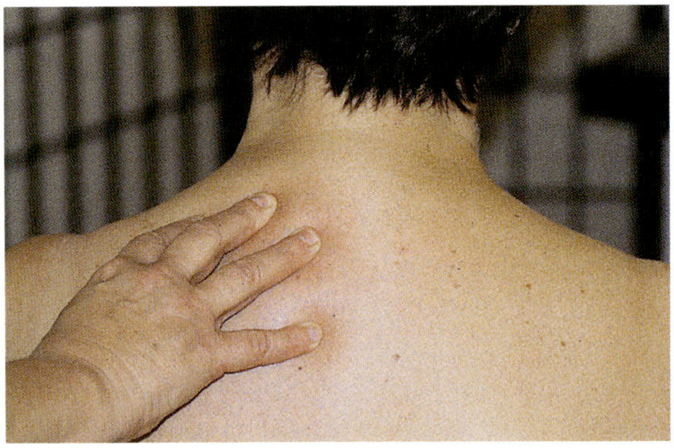

Foto 19: Pressen mit den Fingern, um das Vorhandensein von *Sha* zu untersuchen.

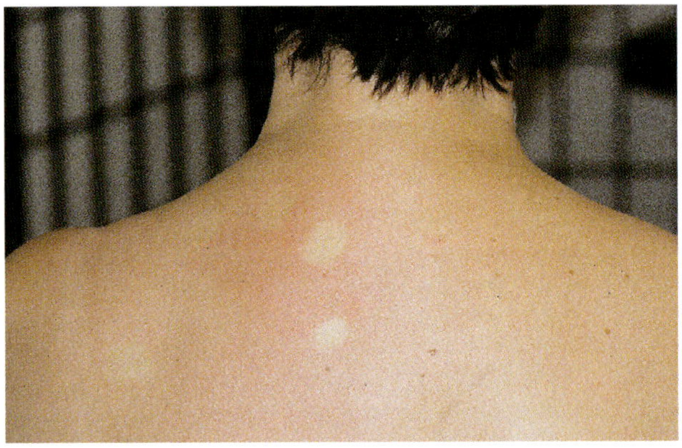

Foto 20: Die Fingerabdrücke verschwinden nur langsam nach dem Drücken. Dies ist ein Hinweis für *Blutstau* oder *Sha*.

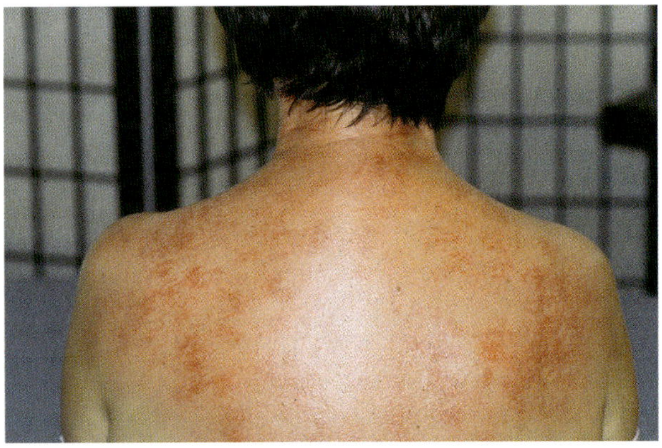

Foto 21: Das *Sha*, das bei dieser Patientin am Rücken an die Oberfläche gebracht wurde.

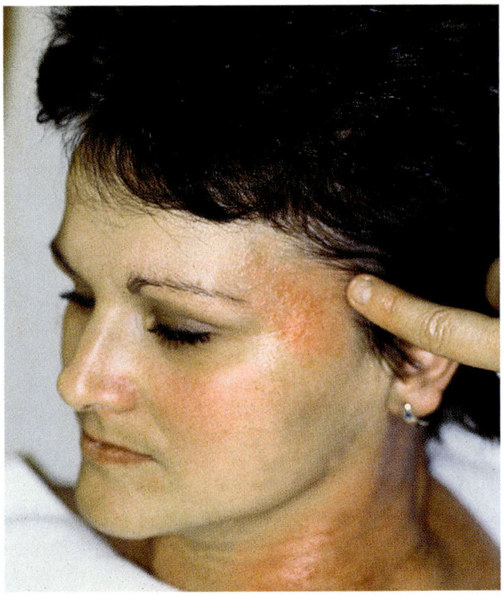

Foto 22: Hier wurde *Gua Sha* in der Schläfenregion angewendet für die lokalen Schmerzen.

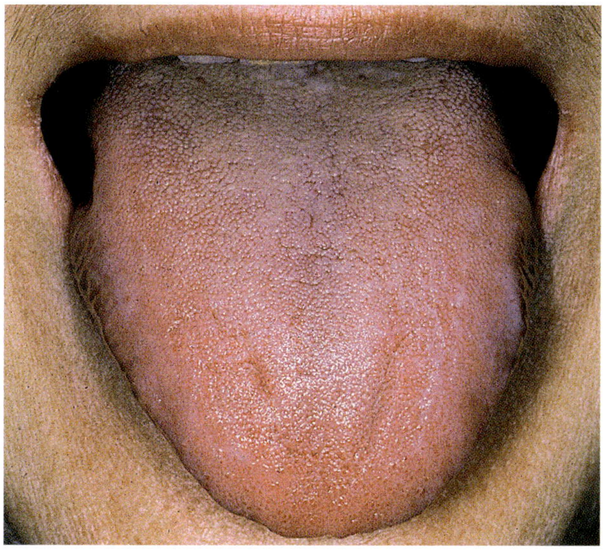

Foto 23: Die Zunge dieser Patientin vor *Gua Sha*. Die Zunge ist blaß-rot mit erhabenen roten Punkten an der Spitze und einigen roten Punkten an den Seiten. Die Seiten der Zunge sind außerdem geschwollen und zeigen einige vertikale Risse. Die Mitte der Zunge ist blau. Der Belag ist weiß, klebrig und leicht trocken mit einem kleinen Mittelriß im Zentrum.

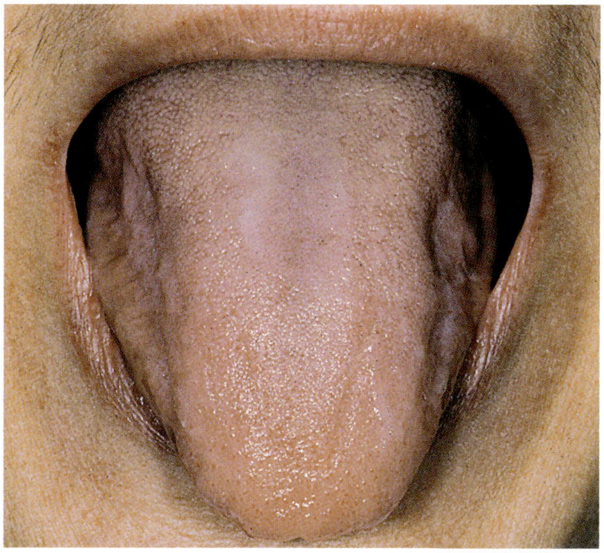

Foto 24: Hier sehen Sie dieselbe Zunge unmittelbar nach der Anwendung von *Gua Sha*. Auch wenn durch die leicht veränderte Weise des Zungeherausstreckens die Veränderungen an den Seiten verwischt werden, ist die Zunge insgesamt doch blasser mit weniger erhabenen Punkten an der Spitze. Die erhabenen Punkte sind noch immer vorhanden, aber weniger rot. Der Belag ist nasser, hat weniger Risse, ist dicker in der Mitte und bleibt weiß. Die Mitte der Zunge ist noch immer blau. (Um diese blaue Zungenmitte zu behandeln, die bei dieser Patientin mit einer *Blutstagnation* im Mittleren Erwärmer verbunden ist, würde man *Gua Sha* nochmalsdurchführen im Bereich des mittleren Rückens.)

Diese sofortigen Veränderungen der Zunge habe ich sowohl in der Praxis mit Patienten als auch in Lehrseminaren beobachtet. Die Zungenveränderungen werden unmittelbar begleitet von Veränderungen des Symptomenkomplexes: Die Zunge verändert sich, weil sich das Bild verändert.

Die Zungenveränderungen (Foto 23; 24) repräsentieren die Klärung von Hitze und die Harmonisierung von *Qi* und *Blut* im Oberen Erwärmer. Die Patientin verspürte eine unmittelbare Erleichterung ihrer Kopf- und Nackenschmerzen. Die Blässe der Zunge, die unter der pathogenen Hitze liegt, stellt einen generellen *Blutmangel* mit Stagnation dar. Initial könnte man hier an eine Kräuterverschreibung gedacht haben, um Hitze zu beseitigen und *Blutstagnation* aufzulösen, aber nach Betrachtung der Zunge wird man sich jetzt dazu entscheiden, das *Blut* zu tonisieren und zu harmonisieren.

Generell habe ich nach der Anwendung von *Gua Sha* am oberen Rücken, Nacken und Schultern die eindrucksvollsten Zungenveränderungen gesehen, was wiederum die unmittelbare Korrespondenz der Zunge mit dem Oberen Erwärmer und der indirekten Korrespondenz mit dem Mittleren und Unteren Erwärmer belegt.

Es folgt eine Liste von Veränderungen, die unmittelbar nach der Anwendung von *Gua Sha* beobachtet werden können.

- Zungenfeuchtigkeit und -belag
- Eine trockene Zunge wird feucht = Flüssigkeiten werden bewegt und harmonisiert.
- Eine tropfend-nasse Zunge wird normal feucht = Flüssigkeiten werden adstringiert.
- Ein dicker Belag wird dünner = Feuchtigkeit löst sich auf.
- Kein Zungenbelag verändert sich zu dünnem Belag oder ein nichtverwurzelter Belag beginnt

sich zu verwurzeln = das *Qi* und *Yin* des Magens werden gestärkt.

- Ein dünner Belag wird dicker = Feuchtigkeit sammelt sich an. Untersuchen Sie den Patienten bezüglich seines Flüssigkeitshaushaltes oder auf nichtaufgelöste pathogene Faktoren.
- Der Belag verändert sich in einem bestimmten Bereich der Zunge = die Faktoren lösen sich entweder auf oder treten tiefer in das korrespondierende Organ oder Meridian ein.

Zungenfarbe

Eine rote Zunge wird weniger rot = pathogene oder eingeschlossene Hitze wurde beseitigt.

Eine blasse Zunge wird mehr rot = Beseitigung von Stagnation. *Qi* und *Blut* wurden bewegt.

Eine blaß-rote Zunge wird pinkfarben = der *Blutmangel* wurde genährt und bewegt.

Eine purpurfarbene Region wird pinkfarben = gestautes Blut wurde bewegt.

Einige rote Punkte oder Petechien verschwinden = gestautes Blut mit Hitze löst sich auf.

Zungenform

Eine geschwollene oder dicke Zunge wird kleiner = Flüssigkeiten tiefer im Körper werden adstringiert.

Qi und *Yang* werden tonisiert.

Eine gewellte Zunge wird glatter = Flüssigkeiten werden adstringiert; Bezug zur Milz und/oder Shao-Yang-Ebene.

Eine dünne Zunge wird dicker oder stärker gewellt = Flüssigkeiten sammeln sich an. Untersuchen Sie auf nichtaufgelöste innere Mangelzustände.

Gua Sha und akute Störungen

Je nachdem, auf welchem Niveau sich eine Störung abspielt, kann die Behandlung mit *Gua Sha* zu einer unmittelbaren Auflösung führen oder *Gua Sha* kann zu einer Auflösung führen, indem es eine Krise hervorruft (Nielsen 1996). Gemeint ist hiermit eine vorübergehende Verschlimmerung der Symptome während eine noch vorhandene Stauung noch endgültig beseitigt wird. Die Veränderung von Zungenerscheinungen korrespondiert unmittelbar mit dem Fortschreiten der Heilung. Wenn Sie z.B. *Gua Sha* unmittelbar zu Beginn einer Erkältung oder Grippe anwenden, wird die Heilung sofort einsetzen. Wenn der Eingriff irgendwo in der Mitte der Erkrankung erfolgt, können sich Symptome wie Fieber oder Schmerzen erst verstärken und dann innerhalb von 24 Stunden abnehmen. Wenn die Intervention nach einigen Tagen stattfindet, wenn kein Fieber mehr vorhanden ist, die Palpation und die Zungenuntersuchung jedoch einen Hinweis geben auf noch verbliebene pathogene Hitze und *Sha*, wird *Gua Sha* beseitigen, was noch übriggeblieben ist und dadurch lindernd wirken. In diesem Fall würde es nicht zu einer Verschlimmerung von Symptomen kommen.

Gua Sha und chronische Störungen

Bei chronischen Erkrankungen würde man erwarten, daß sich die Symptome nur langsam verändern, sowohl die bestehenden Beschwerden des Patienten als auch Hinweise auf die Zunge. Nach meiner Erfahrung aber ist es wichtig, *Gua Sha* anzuwenden und die resultierenden Veränderungen der Symptome und Zunge zu beachten. Die meisten chronischen Störungen haben eine Komponente der Stauung. Das Maß, in dem die Stauung auf *Gua Sha* hin nachgibt und wie tief diese Veränderung auch in das Innere hineinreicht, gibt uns einen Hinweis auf die Prognose. Inwieweit ein Zustand überhaupt verändert werden kann, ist häufig schon während der ersten Behandlung absehbar.

Weitere Fallbeispiele

Purpurfarbene Regionen

Während eines *Gua-Sha*-Seminars in Amsterdam wurde bemerkt, daß eine Studentin eine dunkle purpurfarbene Region am lateralen Aspekt des rechten vorderen Drittels der Zunge hatte. Dies korrespondierte mit einer Verletzung der rechten Schulter. Die Studentin erhielt *Gua Sha* am oberen Rücken, Nacken und auf den Schultern. Eine Zwischenuntersuchung der Zunge zeigte, daß die purpurfarbene Region sich verändert hatte. Daraufhin wurde *Gua*

Sha durchgeführt im Bereich der rechten Skapula, in der Gegend von Dü 11, Dü 10 und Dü 9. An dieser Stelle zeigte sich viel sehr dunkles *Sha*. Eine erneute Inspektion der Zunge zeigte, daß diese purpurfarbene Region jetzt vollständig verschwunden war.

Bei vielen Patienten hat es sich für mich bestätigt, daß die Region des oberen Rücken und des Armes (Dü 11, Dü 10, Dü 9) sich widerspiegelt in den vorderen lateralen Aspekten der Zunge. Während eines Besuches in einem vietnamesischen Zen-Kloster, wo *Gua Sha* oder *Cao Yio* eine verbreitete und täglich angewendete Therapieform ist, erzählten mir die Nonnen, daß die vietnamesische Medizin davon ausgeht, daß in dieser Körperregion häufig pathogene Hitze eingeschlossen ist. Die Klärung durch *Cao Yio* hat einen sehr tiefgreifenden Effekt, den man sofort an der Zunge beobachten kann.

Rote Zunge wird blasser

Dies ist eine der häufigsten Veränderungen, die durch *Gua Sha* hervorgerufen wird. Patienten stellen sich häufig vor mit einer verschleppten Erkrankung und Müdigkeit mit dem Bild einer roten Zunge. Häufig sieht man rote erhabene Punkte, die sich an der Spitze der Zunge zeigen, vor allem wenn eine Infektion vorlag. Man könnte jetzt schon daran denken, eine Verschreibung aus hitzebeseitigenden Kräutern in Verbindung mit nährenden Kräutern auszuwählen, aber nach der Anwendung von *Gua Sha* kann die Röte der Zunge bereits deutlich abnehmen und die roten Punkte halb verschwunden sein. Bereits jetzt kann die Zunge in der Tat blaß aussehen und die Verschreibung muß entsprechend abgeändert werden. Diese Veränderungen geben einen Hinweis darauf, daß bei den Patienten überschüssige Hitze eingeschlossen war in den oberflächlichen Schichten. *Gua Sha* war in der Lage, die Hitze zu klären und jetzt kommt die darunterliegende Schwäche zum Vorschein.

Manchmal – jedoch erheblich seltener – kann auch das Gegenteil vorkommen. Nehmen wir an, *Gua Sha* führt zu einer verstärkten Rötung der Zunge. Wenn die Zunge ursprünglich blaß war, ist dies ein gutes Zeichen. Wenn die Zunge bereits rot war und jetzt noch mehr rot wurde, ist dies ein Ausdruck größerer innerer Hitze. Gehen Sie sicher, daß der Patient ausreichend Flüssigkeiten zu sich nimmt, fahren Sie mit der Behandlung fort und inspizieren Sie die Zunge nochmals am Ende der Sitzung. Wenn die Zunge noch immer gerötet bleibt, ist es angebracht, diätetisch und über eine Veränderung der Gewohnheiten die Hitze zu reduzieren.

Erfahrene Therapeuten der Chinesischen Medizin sind häufig schockiert und überrascht von dem, was sie auf der Zunge nach der Anwendung von *Gua Sha* zu sehen bekommen. Wie einer meiner Studenten überrascht formulierte: „Was meinen Sie mit ‚die Zunge verändert sich'; ich dachte, ich könnte mich auf die Zunge verlassen?!". In der Tat können Sie sich absolut auf die Zunge verlassen, eben weil sie sich ändert. Und die Art, wie sie sich verändert während einer Sitzung, hilft dem Therapeuten, die Tiefe einer Störung wahrzunehmen und den Verlauf vorauszusagen. Wenn ich die Zungenbeobachtung oder *Gua Sha* lehre, empfehle ich immer, den Zungenbefund des Patienten am Beginn der Sitzung zu dokumentieren. Nach der Anwendung von *Gua Sha* sollte die Zunge erneut betrachtet werden. Ebenso abschließend am Ende der Sitzung. Notieren Sie sich die Veränderungen. Durch diese Gewohnheit entwickelt man nicht nur ein gutes Auge für Veränderungen der Zunge, sondern hält auch gleich die Resultate fest für zukünftige Sitzungen.

Ich kann denjenigen, die ostasiatische Medizin durchführen, egal ob als professionelle oder als gelegentliche Anwender, nur ganz dringend empfehlen, sich die verändernde Landschaft der Zunge zu Hilfe zu nehmen, um den weiteren Weg zu finden.

Literatur

Chen Z, Chen M 1989 The essence and scientific background of tongue diagnosis. Oriental Healing Arts, Long Beach, CA

Farquha J 1994 Knowing practice. The clinical encounter of Chinese medicine. Westview Press, Boulder, CO

Finando S, Finando D 2000 Informed touch, a clinicians guide to evaluation and treatment of myofascial disorders. Healing Arts Press, Rochester, VT

Maciocia G 1987, 1995 Tongue diagnosis in Chinese medicine. Eastland Press, Seattle, WA

Mies M 1991 Women´s research or feminist research? The debate surrounding feminist science and methodology. Trans. Andy Spencer in: Beyond methodology: feminist scholoarship as lived research. Ed. M Fonow, J Cook Indiana University Press

Nielsen A 1996 *Gua Sha* as counteraction. The crisis is the cure. The Journal of Chinese Medicine Jan. No.50

Nielsen A „Why we don´t diagnose in Chinese Medicine". The Anglo-Dutch Institut of Oriental Medicine Magazine Spring 1999-7

Scheid V, Interview by Velia Wortman, The Anglo-Dutch Institute of Oriental Medicine Magazine Spring 1998

Song TB 1981 Atlas of tongues and lingual coatings in Chinese medicine. Peoples Medical Publishing House, Beijing.

Anhang E

Adressen

Lagerungskissen können bezogen werden bei:

Massage Table Store
14 Brunswick Square
Hove
East Sussex BN3 1EH
Großbritannien
Tel. 0044-273-422-456

Fa. Raimund Engel
Frimbergergasse 6-8
1130 Wien
Österreich
Tel. 0043-1-8793828

Dr. Gunther H. Chlupac
Gustav-Klimt-Gasse 5
2514 Traiskirchen
Österreich
Tel. 0043-2252-55705

Nasenspülkännchen können bezogen werden bei:

Himalayan Institute of Great Britain
70 Claremont Road
West Ealing
London W13 ODG
Großbritannien
Tel. 0044-181-997-3544

Seven Forests Herbal Formulas können bezogen werden bei:

Biomed
Hoebenstratt No.45
2160 Wommelgem
Belgien
Tel. 0032-3-354-0333

Chinese Fertigarzneien können auch bei allen sonstigen Vertreibern chinesischer Kräuter und Arzneimittel bezogen werden.

Alle Angaben ohne Gewähr.

Glossar

Abfluß: Eine Klammer, die aus schwereren Materialien wie Metall angefertigt wurde.

Aderlaß: Eine entlastende und antiphlogistische Technik, bei der an bestimmten Körperstellen absichtlich eine Blutung verursacht wird.

Ah-Shi: Punkte, die bei der Palpation schmerzhaft sind.

Anatripsis: Etwas wiederholt reiben.

Apotherapie: Ein Begriff, der sich aus dem Griechischen ableitet und Techniken bezeichnet, bei denen der Therapeut unmittelbar mit den Händen am Körper arbeitet, um Krankheiten zu beeinflussen.

Außen, das: Bezieht sich auf die äußerste Gewebeschicht des Körpers und schließt die Tai-Yang-Ebene und das Biao oder die Haut mit ein.

Bu tong ze tong, Tong ze bu tong: Freier Fluß: keine Schmerzen – kein freier Fluß: Schmerzen.

Cao Gio: Die vietnamesische Technik, bei der die Haut mit einer Münze gerieben wird, um verschiedene verbreitete Krankheitssymptome zu lindern. Diese Technik ist identisch mit Gua Sha.

Cautery (Verbrennung): Eine entlastende Technik, bei der kleine Stellen oder Regionen der Haut gebrannt werden.

Cou Li: Entspricht in weiten Teilen des Su Wen den Poren. Das Cou Li liegt zwischen der Haut und der Muskulatur. Es dient als Eingangs- und Ausgangstür für den Fluß von vitaler Energie und Blut, außerdem als eine Route, über die Körperflüssigkeiten ausgeschieden werden und als eine Barriere gegen äußere krankheitsverursachende Faktoren. Es wurde verglichen mit den subkutanen Faszien.

De Qi: Das Nadelgefühl, das bei der Nadelung eines Akupunkturpunktes auftritt, wenn das Yin-Qi ankommt. Das De-Qi-Gefühl kann sich äußern als wundes Gefühl, als Schwere, als Schmerz oder eine scharfe Sensation.

Den Drachen jagen: Eine Herangehensweise in der Behandlung, bei der die Gegend des stärksten Schmerzes behandelt und verfolgt wird. Wenn eine Region schmerzfrei ist, wird die nächste gefunden und behandelt usw., bis die Schmerzen vollständig aufgelöst sind.

Ebers papyrus: Eines der am besten erhaltenen noch existierenden alten Dokumente. Es belegt, daß das ägyptische medizinische und chirurgische Wissen damals bereits genauso weit entwickelt war wie 1500 Jahre später, während der Zeit Galens.

Galen (129 bis 200 n.Chr.): War einer der berühmtesten Ärzte in Rom während der Herrschaft des Marcus Aurelius, der einen direktenHandel mit China aufbaute. Galen folgte den Methoden der Griechischen Medizin, die als Hippokratische Medizin bekannt war.

Gao Huang: Beschreibt die schleimige Membrane oder auch Li und stellt die Schicht zwischen dem Herzen und dem Diaphragma dar. Auch der Punkt Bl 38 heißt Gao Huang.

Gegenirritation: Ein Begriff der gleichbedeutend mit den Methoden der Gegenwirkung verwendet werden kann. Gegenirritation ist nach der Definition Galens eine entlastende Technik.

Gegenwirkung, Methoden der, (Antagonismus, antagonistische Therapie, Entlastung): Ein Sammelbegriff für pysikalische Therapien,die Ungleichgewichten und Krankheiten entgegenwirken. Wärme bekämpft Kälte, Trockenheit bekämpft Feuchtigkeit usw. Ebenso kann die Verursachung einer benignen Entzündung an der Oberfläche einer malignen inneren Entzündung entgegenwirken.

Han-Texte: Zwischen 220 und 200 v.Chr. geschriebene medizinische Texte, die 165 v.Chr. in einem Grab versiegelt wurden und 1975 entdeckt wurden.

Iatralyptes: Ein Begriff aus dem Griechischen für einen Arzt, der durch die Salbung mit Ölen heilt.

Jin Ye: Ein Begriff für die Körperflüssigkeiten, eine Art nährende Substanz, die durch die gemeinsamen Funktionen des Magens, der Milz, der Lungen und des San Jiao produziert wird. Die Körperflüssigkeiten sind ein Bestandteil des Blutes, solange das Blut in den Gefäßen ist. Wenn sie sich außerhalb der Blutgefäße befinden, halten sie sich in den Spalten der Körperorgane auf. Die Jin-Flüssigkeiten sind leichter und klarer; die Ye-Flüssigkeiten sind schwerer und dicker.

Jing (Ching)-Meridiane sind tief und nicht sichtbar. Sie sind die Haupt-Meridiane, die mit den inneren Organen verbunden sind (Ling Shu).

Jue Yin: Assoziiert mit Leber und Perikard, charakterisiert durch komplexe Hitze- und Kälte-Symptome und Delirium und spiegelteine Krankheit von ernsthafter Natur wider.

Klammer: Das Einflechten von Seidenfäden, Fasern oder Haaren durch die Haut auf unbestimmte Zeit. Der Effekt war, einer inneren Erkrankung oder Entzündung entgegenzuwirken durch die Verursachung einer oberflächlichen, sezernierenden Wunde.

Klassische Chinesische Medizin: Ein Sammelbegriff für zahlreiche traditionelle medizinische Verfahren wie sie angewendet wurden vor der Begriffsschöpfung der TCM.

Kruppzelt: Eine begleitende Therapie, bei der Dampf verwendet wird, um die Nase, die Nebenhöhlen und den Brustkorb zu behandeln.

Ling Shu: Der Teil des Nei Ching, der als spirituelle Achse oder Heiliges Gefäß bekannt ist und von dem angenommen wird, daß erweit aus später geschrieben wurde als der größte Teil des Su Wen.

Lo Luo: Die Meridiane an der Oberfläche, die direkt unter der Hautoberfläche sichtbar sind (Ling Shu). Die Lo-Meridiane verbinden die Jing-Meridiane untereinander.

Ming Men: Tor des Lebens; dieses wird als der Ursprung des Yang-Aspektes des menschlichen Körpers betrachtet.

Mo Yuan: Bezieht sich auf die Membrane, die sich zwischen den Organen und der Körperwand befindet, äußerlich mit der Muskulatur verbunden ist und innerlich nahe am Magen liegt. Sie ist das Tor zum San Jiao oder Dreifachen Erwärmer und ist in der Tat auf einem halb außen, halb innen Niveau des Körpers. Es ist ein anderer Begriff für Mesenterium, Großes Netz, Peritoneum oder weiter gefaßt für die Faszie des Bauchraums.

Moxibustion: Eine Form der Therapie, bei der Moxa (prozessierte Artemisia vulgaris) an bestimmten Körperstellen verbrannt wird. Diese Technik wärmt und bewegt das Qi und das Blut.

Mu-Punkte: Auch bekannt als Alarm- oder ventrale Sammelpunkte. Sie befinden sich am Yin oder ventralen Aspekt des Körpers. Die Fähigkeit eines Yin-Organs beeinflußt zu werden, konzentriert sich bilateral auf den Mu-Punkt. Der Punkt kann schmerzhaft werden, wenn ein Organ-Ungleichgewicht besteht.

Nasenspülung (Neti Waschung): Eine begleitende Therapie, bei der Kochsalzlösung und ein Nasenspülkännchen verwendet werden, um die Nase und die Nebenhöhlen zu reinigen.

Oberfläche entlasten: Beschreibt die Befreiung der Oberfläche von dem pathogenen Faktor, der diese verstopft, und schließt Techniken wie Diaphorese und Gua Sha mit ein.

Pathogene Faktoren (Hsieh): Faktoren, die in der Lage sind, in den Körper einzudringen und zu Ungleichgewicht und Krankheit führen. Wenn die Elemente Wind, Kälte, Hitze, Feuchtigkeit und Trockenheit stärker sind als die Möglichkeit des Körpers gegenzuregulieren, kommt es zum Eindringen, zur Verstopfung und zur Fülle. Sie sind auch bekannt als äußere Faktoren, nicht nur, weil sie von außerhalb des Körpers eindringen können, sondern auch, weil das Eindringen sich in Symptomen auf der Körperaußenseite zeigt.

Pfad des Qi: Beschreibt die horizontale Ausbreitung des Qi innerhalb des San Jiao (Dreifacher Erwärmer), wobei die Mu-Punkte an der Vorderseite, die Shu-Punkte auf dem Rücken liegen und die Stimulation der Oberfläche die darunterliegenden Muskeln und Organe beeinflußt.

Piezoelektrischer Effekt: Elektrizität, die durch einen Druck auf Kristalle erzeugt wird. Es gibt Theorien, wonach die Fasern des Bindegewebes der Grundsubstanz elektrische Phänomene erzeugen können, die innerhalb des Bindegewebes fortgeleitet werden.

Pneuma: Der von Galen verwendete Begriff für Luft, bezogen auf den Körper; es spiegelt das chinesische Qi wider.

Qi: Luft, Substanz und Funktion.

Reisschleim: Dieser wird für Patienten mit ernsthaften Erkrankungen oder Verdauungsstörungen angewendet. Eine Tasse Reis wird mit acht Tassen Wasser gekocht. Der Schleim wird als warmes Getränk verabreicht. Es kann auch mit Kräutern, Gemüsen, Fleisch oder Fisch gekocht werden.

San Jiao: Das Organ in der Chinesischen Medizin, das Feuer und Wasser, die Transformation und Zirkulation der Flüssigkeiten in den drei Erwärmern, den Oberen, den Mittleren und Unteren Jiao, reguliert. Auch bekannt als der Dreifache Erwärmer oder 3Erwärmer. Es wird von ihm gesagt, daß er die Nieren umgibt und beschützt – auf ähnliche Weise wie das Perikard als Schützer des Herzens das Herz umgibt.

Schaben (Friktion): Lateinisch von fricare: reiben, schaben.

Schmerz: Definiert als eine Obstruktion in der Bewegung des Qi.

Sechs Körperareale und sechs Stadien: Datiert zurück auf das Shang Han Lun, 220 n. Chr. Eine Krankheit, die durch äußere pathogene Faktoren verursacht ist, penetriert zunehmend verschiedene Gebiete des Körpers. Die Gegenwart von krankheitsverursachenden Faktoren in einer Region ist durch einen speziellen Symptomenkomplex charakterisiert. Die sechs Gebiete sind Tai Yang, Shao Yang, Yang Ming, Tai Yin, Shao Yin und Jue Yin.

Sedieren: Beruhigen.

Shao Yang: Der seitliche Aspekt des Körpers, der vom Gallenblasen- und 3-fachen Erwärmer-Meridian durchzogen wird. Die Shao Yang Ebene wird als die Türangel zwischen im Körper und außerhalb des Körpers gelegen betrachtet und entspricht in bestimmten Aspekten dem Bindegewebe. Die Pathogenese auf der Shao Yang-Ebene ist charakterisiert durch Frösteln, abwechselnd mit Fieber, Gliederschmerzen und leichtem Schwitzen, das nicht zu einer Auflösung der Störung führt.

Shao Yin: Schließt das Herz und die Nieren als Organe und Meridiane mit ein. Störungen auf dieser Ebene sind charakterisiert durch eine extreme Abneigung gegen Kälte, Abwesenheit von Fieber und einem starken Schlafbedürfnis; dies wird als extremer Yang-Mangel betrachtet.

Shi: Entspricht einem Füllezustand.

Shu-Punkte: Auch bekannt als Zustimmungspunkte oder Transportpunkte des Rückens; sie liegen auf dem Yang- oder dorsalen Aspekt des Körpers. Von ihnen wird gesagt, daß sie das Qi zu den inneren Organen transportieren.

Su Wen: Der Teil des Nei Ching, der als Einfache Fragen bekannt ist. Es ist das früheste Buch der Chinesischen MedizinischenTheorien und datiert zurück auf das dritte bis erste Jahrhundert vor Christus.

Tai Yang: Der äußerste Aspekt des Körpers, der die Region miteinschließt, in der der Dünndarm- und der Blasen-Meridian verlaufen. Die Pathogenese auf der Tai-Yang-Ebene ist charakterisiert durch Frösteln, niedriges oder kein Fieber, kein Schweiß oder Veränderung des Zungenbelags.

Tai Yin: Der Aspekt des Körpers, der vom Lungen- und Milz-Meridian gekreuzt wird und mit diesem verbunden ist. Die Pathogenese auf der Tai-Yin-Ebene spiegelt das Muster des Milz-Yang-Mangels wider mit Verdauungsproblemen: Erbrechen, Durchfall oder weicher Stuhl, abdominales Spannungsgefühl.

TCM (Traditionelle Chinesische Medizin): Die offizielle Traditionelle Chinesische Medizin, wie sie im postrevolutionären China postuliert wurde.

Tonisieren: Stärken.

Tripsis: Etwas auf der Körperoberfläche unter Druck, Schaben oder Spannung entlangbewegen, etwas verstärken.

Umleitung (Derivation): Eine Technik des Aderlaß, bei der Blut von einer betroffenen Stelle zu einer nahegelegenen umgeleitet wird. Lokaler Aderlaß ebenso wie Schröpfen wurden als umleitende Therapien betrachtet.

Umleitung (Revulsion): Eine Aderlaß-Technik, bei der Blut von einer betroffenen Stelle an eine entfernte umgelenkt wird.

Venensektion: Eine Vene wird eröffnet zum Zweck des Aderlaß.

Wei Qi: Der protektive Aspekt des Körpers. Das Wei ist schleimig oder schlüpfrig und kann die Meridiane oder Gefäße nicht betreten, sondern bewegt sich zwischen der Haut und der Muskulatur auf der Ebene des Cou-Li. In der westlichen Anatomie entspricht es der oberflächlichen Faszie. Wei nimmt Form an als das Körperfett, das Fettgewebe der oberflächlichen Faszie. Funktionell betrachtet wärmt das Wei Qi die Muskulatur, füllt die Haut auf, öffnet und schließt die Poren (Cou Li), um den Körper vor dem Eindringen von Kälte und Wind zu beschützen. Das Wei Qi ist ein Aspekt der Körperabwehr, es zirkuliert innerhalb des Cou Li und wird durch den San Jiao kontrolliert.

Xian Biao Hou Li: Behandle zuerst das Außen, dann das Innen.

Xu: Weist hin auf einen Mangelzustand.

Yang Ming: Der innere Aspekt des Körpers, der vom Magen- und Dickdarm-Meridian durchzogen wird. Die Pathogenese auf der Yang-Ming-Ebene ist charakterisiert durch die Großen Vier: hohes Fieber, Durst, Schweiß und schneller Puls.

Yang: Die sonnige Seite des Flusses, aktiv, funktioneller Aspekt.

Yin: Die schattige Seite des Flusses, passiv, der speichernde Aspekt.

Ying Qi: Der nährende Aspekt. Das Ying fließt in den Blutgefäßen und Meridianen und durchdringt den ganzen Körpers mittels des Gefäßsystems und des Meridian-Systems. Ying und Blut werden oft synonym verwendet; obwohl das Blut Ying mit sich führt, enthält nicht nur das Blut Ying. Ying Qi ist das Qi, das aktiviert wird, wenn eine Nadel in einen Akupunkturpunkt gestochen wird.

Yuan: Ursprüngliche oder vorgeburtliche Quelle. Es ist unsere Lebenskraft, die wir vom Himmel empfangen, die manifest wird durch unsere Eltern, die gesammelt wird in den Nieren und durch den San Jiao im Körper zirkuliert.

Zerstreuung: Gestautes Qi, Blut, Flüssigkeiten oder Schleim werden verteilt.

Literatur

A barefoot doctor's manual 1977 (American translation of the official Chinese paramedical manual). Running Press, Philadelphia, PA, USA

Academy of Traditional Chinese Medicine and the Guangzhou College of Traditional Chinese Medicine 1979 Concise dictionary of

Chinese medicine (trial edition). People's Medical Publishing House, Beijing, VR China

Altman L 1992 High level of iron tied to heart risk. New York Times, September 8

Angier N 1993 Radical new view of the role of menstruation. New York Times: Science Times, September 21

Atkinson D 1956 Magic, myth, and medicine. New World Publishing, New York, USA

Baldry P 1989 Acupuncture, trigger points and musculoskeletal pain. Churchill Livingstone, Edinburgh, GB

Becker R, Selden G 1985 The body electric: electromagnetism and the foundation of life. William Morrow, New York, USA

Bensky D, Barolet R 1990 Chinese herbal medicine: formulas and strategies. Eastland Press, Seattle, USA

Deutsch: Bensky D, Barolet R 1996 Chinesische Arzneimittelrezepte und Behandlungsstrategien. Verlag für Ganzheitliche Medizin Dr.Erich Wühr GmbH, Kötzting, Deutschland

Birch S, Matsumoto K 1988 Hara diagnosis, reflections on the sea. Paradigm Publications, Brookline, MA, USA

Brain P 1986 Galen on bloodletting. Cambridge University Press, Cambridge, GB

Brockbank W 1954 Ancient therapeutic arts. In: Fitzpatrick Lectures, Royal College of Physicians. Heinemann Medical Books, London, GB

Bryan L 1964 Blood-letting in American medicine 1830-1892. Bulletin of History of Medicine 38: 516-529

Castiglione A 1941 A history of medicine. Krumbhaar E B (trans and ed). Alfred Knopf, New York, USA

Chen Jirui, Wang Nissi (eds) 1988 Acupuncture case histories from China. Eastland Press, Seattle, USA

China Pictorial Publishing 1989 The silk road on land and sea. Distributed by China International Book Trading Corp, Beijing, VR China

Chinese-English dictionary of traditional Chinese medicine 1988. Joint Publishing, Hong Kong

Clendening L 1960 Sourcebook of medical history. Dover, New York, USA

Edelstein L 1967 Ancient medicine. Johns Hopkins University Press, Baltimore, USA

Epler D C 1980 Bloodletting in early Chinese medicine and its relation to the origin of acupuncture. Bulletin of the History of Medicine 54: 337-367

Epps J 1832 Counteraction, viewed as a means of cure with remarks on the use of the issue. Renshaw and Rush, London, GB

Essentials of Chinese acupuncture 1980. Foreign Language Press, Beijing, VR China
Deutsch: Chinesische Akupunktur und Moxibustion. Verlag für Ganzheitliche Medizin Dr. Erich Wühr GmbH, Kötzting, Deutschland

Gallaudet B 1931 Description of the planes of fascia of the human body. Columbia University Press, New York, USA

Garrison F 1913 The history of bloodletting. New York Medical Journal F971: 431-437, 498-501

Giacometti L 1987 Leeching in the twentieth century. American Journal of Cardiology 60: 1128-1131

Gilles C 1895 The theory and practice of counter irritation. Macmillan and Company, London, GB

Golden S, Duster M 1977 Hazards of misdiagnosis due to Vietnamese folk medicine. Clinical Pediatrics 16: 949-950

Granville A 1841 Counterirritation, its principles and practice illustrated by 100 cases. Carey and Hart, Philadelphia, USA

Gross J 1992 Clinic helps Asian immigrants feel at home. New York Times, June 28

Haller J 1981 American medicine in transition 1840-1910. University of Illinois Press, Urbana, USA

Haller J 1986 Decline of bloodletting: a study in 19th century ratiocinations. Southern Medical Journal 79: 469-474

Halton C 1984 New use for an old treatment, modern medicine is successfully employing leeches in microsurgery. Paradise Magazine, June 17

Holmes J 1837 Treatise on employment of certain methods of friction and inhalation, in consumption, asthma and other maladies. Samuel Holdsworth, London, GB

Huang Ti Nei Ching Su Wen (the yellow emperor's classic of internal medicine) 1955 Commercial Press edition, Shanghai, VR China. Erstveröffentlichung ca. 100 v. Chr.

Jackson H 1806 On efficacy of certain external applications. Inaugural dissertation printed in Medical Theses, University of

Pennsylvania. T W Bradford, Philadelphia, USA

Jonas A 1962 Irritation and counterirritants: hypothesis about the autoamputative property of the nervous system. Vantage Press, New York, USA

Juhan D 1987 Job's body, a handbook for bodywork. Station Hill Press, Barrytown, New York, USA

Kaim S 1756 Dissertatio inauguralis medica de frictionibus. Chipok R 1994 (trans).

Kapit W, Elson L 1977 The anatomy coloring book. Harper and Row, New York, USA

Kaptchuk T 1983 The web that has no weaver. Congdon and Weed, New York, USA

Kaptchuk T 1988 Chinese herbal medicine lectures. Tri-State Institute of Tradtional Chinese Acuupuncture unpublished

King L 1961 The blood-letting controversy: a study in the scientific method. Bulletin of the History of Medicine 35: 1-13

Kleinman A, Kunstadter P, Alexander E, Gale J 1975 Medicine in Chinese cultures. Comperative studies of Health care in Chinese and other societies. Dhew Publication No. (NIH) 75-653

Kluger M 1978 The history of bloodletting. Natural History 87: 78-83

Larre C, Rochat de la Vallee E 1992 Chinese medicine from the classics: heart master, triple heater. Monkey Press / Ricci Institute, Cambridge

Larson D 1990 The role of connective tissue as the physical medium for the conduction of healing energy in acupuncture and rolfing. American Journal of Acupuncture 18: 251-265

Ling Shu Jing (spiritual axis) 1981 People's Health Publishing House, Beijing. VR China. Erstveröffentlichung ca. 100 v. Chr.

Liu F, Liu Wan Mau 1980 Chinese medical terminology. Commercial Press Ltd, Hong Kong

Lu Gwei-djen, Needham J 1980 Celestial lancets. A history and rationale of acupuncture and moxa. Cambridge University Press, Cambridge, GB

Maciocia G 1989 Foundations of Chinese medicine. Churchill Livingstone, Edinburgh, GB
Deutsch: Maciocia G 1994 Die Grundlagen der Chinesischen Medizin. Verlag für Ganzheitliche Medizin Dr. Erich Wühr GmbH, Kötzting, Deutschland

Mann F 1977 Scientific aspects of acupuncture. Heinemann Medical Books, London, GB

Mathews R H 1931 Mathews' Chinese-English dictionary. Harvard University Press, Cambridge, MA, USA

McNeill W 1989 Plagues and peoples. Anchor Press, Garden City, New York, USA

Musculoskeletal system 1981. Medical Examination Publishing Co, Garden City, New York, USA

Nambudripod D 1989 Unsolved health problems solved. Singer Publishing, Rancho Mirage, CA, USA

Niebyl P 1977 The English bloodletting revolution, or modern medicine before 1850. Bulletin of the History of Medicine 51: 464-483

O'Connor J, Bensky D 1981 Acupuncture: a comprehensive text. Shanghai College of Tradtional Chinese Medicine, Shanghai, VR China

Oschmann J L 1987 The connective tissue and myofascial systems. Aspen Research Institute, Berkeley, USA

Ou Ming (ed) 1988 Chinese-English dictionary of traditional Chinese medicine. Guangdong Science and Technology Publishing House, Hong Kong

Podolsky D 1982 The human body. Skin: the human fabric. US News Books, Washington, DC, USA

Porkert M 1974 The theoretical foundations of Chinese medicine systems of correspondence. MIT Press, Cambridge, MA, USA

Risse G 1979 The renaissance of bloodletting: a chapter in modern therapeutics. Journal of the History of Medicine XXXI (1): 3-22

Rolf I 1977 Rolfing, the integration of human structures. Harper and Row, New York, USA

Ross J 1985 *Zang-Fu*, the organ system of traditional Chinese medicine. Churchill Livingstone, Edinburgh, GB

Schatz, Larre and de la Vallee 1978 Structures de l'acupuncture traditionelle. Vol I Notions d'energétic fondamentale. Senart-Typo /

Ecole Européene d'Acupuncture, Paris, Frankreich

Shang Han Lun (treatise on febrile deseases caused by cold) 1986 New World Press, Beijing, VR China. Erstveröffentlichung 220 n.Chr.
Deutsch: Zhong-Jing Z 1997 Klassiker der Chinesischen Medizin, Band 1: Shanghan Lun. Abhandlung über fieberhafte, durch Kälte verursachte Erkrankungen. Verlag für Ganzheitliche Medizin Dr. Erich Wühr GmbH, Kötzting, Deutschland

So J T 1987 Treatment of disease with acupuncture, volume two. Paradigm Press, Brookline, MA, USA

Synopsis of prescriptions of the golden Chamber 1987 New World Press, Beijing. Erstveröffentlichung ca. 220 n. Chr.

Deutsch: Zhong-Jing Z (vorauss. Ersch.) 2001 Klassiker der Chinesischen Medizin, Band 2: Jinkui Yaolue Fanglun. Rezeptübersicht der „Goldenen Kammer" mit 300 Fallbeispielen. Verlag für Ganzheitliche Medizin Dr. Erich Wühr GmbH, Kötzting, Deutschland

Unschuld P 1985 Medicine in China, a history of ideas. University of California Press, Berkeley, USA

Unschuld P 1986 Nan Ching, the classic of difficult questions. University of California Press, Berkeley, USA

Veith I 1966 Huang Ti Nei Ching Su Wen (the yellow emperor's classic of internal medicine). University of California Press, Berkeley, USA

Weiger L 1965 Chinese characters. Their origin, etymology, history, classification and signification. A thorough study from Chinese documents. Dover, New York, USA. Erstveröffentlichung 1915

Wilford J 1993 New finds suggest even earlier trade on fabled silk road. New York Times: Science Times, March 16

Yeatman G, Viet Van Dang 1980 Cao Gio (coin rubbing). Vietnamese attitude toward health care. Journal of the American Medical Association 244: 2748-2749

Index

H

I

J

K

L

M

N

O

P

Q

R

V

W

X

Y

Z